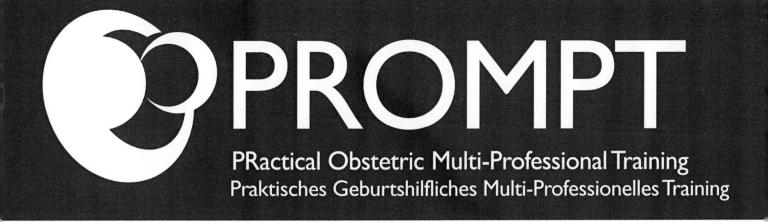

Kurs-Handbuch
Deutschsprachige Ausgabe

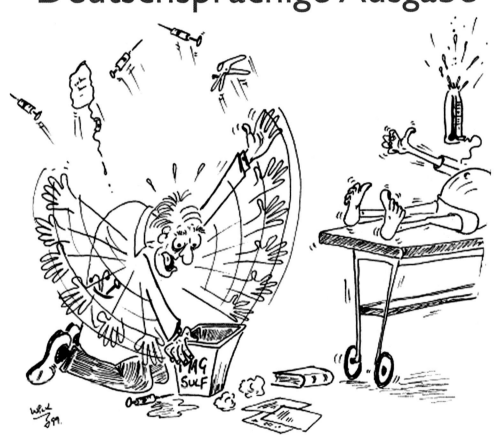

Hrsg. der deutschsprachigen Ausgabe: C. S. von Kaisenberg

basierend auf der UK Edition herausgegeben durch

Cathy Winter, Jo Crofts, Chris Laxton, Sonia Barnfield und Tim Draycott

PROMPT

PRactical Obstetric Multi-Professional Training

Praktisches Geburtshilfliches
Multi-Professionelles Training

Kurs-Handbuch

Deutschsprachige Ausgabe

Herausgegeben durch:

Cathy Winter, Jo Crofts, Chris Laxton,
Sonia Barnfield und Tim Draycott

Deutsche Bearbeitung:

Constantin von Kaisenberg

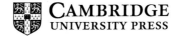

CAMBRIDGE
UNIVERSITY PRESS

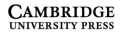

University Printing House, Cambridge CB2 8BS, United Kingdom

One Liberty Plaza, 20th Floor, New York, NY 10006, USA

477 Williamstown Road, Port Melbourne, VIC 3207, Australia

314-321, 3rd Floor, Plot 3, Splendor Forum, Jasola District Centre, New Delhi - 110025, India

103 Penang Road, #05-06/07, Visioncrest Commercial, Singapore 238467

Cambridge University Press is part of the University of Cambridge.

It furthers the University's mission by disseminating knowledge in the pursuit of education, learning and research at the highest international levels of excellence.

www.cambridge.org
Information on this title: www.cambridge.org/9781108430326
DOI: 10.1017/9781108333764

© 2018 PROMPT Maternity Foundation

Registered Charity in England and Wales No. 1140557
Registered Company No. 7506593
Registered Office: Stone King LLP, 13 Queen Square, Bath, BA1 2HJ
www.promptmaternity.org

....

Inhalt

Liste der Mitwirkende   *seite* vii

Acknowledgements   ix

Liste der Abkürzungen und Begriffe   xi

Vorwort   xv

Vorwort zur deutschsprachigen Ausgabe   xvii

Modul 1   Teamworking   1

Modul 2   Basic life support und mütterlicher Kollaps   15

Modul 3   Mütterlicher Herzstillstand und advanced life support   29

Modul 4   Mütterliche anästhesiologische Notfälle   47

Modul 5   Fetales Monitoring unter der Geburt   65

Modul 6   Präeklampsie und Eklampsie   95

Modul 7   Mütterliche Sepsis   115

Modul 8   Schwere geburtshilfliche Blutung   129

Modul 9   Schulterdystokie   161

Modul 10   Nabelschnurvorfall   185

Modul 11   Vaginale Beckenendlagengeburt   197

Modul 12   Zwillingsgeburt   211

Modul 13   Akute Uterusinversion   225

Modul 14   Basic Neugeborenenreanimation   235

Übersetzung und Eindeutschung: Konflikte und Lösungen   249

Verzeichnis   267

Mitwirkende

Lt Col Tracy-Louise Appleyard	Consultant Obstetrician and Gynaecologist, Bristol/RAMC
Mr George Attilakos	Consultant Obstetrician, London
Dr Sonia Barnfield	Consultant Obstetrician, Bristol
Ms Christine Bartlett	Senior Midwife, Gloucester
Dr Joanna Crofts	Clinical Lecturer, University of Bristol
Dr Fiona Donald	Consultant Anaesthetist, Bristol
Professor Timothy Draycott	Consultant Obstetrician, Bristol
Dr Sian Edwards	Research Registrar, Bristol
Ms Denise Ellis	Senior Midwife, Bristol
Mr Christopher Eskell	PROMPT Maternity Foundation, Executive Member
Mr Robert Fox	Consultant Obstetrician, Taunton
Mr Simon Grant	Consultant Obstetrician, Bristol
Dr Judith Hyde	Consultant Obstetrician, Bristol
Mr Mark James	Consultant Obstetrician and Gynaecologist, Gloucester
Ms Sharon Jordan	Senior Midwife, Bristol
Dr Christina Laxton	Consultant Anaesthetist, Bristol
Ms Sharyn Mckenna	Maternity Risk Manager, Bristol
Dr Neil Muchatuta	Consultant Anaesthetist, Bristol
Dr Kate O'Brien	Specialty Registrar in Obstetrics and Gynaecology, Bristol
Dr David Odd	Consultant Neonatologist, Bristol
Ms Beverley Osborne	Senior Midwife, Bristol
Ms Helen Ping	Senior Midwife, Bristol

Dr Alison Pike	Consultant Neonatologist, Bristol
Dr Mark Scrutton	Consultant Anaesthetist, Bristol
Ms Debbie Senior	Practice Development Midwife, Bristol
Dr Dimitris Siassakos	Clinical Lecturer, University of Bristol
Mr Thabani Sibanda	Consultant Obstetrician, New Zealand
Dr Rebecca Simms	Research Registrar, Bristol
Ms Angie Sledge	Senior Midwife, Bristol
Dr Nicky Weale	Consultant Anaesthetist, Bristol
Ms Cathy Winter	PROMPT Maternity Foundation Midwife
Dr Anoushka Winton	Specialty Trainee in Anaesthesia
Ms Stephanie Withers	Labour Ward Matron, Bristol
Ms Heather Wilcox	Senior Midwife, Bristol
Ms Elaine Yard	Senior Midwife, Bristol
Mr Andy Yelland	Senior Midwife, Bristol
Ms Mandi Yelland	Senior Midwife, Bristol

Acknowledgements

Die PROMPT Maternity Foundation (PMF) ist eine registrierte Wohltätigkeitsorganisation in England und Wales (Charity No. 1140557). Das Ziel der Wohltätigkeitsorganisation ist, das Bewusstsein zu verbessern und die Verteilung eines effektiven geburtshilflichen Notfalltrainings in Gegenden der Welt zu ermöglichen, welche Zugang zu einem günstigen zukunftsfähigen Trainingsmodell wünschen. Dies ist ein signifikantes Projekt, welches darauf abzielt, die mütterliche und perinatale Morbidität und Mortalität zu verringern.

Dies ist die zweite Auflage des PROMPT Kurs-Handbuchs. Es wurde entwickelt und produziert mit der Unterstützung von:

- Mitarbeitern des North Bristol NHS Trust
- dem South West Obstetric Network
- allen Forschern, Unterstützern und Teilnehmern der SaFE Studie (Department of Health, UK)
- Limbs and Things, Bristol
- Laerdal Medical, Norwegen
- Ferring Pharmaceuticals, UK

Die letztendliche Produktion des PROMPT Kurs-in-der-Box wäre nicht möglich gewesen ohne die unschätzbare Hilfe und Unterstützung von:

- The Louise Stratton Memorial Fund
- Colston's Girls' School, Bristol
- Mrs Lewis, Bristol
- Meg Winter, Bristol

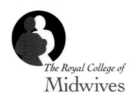

The Royal College of
Midwives

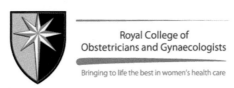

Royal College of
Obstetricians and Gynaecologists

Bringing to life the best in women's health care

Obstetric
Anaesthetists'
Association

Liste der Abkürzungen und Begriffe

ABC .... airway, breathing, circulation (Atemweg, Atmung, Kreislauf)

AED .... automated external defibrillator (automatisierter externer Defibrillator)

ALS .... advanced life support

ALT .... alanine aminotransferase (GPT)

APH .... antepartum haemorrhage (antepartale Hämorrhagie/ vorgeburtliche Blutung)

APTT .... activated partial thromboplastin time (aktivierte partielle Thromboplastinzeit)

AST .... aspartate aminotransferase (GOT)

AVPU .... alert, responsive to voice, responsive to painful stimuli or unresponsive (wach, spricht auf Stimme an, spricht auf schmerzhafte Stimuli an oder antwortet nicht)

BP .... blood pressure (RR Blutdruck)

bpm .... beats/minute (Schläge/Minute)

Ca^{2+} .... calcium (Kalzium)

CESDI .... Confidential Enquiry into Stillbirths and Deaths in Infancy (vertrauliche Untersuchung von Totgeburten und Tod im Kindesalter)

CMACE .... Centre for Maternal and Child Enquiries (Zentrum für Mutter- und Kinduntersuchungen)

CNST .... Clinical Negligence Scheme for Trusts (klinisches Nachlässigkeitsschema für Stiftungen)

CO_2 .... carbon dioxide (Kohlendioxid)

CPR .... cardiopulmonary resuscitation (kardiopulmonale Wiederbelebung)

CT .... computed tomography (Computertomographie)

CTG................... cardiotocograph (Kardiotokographie)

CTPA .... computed tomography pulmonary angiography (Computertomographie pulmonale Angiographie)

CVA................... cerebrovascular accident (zerebrovaskulärer Unfall)

CVP .... central venous pressure (zentraler Venendruck)

DIC .... disseminated intravascular coagulation (disseminierte intravaskuläre Gerinnung/Koagulation)

ECV .... external cephalic version (äußere Wendung)

EFM................... electronic fetal heart rate monitoring (elektronisches Herzfrequenzmonitoring)

EKG .... Elektrokardiogramm

FBC................... full blood count (rotes Blutbild)

FFP.................... fresh frozen plasma

HELLP .... hemolysis, elevated liver enzymes and low platelets (Hämolyse, erhöhte Leberenzyme und niedrige Plättchen)

HELP.................. Head Elevating Laryngoscopy Pillow (den Kopf anhebendes Laryngoskopiekissen)

HIE..................... hypoxic ischaemic encephalopathy (hypoxisch-ischämische Enzephalopathie)

HIV .... human immunodeficiency virus (humanes Immundeficiency-Virus)

IM...................... intramuscular (intramuskulär, i.m.)

IPPV .... intermittent positive pressure ventilation (intermittierende positive Druck Ventilation)

ITU..................... intensive therapy unit (Intensivstation)

IV....................... intravenous (intravenös, i.v.)

K+ .... potassium (Kalium)

LFT..................... liver function test (Leberfunktionstest)

LMA .... laryngeal mask airway (Larynx Masken Atemweg)

MOEWS .... modified obstetric early warning score (modifizierter geburtshilflicher früher Warn-Score)

MRI .... magnetic resonance imaging (Magnetresonanzimaging)

Na$^+$ .... sodium (Natrium)

NHSLA .... NHS Litigation Authority (NHS-Rechtsautorität)

NICE .... National Institute for Health and Clinical Excellence (Nationales Institut für Gesundheit und klinische Exzellenz)

NPSA .... National Patient Safety Agency (Nationale Patientensicherheitsagentur)

$Pa\text{CO}_2$ .... arterial partial pressure of carbon dioxide (arterieller Partialdruck von Kohlendioxid)

$Pa\text{O}_2$ .... arterial partial pressure of oxygen (arterieller Partialdruck von Sauerstoff)

PEA .... pulseless electrical activity (pulslose elektrische Aktivität)

PPH .... postpartum haemorrhage (postpartale Hämorrhagie)

RCOG .... Royal College of Obstetricians and Gynaecologists (Königliches College der Geburtshelfer und Gynäkologen)

rFVIIa .... recombinant factor VIIa (rekombinanter Faktor VIIa)

SBAR .... situation, background, assessment and recommendation/ response (Situation, Hintergrund, Untersuchung und Empfehlung/Antwort)

U&Es .... urea and electrolytes (Harnstoff und Elektrolyte)

UKOSS .... United Kingdom Obstetric Surveillance System (Geburtshilfliches Überwachungssystem des Vereinigten Königreiches)

VBAC .... vaginal birth after caesarean (vaginale Geburt nach Sektio)

VF .... ventrikuläre Fibrillation (Kammerflimmern)

VT .... ventrikuläre Tachykardie

WBC .... white blood cell count (Leukozyten)

WOMAN trial ...... World Maternal Antifibrinolytic trial (weltweites mütterliches antifibrinolytisches Trial)

Vorwort

Die Welt blickt auf die Jahrtausend-Entwicklungsziele (Millennium Development Goals (MDGs)). Das MDG4 zielt darauf ab, die Kindersterblichkeit, von denen 50% Neugeborene sind, zu verringern, und das MDG5 möchte die mütterliche Sterblichkeit verringern. Schwangerschaft, Wehen und Geburt sind größtenteils sicher, aber einige Entbindungen sind nicht so sicher, wie sie sein könnten oder sollten.

Forschung der PROMPT Maternity Foundation sowie ihrer Mitglieder hat bestätigt, dass Führung und multi-professionelles Teamworking gemeinsam mit dem richtigen Wissen und klinischen Fertigkeiten wesentlich sind, um der Mutter sowie dem Fetus/Neugeborenen die beste Versorgung zukommen zu lassen, um somit MDGs 4 und 5 zu erreichen. PROMPT liefert genau ein solches Training und konnte mit Verbesserungen der perinatalen Outcomes in Verbindung gebracht werden.

Das PROMPT Trainings Packet besteht aus einem 'Kurs in der Box', welches ein Kurs-Handbuch, ein Trainer-Handbuch und eine CD-ROM mit Vorlesungen und Videos enthält. Es liefert Kursmaterialien, um lokale Mitarbeiter ein 'in-house' multi-professionelles geburtshilfliches Notfalltraining in ihrer eigenen Geburtshilfe oder anderen lokalen Settings abzuhalten.

Das Trainingspaket ist von einem Team von Forschungsexperten geschrieben worden, die viele Jahre Erfahrung darin haben, ein PROMPT-Training sowohl lokal als auch weltweit durchzuführen. Die Evaluation der Effektivität des Trainings bezüglich der Verbesserungen der klinischen Outcomes ist eine Priorität des PROMPT-Teams. Diese wissenschaftliche Evidenz ist das Markenzeichen von PROMPT.

Die Verbesserung der Sicherheit und Qualität durch besseres Wissen, Fähigkeiten, Teamwork und Führung ist unsere Verantwortung. Ich bin sicher, dass die, die an dem PROMPT-Training Programm teilnehmen und die PROMPT-Materialien verwenden, in der Lage sein werden, sichere qualitativ hochwertige Versorgung zu leisten.

Sir Sabaratnam Arulkumaran
Professor and Head of Obstetrics and Gynaecology,
St George's, University of London   April 2012

Vorwort zur deutschsprachigen Ausgabe

Die deutschsprachige Ausgabe des Kursmanuals des PRactical Obstetric Multi-Professional Training (PROMPT) liefert einen Teil des Kursmaterials für die Einführung dieses qualitativ hochwertigen Trainings.

Es ist zum einen eine Übersetzung, zum anderen jedoch eine Eindeutschung und Anpassung an die Verhältnisse in Kontinentaleuropa, ohne den Inhalt substantiell zu verändern. Dies hat kulturelle Hintergründe und forensische Implikationen. Für Deutschland sind deutsche Gerichte Gerichtsstand. Im Konfliktfall orientieren sich Gutachter an deutschen AWMF-Leitlinien und Standardlehrbüchern. Es ist daher umfassend diskutiert worden, wie dieser Situation Rechnung getragen werden soll.

Zunächst wurde eine deutschsprachige Übersetzung durchgeführt. Es wurde dann jedes Kapitel gegen vorhandene deutschsprachige AWMF-Leitlinien gegengecheckt. Widersprüche wurden adressiert. Anschließend wurden alle Kapitel gegen *Die Geburtshilfe*, Schneider, Husslein und Schneider, 5. Auflage (2016), gelesen.

Wo eine Übersetzung nicht möglich war, wurde dies in eine Appendix aufgenommen, welche alle Konflikte der Übersetzung, die Lösungsvorschläge und die Begründungen mit Verweis auf die entsprechenden Kapitel und die entsprechenden Leitlinien und Lehrbücher auflistet. Im Zweifel wurden dann die für Deutschland relevanten AWMF-Leitlinien und Lehrbücher herangezogen.

Während deutschsprachige AWMF-Leitlinien einen entsprechenden Charakter für die praktische Umsetzung von Medizin in Deutschland haben, gilt dies für NICE-Guidelines und Leitlinien des Royal College of Obstetricians and Gynaecologists (RCOG) nur in eingeschränktem Maße, da ihre Kenntnis von einem Facharzt für Frauenheilkunde und Geburtshilfe nicht vorausgesetzt werden kann. Auch ist die Umsetzbarkeit von Leitlinien z.B. von der Personalausstattung von geburtshilflichen Abteilungen abhängig. Sie sind daher in der Regel nicht so einfach länderübergreifend übertragbar.

Für das PROMPT-Training konnte jedoch in vielen Studien und nach der Einführung an verschiedensten Krankenhäusern in unterschiedlichen Ländern gezeigt werden, dass dieses Training die Komplikationsraten in der Geburtshilfe signifikant senken kann. Dies gilt zwischenzeitlich für viele Länder auf fast allen Kontinenten dieser Erde, u.a. die USA, China, Australien, Neuseeland und Südafrika. Insbesondere in Ländern mit geringen finanziellen Ressourcen konnte dieses Training die mütterliche und fetale Morbidität und Mortalität überproportional signifikant senken.

An der deutschsprachigen Version des Kurs-Handbuches haben Geburtshelfer, Neonatologen, Anästhesisten und Hebammen (Halina Lewinski) der MHH in Hannover mit geschrieben:

Univ.-Prof. Dr. C. v. Kaisenberg	1 Teamworking
Dr. Susanne Greve	2 Basic life support und mütterlicher Kollaps
Dr. Susanne Greve	3 Mütterlicher Herzstillstand/advanced life support
Prof. Dr. Andreas Leffler	4 Mütterliche anästhesiologische Notfälle
Dr. Matthias Jentschke	5 Fetales Monitoring unter der Geburt
Dr. Elna Kühnle	6 Präeklampsie und Eklampsie
Dr. Bettina Hertel	7 Mütterliche Sepsis
Dr. Janina Bartels	8 Schwere geburtshilfliche Blutung
Dr. Sudip Kundu	9 Schulterdystokie
Dr. Jan Lanowski	10 Nabelschnurvorfall
Dr. Gabriele Lanowski	11 Vaginale Beckenendlagengeburt
Prof. Dr. Ismini Staboulidou	12 Zwillingsgeburt
Dr. Lars Brodowski	13 Akute Uterusinversion
Prof. Dr. C. Peter/Dr. C. Böhne	14 Basic Neugeborenenreanimation

Constantin von Kaisenberg

Univ.-Prof. und Bereichsleiter Geburtshilfe & Pränatalmedizin

Medizinische Hochschule Hannover

Hannover, im Januar 2018

Modul 1
Teamworking

Wichtige Lerninhalte

- Die Wichtigkeit von gutem Teamwork zu verstehen.
- Zu begreifen, dass effektive Kommunikation in Notfallsituationen vital ist.
- Die Bedeutung davon zu verstehen, das Problem früh zu benennen.
- Die verschiedenen Rollen und Verantwortlichkeiten der Mitglieder eines multi-professionellen Teams zu würdigen.
- Die Wichtigkeit des shared decision makings innerhalb des Teams zu verstehen.
- Die Wertigkeit zu verstehen in einer Notfallsituation 'zurück zu treten und einen Überblick zu gewinnen' (Situationsbewusstsein).

Einführung

Geburtshilfliche Notfälle sind unvorhersehbar und treten überraschend auf. Ein erfolgreiches Management benötigt eine schnelle koordinierte Antwort durch häufig ad hoc agierende multi-professionelle Teams. Die Notwendigkeit, Training für die Teamkoordinierung und -kommunikation für Kliniker verfügbar zu machen, ist wiederholt als eine Sicherheitspriorität identifiziert worden.

Der jüngste Review des Centre for Maternal and Child Enquiries (CMACE) berichtete, dass 70% der direkten mütterlichen Sterbefälle durch eine bessere Versorgung hätten vermieden werden können.[1] Ein Fehlen eines multi-professionellen team workings und Probleme in der Kommunikation wurden wiederholt als mitwirkende Faktoren identifiziert.[2,3] Zusätzlich haben frühere Confidential Enquiries into Maternal Deaths im Vereinigten Königreich schlechte Kommunikation und mangelhaftes Teamworking als wesentliche Gründe der fetalen und neonatalen Mortalität identifiziert.[4,5] Die Untersuchungen haben ein multi-professionelles geburtshilfliches Notfalltraining, einschließlich eines Teamworktrainings, für alle Mitarbeiter empfohlen, die an der Behandlung von Müttern und ihren Kindern beteiligt sind.

Das Clinical Negligence Scheme for Trusts (CNST) mit den Maternity Clinical Risk Management Standards fordern, dass in geburtshilflichen Kliniken ein systematischer Prozess installiert werden soll, der sicherstellt, dass multi-professionelle Übungen für alle relevanten geburtshilflichen Mitarbeiter und Hebammen angeboten wird.[6] Vergleichbare Empfehlungen sind in den USA und Kanada gemacht worden.[7]

Das CNST ist ein Versicherungssystem für England und Wales der rechtlichen Autorität des NHS (NHS LA = National Health System Litigation Authority), durch die Geburtskliniken mit einem hohen Standard für Training, Leitlinien und Audit durch eine reduzierte Versicherungsprämie belohnt werden.

Definition

Als Teamwork wird die kombinierte effektive Aktion einer Arbeitsgruppe in Richtung eines gemeinsamen Ziels bezeichnet. Es benötigt Individuen mit unterschiedlichen Rollen, um effektiv zu kommunizieren und in einer koordinierten Art und Weise zusammenzuarbeiten, um ein erfolgreiches Outcome zu erzielen.

Teamworktraining

Ein konventionelles Training im Gesundheitssystem war bisher typischerweise auf die Vermittlung von spezifischen technischen Fertigkeiten konzentriert. Die Fokussierung auf das individuelle theoretische Wissen, technische Fertigkeiten und die Haltung in einer zunehmend multi-professionellen Natur der Gesundheitsversorgung mag jedoch inadäquat sein.[8] Ein multi-professionelles Teamtraining für geburtshilfliche Notfälle wurde mit verbesserter Performance,[9] erhöhtem Sicherheitsverhalten[10] und verbessertem perinatalen Outcome assoziiert.[11,12]

Das Teamworktraining hat deutlich gemacht, dass Menschen weniger Fehler machen, wenn sie in effektiven Teams arbeiten. Jedes Mitglied des Teams kann seine Verantwortung verstehen, wenn Prozesse geplant und standardisiert werden. Teammitglieder 'schauen dabei nacheinander' und bemerken Fehler, bevor sie einen Unfall hervorrufen können.[13]

Es gibt außerdem Beweise dafür dass, selbst wenn Training in multi-professionellen Teams durchgeführt wird, einige Teams Charakteristika besitzen, die sie im Vergleich zu anderen effektiver machen und sie damit befähigen, gute Outcomes zu erreichen in dem sie Schlüsselaktionen rechtzeitig durchführen. Diese Charakteristika können jedoch nicht durch Unterschiede in Wissen oder Fähigkeiten erklärt werden,[8] was unterstreicht, dass Training andere Aspekte des Teamworking einschließen muss.

Verbesserungen in den Outcomes

Wie bereits eingangs erwähnt, befürwortet die gegenwärtige Evidenz das Training für geburtshilfliche Notfälle in multi-professionellen Teams. Die hervorstechendste Evidenz ist die Assoziation zwischen verbesserter Geburtshilfe und perinatalen Outcomes nach klinischem Training mit integriertem Teamworktraining.[14] Es ist jedoch nicht jedes Training gleichwertig und einige Trainingsprogramme haben die Häufigkeit eines ungünstigen perinatalen Outcomes erhöht statt sie zu verbessern.[15] Auch hat sich ein isoliertes Teamworktraining als für die Geburtshilfe nicht effektiv gezeigt.[16,17]

Die wesentlichen Merkmale von Trainingsprogrammen die mit Verbesserungen im perinatalen Outcome assoziiert worden sind:[14,17]

- das Training wird in-house durchgeführt
- 100% der Mitarbeiter der Geburtshilfe werden regelmäßig trainiert
- alle Mitarbeiter der Geburtshilfe werden gemeinsam trainiert, es werden Teamworkprinzipien in klinische Szenarien inkorporiert
- es werden Systemveränderungen eingeführt, oft Vorschlägen von Mitarbeitern folgend, nachdem sie am Training teilgenommen haben.

Das in-house Training scheint das effizienteste Mittel und die kosteneffektivste Methode des Trainings aller Mitarbeiter einer Institution zu sein. Das in-house Training kann auch spezifische lokale Probleme ansprechen und kann als Antrieb für Systemveränderungen verwendet werden.[10,14,18] Zusätzlich mag das Training in der Umgebung vor Ort der effektivste Weg sein, Outcomes zu verbessern.[19]

In einer geburtshilflichen Studie wurde zuletzt gefunden, dass effizientere Teams den Notfall früher festgestellt (erkannt und verbal deklariert) und die kritische Aufgabe unter Verwendung von closed-loop communication gemanagt haben (die Aufgabe klar und laut delegiert, akzeptiert, ausgeführt und die Komplettierung mitgeteilt). Für solche Teams wurde festgestellt, dass sie Magnesiumsulfat innerhalb der zugewiesenen Zeit verabreichten (10 Minuten), signifikant weniger Verlassen des Kreißsaals zeigten und eine strukturierte Form der Kommunikation verwendeten.[20] Es ist vital, dass diese Kommunikationsfähigkeiten in das klinische Training integriert werden.

Kommunikation

Die Kommunikation ist der Transfer von Information und das Teilen von Inhalten. Häufig ist das Ziel der Kommunikation zu bestätigen oder klarzustellen, dass Information angekommen ist. Die Kommunikation ist unter Stress häufig eingeschränkt. Es ist wichtig, effektive Techniken zu lernen, die das Bewusstsein hierfür erhöhen und dabei helfen, diese Limitationen zu überwinden.

Die fünf Voraussetzungen für eine effektive Kommunikation sowie eine effiziente Team Performance sind:[21,22]

1. Formulieren

Gib eine klare Nachricht. Sie sollte kurz und bündig, nicht weitschweifend sein. **SBAR** (situation, background, assessment and recommendation/response) ist ein nützliches Abkürzung, um Nachrichten zu formulieren und Information weiterzugeben,[20] und wurde nahezu natürlich durch die effektivsten geburtshilflichen Teams verwendet.[9,20] Ein Beispiel ist:

> Stefanie Meier hat Sepsis, es geht ihr nicht gut (S). Das Schwangerschaftsalter ist 33 Wochen, die Fruchtblase ist vor einer Woche gesprungen (B). Sie hat Schmerzen, ist hypotensiv und tachykard, sie hat einen Beobachtungsscore 3 nach **MOEWS** (A). Ich hätte gerne, dass ein erfahrener Geburtshelfer und eine erfahrene Hebamme sie sofort visitieren (R).

Abbildung 1.1 ist ein Beispiel eines mütterlichen SBAR-Formulars, das für die Weitergabe von Informationen verwendet werden kann.

SBAR-Bericht an Kliniker über geburtshilfliche klinische Situation

S **Situation**
Ich rufe an wegen (Name der Frau): _____ **Station:** _____ **Krankenhaus No:** _____
Das Problem wegen dem ich anrufe ist: _____

Ich habe gerade eine Untersuchung durchgeführt:
Die Vitalzeichen sind: Blutdruck ____ / ____ Puls ____ Atemzüge ____ SPO₂ ____% Temperatur ____°C

Ich bin besorgt weil:	**das mütterliche Serum Laktat** ist: _____ mmol/l
der Blutdruck ist:	**die Urinproduktion** ist:
systolisch über 160	kleiner als 100 ml in den letzten 4 Stunden
diastolisch über 100	signifikante Proteinurie hat (+++)
systolisch unter 90	**Blutung:**
der Puls ist:	antepartal
über 120	postpartal
unter 40	**Fetales Wohlbefinden:**
die Atemzüge wie folgt sind:	pathologisches CTG
unter 10	**MBU** Ergebnis ist: pH _____
über 30	**Zeitpunkt der MBU:** ___h___'
die Patientin **Sauerstoff** mit _____ l/min hat.	**Geburtshilflicher Frühwarn Score:**
die mütterliche Temperatur ist: ____°C	

B **Background** (kreuze relevante Abschnitte an)
Die Frau ist:
Primipara Multipara vielfache Multipara
Gestationsalter:_____SSW – Einling Mehrlinge
früherer Kaiserschnitt oder Chirurgie am Uterus
Fetal Wohlbefinden
Abdominale Palpation:
Fundus: _____ cm Lage: _____ ein Fünftel palpierbar: _____ FHR: ____ SpM
CTG: normal suspekt pathologisch
Antenatal
Problem (Details): _____
Geburt
Spontanbeginn eingeleitet
IUGR Präeklampsie verringerte Kindsbewegungen Diabetes APH
Oxytocin
die letzte vaginale Untersuchung: Zeit ___h___'
Portio: _____cm Höhenstand des VT: _____ Position: _____
Amnion stehend Mekonium gefärbtes Fruchtwasser hellrote vaginale Blutung
III. Stadium vollständig Plazentaretention
Postnatal
Geburtsdatum: _____ Zeitpunkt: ___H___'
Geburtsmodus: _____ Geburtsverletzung: _____
Blutverlust: _____ml Oxytocin Infusion
Fundus: hoch tonisch Uterus tonisiert abdominale/perineale Wundsekretion
Behandlung verabreicht/laufend: _____

A **Assessment**
Ich denke, dass das Problem ist:_____
Ich bin nicht sicher, was das Problem ist, aber die Patientin verschlechtert sich und wir müssen etwas unternehmen

R **Recommendation**
Bitte, kommen Sie sofort, um die Patientin anzusehen
Ich denke, die Geburt sollte beschleunigt werden
Ich denke, die Patientin sollte auf den Kreißsaal verlegt werden
Ich hätte gerne Rat, bitte
berichtet an: _____ Antwort: _____

Person, die das Formular ausgefüllt hat (Name): _____ Datum: _____ Zeit: _____

SBAR klinisches geburtshilfliches Berichtsformular. Das Original bitte in die Krankengeschichte, eine Kopie zu CIRS falls Meldung gemacht wird.

Abbildung 1.1 Beispiel für ein SBAR-Übergabe Formular

2. Adressieren an spezifische Individuen (Delegieren)

Verwende den Namen von Mitarbeitern oder etabliere Blickkontakt. Ordne passende Aufgaben den hierfür identifizierten Empfängern zu.

> 'Katharina und Anna (Hebammen), können Sie bitte helfen bei Frau Schmied das McRoberts-Manöver durchzuführen.'

> 'Heidi (Schwesternhelferin der Geburtshilfe), können Sie bitte die Zeiten und Maßnahmen entsprechend der Ansage auf diesem laminierten Formular dokumentieren. Danke.'

3. Aussprechen

Die Nachricht sollte klar, kurz und ruhig abgegeben werden. Wenn das geburtshilfliche Notfallteam in Ihrem Kreißsaal eintrifft, sagen Sie:

> 'Stefanie Meier hat eine postpartale Blutung. Sie hat etwa einen Liter Blut verloren. Die Plazenta ist geboren und erscheint vollständig und der Damm ist intakt. Ich habe ihr eine Dosis Oxytocin i.m. gegeben aber ihr Uterus ist immer noch atonisch.'

anstatt:

> 'Oh mein Gott, Stefanie hat gerade ein wirklich großes Baby geboren und ich habe ihr Oxytocin gegeben aber sie blutet wirklich sehr sehr schwer. Oh mein Gott, kann mir bitte jemand helfen.'

4. Bestätigen

Eine adäquate Dosierung verwendet und rückgemeldet:

> 'Möchten Sie, dass ich sofort eine zweite Dosis Oxytocin i.m. verabreiche?'

5. Handeln

Bedeutung verstanden und Handlung durchgeführt:

> 'OK, habe eine Ampulle Oxytocin i.m. um 15:30 verabreicht.'

Zusätzlich kann die Verwendung non-verbaler Kommunikation einschließlich der Aufnahme von Blickkontakt mit Personen helfen, Zweideutigkeit zu vermeiden und unterstützt ein gemeinsames Wissen der Intention. Eine unpassende Terminologie, unhörbare Kommunikation, überflüssiges Gerede sowie inkomplette Berichte sollten vermieden werden.

Führung: Rollen und Verantwortlichkeiten

Die Führung eines Teams schließt die Vorgabe einer Richtung, die Schaffung einer Struktur und die Unterstützung für andere Teammitglieder ein. Der Teamleader ist häufig der erfahrenste anwesende Geburtshelfer,[22] kann theoretisch jedoch auch die leitende Hebamme im Kreißsaal oder ein Anästhesist sein – wer auch immer die Rollen und Verantwortlichkeiten der Teammitglieder kennt und adäquate Erfahrung darin hat den möglichen Ausgang eines Notfalls vorherzusehen.[22] Es ist wesentlich, dass der Teamleader so früh wie möglich verbal benannt wird und durch die übrigen Mitglieder des Teams akzeptiert wird.[22]

Teamleader haben unterschiedliche Grade an Fachkompetenz sowohl in der Bewältigung einer bestimmten Notfallsituation als auch in ihrer Bereitwilligkeit zu führen. Der Teamleader benötigt einen bestimmten Grad an Kompetenz. Es ist jedoch unwahrscheinlich, dass er all die Fähigkeiten eines jeden Mitglieds des vorhandenen Teams besitzt. Daher sollte die Rolle des Teamleaders darin bestehen, die Aktivitäten der Spezialisten innerhalb des Teams durch einfache klare Kommunikation, in der Delegation angemessener Aufgaben und in der Vorausplanung zu koordinieren.[22] Zusätzlich respektiert ein guter Teamleader die Expertise jedes Teammitglieds, ist bereit zuzuhören und ist für Kritik und konstruktives feedback offen.[22]

Für andere Mitglieder des Teams sollte so früh wie möglich eine individuelle Rollenbeschreibung identifiziert und hierüber Übereinkunft erzielt werden. Der Leiter sollte kritische Aufgaben bestimmten Teammitgliedern zuweisen einschließlich einer ausgewiesenen Person, um mit der Patientin und der Familie zu sprechen.[22,23] Teammitglieder sollten gegenseitig unterstützend sein, klar kommunizieren und sich regelmäßige updates geben. Sie sollten vermeiden, sich in Einzelheiten zu verbeißen oder ziellos umherzulaufen.[20]

Bewusstsein für die Situation: dass größere Bild

Das Situationsbewusstsein (situational awareness) bestimmt, wie wir in einer hektischen sich konstant verändernden Situation wahrnehmen, verstehen und vorausdenken. Es ist dieses Bauchgefühl bzw. der sechste Sinn, der uns zu einer erfahrenen Hebamme, Geburtshelfer oder Anästhesist macht. Dies schließt die Erkennung und das Verständnis für wichtige Fingerzeige ein, die Vorhersage von Problemen und das Teilen dieser Erkenntnisse mit dem Team, damit Entscheidungen gemeinsam getroffen werden können und Ziele erreicht werden. Es wurden drei Ebenen des Situationsbewusstseins vorgeschlagen.[24] Diese Ebenen sind weiter unten aufgeführt, Beispiele für geburtshilfliche Notfälle werden aufgeführt.

1. Wahrnehmen

Sei dir über den Status des Patienten, der Teammitglieder und aller verfügbarer Ressourcen bewusst, sehe mögliche Fehler durch Wahrnehmung von Fingerzeigen voraus und treffe gemeinsame Entscheidungen:

> Ein älterer Geburtshelfer und der Oberarzt im Kreißsaal gehen die Tafel im Kreißsaal durch, der Kreißsaal ist voll, zwei Frauen sind schwer krank: eine hat eine schwere Präeklampsie mit Oligurie und die andere hat eine postpartale Hämorrhagie von 1000 ml und benötigt eine Nachtastung in Vollnarkose. Unter diesen Umständen ist es von vitaler Bedeutung, dass die Leitung sowohl der Hebammen als auch der Geburtshelfer ein Bewusstsein der schweren Probleme hat, die sich entwickeln können. Sie können dann vorhersehen und planen, wie die Fälle gemanagt werden und in Erwägung ziehen, welche Teammitglieder nötig sind, um bei dem Problem zu helfen.

2. Verstehen

Teile Informationen mit dem Team, denke darüber nach, was diese Fingerzeige und Hinweise bedeuten können, sei dir der häufigen Fallstricke bewusst, re-evaluiere/trete in regelmäßigen Abständen zurück, suche andere Teammitglieder in Entscheidungen mit einzubeziehen.

Während des Reviews aller Patientinnen im Kreißsaal haben die Hebammenkreißsaalleitung und ein erfahrener Geburtshelfer mehrere komplizierte Probleme identifiziert, die Entscheidungen und Handlungen nötig machen. Sie beraten sich, ob es weise wäre, den Oberarzt der Geburtshilfe sowie den Narkosearzt zur Unterstützung zu rufen, um bei dem Management dieser problematischen Fälle Hilfe zu bekommen. Bevor sie eine Entscheidung treffen gehen sowohl die Hebamme als auch der Geburtshelfer für eine Visite einschließlich eines sorgfältigen Reviews in jeden Kreißsaal und bitten jede Hebamme in der Schicht um ein update für ihre Patientinnen. Dann holen sie die Meinung des zuständigen Anästhesisten ein, um weitere Informationen zu gewinnen, die die zu treffenden Maßnahmen beeinflussen könnten.

3. Vorausdenken

Vorausschauen, Planen, Priorisieren:

Nachdem weitere Informationen sowie die Meinungen weiterer Teammitglieder eingeholt wurden, können die Hebamme und der Geburtshelfer nun potentielle Probleme identifizieren und daher die Fälle priorisieren, um einen Aktionsplan zu formulieren. Ihre Fähigkeit dies zu tun hängt nicht nur von den Ihnen durch die anderen Teammitglieder verfügbar gemachten Informationen ab, sondern auch von ihrem eigenen Wissen und früheren Erfahrungen. In diesem Fall sind sich beide einig, dass die erste Handlung sein sollte, den Oberarzt der Geburtshilfe für Unterstützung und Beratung für das Management dieser komplizierten Fälle zu rufen.

Ein Bewusstsein der Situation erlaubt Individuen einen Schritt voraus zu sein. Erfahrene Kliniker haben normalerweise ein gutes Bewusstsein für die Situation, sie greifen häufig subtile Hinweise auf, verstehen Ihre Bedeutung und verwenden sie um Probleme vorherzusehen sowie Ihnen zuvorzukommen.[22]

Erkennung von Hinweisen für den Verlust des Situationsbewusstseins

In Extremsituationen können Personen manchmal in eine Verfassung geraten, in der ihre Fähigkeit nachzudenken durch den Stress der Arbeitsbelastung so stark eingeschränkt ist, dass sie nicht mehr in der Lage sind, mit den übrigen Mitgliedern des Teams interaktiv zu funktionieren 'fast time'.

Charakteristische Zeichen hierfür schließen ein:

- eingeschränkte Kommunikation
- Unfähigkeit vorauszuplanen
- Tunnelblick
- Fixierung auf irrelevante Themen (zum Beispiel auf suboptimale Ausstattung) oder Verlegung der Aktivitäten auf unnötige Dispute mit Kollegen.

Im Extremfall kann dieser Zustand 'fast time' dazu führen, dass sogar gute Team-Player vollständig 'gefrieren'.

Behalten/Wiedergewinnen des Situationsbewusstseins

Einer der Vorschläge um ein Bewusstsein der Situation zu behalten ('situational awareness') ist die Philosophie des nicht teilnehmenden Führers einzunehmen: versuche dich nicht in praktische Herausforderungen zu engagieren, die von anderen übernommen werden können. Dies erlaubt dem Leiter einen Schritt zurückzutreten und einen erweiterten Hinblick auf die sich entwickelnde Krise zu werfen. In der Praxis fällt es einem Teamleader manchmal schwer dies zu tun, da sie oft die speziellen manuellen Fähigkeiten besitzen, um das Problem zu lösen.

Um die Situation wieder unter Kontrolle zu bringen, sollten folgende Strategien versucht werden:

- nimm eine 'Helikopter Sicht' ein: trete zurück, um das größere Bild zu sehen.[22]
- rufe einen Notfall frühzeitig aus: damit erhältst du die allgemeine Aufmerksamkeit und kannst die verfügbaren menschlichen Ressourcen maximal einsetzen. Eine frühe Erklärung eines Notfalls ist mit einer

verbesserten klinischen Team Performance und Effizienz assoziiert, aber auch mit einer verbesserten Patientenwahrnehmung der Versorgung.[23]

- kommuniziere klar und einfach, beginne mit den kritischen Aufgaben für jeden Notfall.[23]

- plane voraus: bereite dich z.B. früh auf einen perimortalen Kaiserschnitt vor für den Fall eines mütterlichen Kollapses.

- delegiere die kritischen Aufgaben angemessen.[20]

Teamworking unter Druck

In einer Situation unter Druck entsteht das Gefühl, das alles sofort getan werden muss, daher steigt die Tendenz sich zu beeilen. Wenn Aufgaben übereilt unter Druck absolviert werden, nimmt das Potential, Fehler zu machen, zu. Daher sollte ein guter Teamleader versuchen, den Notfall gleichmäßig, aber mit effizienter Geschwindigkeit zu managen.

Was macht ein gutes Teammitglied aus?

- kommuniziert gut
- versteht und akzeptiert eigene Limitationen gut
- Bewusstsein für Umgebung und Limitationen der anderen
- Durchsetzungsfähigkeit
- nicht-konfrontativ aber bereit zu hinterfragen, wenn notwendig
- empfänglich für Vorschläge aller Teammitglieder
- denkt klar

Schlüsselpunkte

- gutes Teamworking ist wichtig, da bei schlecht funktionierenden Teams Patienten zu Schaden kommen können
- effizientere Teams rufen den Notfall früher aus und verwenden 'closed-loop' Kommunikation
- Teamworktraining kann klinische Outcomes verbessern, wenn es in klinisches Training inkorporiert wird
- das lokale multi-professionelle Training für alle Mitarbeiter ist mit verbessertem Teamwork, mit einer erhöhten Sicherheitseinstellung und, am wichtigsten, mit verbessertem perinatalen Outcome, assoziiert

Literaturstellen

1. Centre for Maternal and Child Enquiries. Saving Mothers' Lives: reviewing maternal deaths to make motherhood safer: 2006–08. *BJOG* 2011;118 Suppl 1:1–203.

2. Lewis G (Hrsg.). The Confidential Enquiry into Maternal and Child Health (CEMACH). *Saving Mothers' Lives: Reviewing Maternal Deaths to Make Motherhood Safer 2003–2005. The Seventh Report on Confidential Enquiries into Maternal Deaths in the United Kingdom.* London: CEMACH; 2007.

3. Lewis G (Hrsg.). The Confidential Enquiry into Maternal and Child Health (CEMACH). *Why Mothers Die 2000–2002. The Sixth Report on Confidential Enquiries into Maternal Deaths in the United Kingdom.* London: RCOG Press; 2004.

4. Maternal and Child Health Research Consortium. *Confidential Enquiry into Stillbirths and Deaths in Infancy: 5th Annual Report, 1 January–31 December 1996.* London: Maternal and Child Health Research Consortium; 1998.

5. Maternal and Child Health Research Consortium. *Confidential Enquiry into Stillbirths and Deaths in Infancy: 7th Annual Report, 1 January–31 December 1998.* London: Maternal and Child Health Research Consortium; 2000.

6. NHS Litigation Authority. Clinical Negligence Scheme for Trusts' Maternity Clinical Risk Management Standards. London: NHSLA; 2011 [www.nhsla.com/RiskManagement/].

7. Sentinel event alert issue 30 July 21, 2004. Preventing infant death and injury during delivery. *Adv Neonatal Care* 2004;4:180–1.

8. Siassakos D, Draycott TJ, Crofts JF, Hunt LP, Winter C, Fox R. More to teamwork than knowledge, skill and attitude. *BJOG* 2010;117:1262–9.

9. Siassakos D, Fox R, Crofts JF, Hunt LP, Winter C, Draycott TJ. The management of a simulated emergency: better teamwork, better performance. *Resuscitation* 2011;82:203–6.

10. Siassakos D, Fox R, Hunt L, Farey J, Laxton C, Winter C, et al. Attitudes toward safety and teamwork in a maternity unit with embedded team training. *Am J Med Qual* 2011;26:132–7.

11. Draycott T, Sibanda T, Owen L, Akande V, Winter C, Reading S, et al. Does training in obstetric emergencies improve neonatal outcome? *BJOG* 2006;113:177–82.

12. Draycott TJ, Crofts JF, Ash JP, Wilson LV, Yard E, Sibanda T, et al. Improving neonatal outcome through practical shoulder dystocia training. *Obstet Gynecol* 2008;112:14–20.

13. Helmreich RL. On error management: lessons from aviation. *BMJ* 2000;320:781–5.

14. Siassakos D, Crofts JF, Winter C, Weiner CP, Draycott TJ. The active components of effective training in obstetric emergencies. *BJOG* 2009;116:1028–32.

15. MacKenzie IZ, Shah M, Lean K, Dutton S, Newdick H, Tucker DE. Management of shoulder dystocia: trends in incidence and maternal and neonatal morbidity. *Obstet Gynecol* 2007;110:1059–68.

16. Nielsen PE, Goldman MB, Mann S, Shapiro DE, Marcus RG, Pratt SD, et al. Effects of teamwork training on adverse outcomes and process of care in labor and delivery: a randomized controlled trial. *Obstet Gynecol* 2007;109:48–55.

17. Riley W, Davis S, Miller K, Hansen H, Sainfort F, Sweet R. Didactic and simulation nontechnical skills team training to improve perinatal patient outcomes in a community hospital. *Jt Comm J Qual Patient Saf* 2011;37:357–64.

18. Thompson S, Neal S, Clark V. Clinical risk management in obstetrics: eclampsia drills. *Qual Saf Health Care* 2004;13:127–9.

19. Siassakos D, Crofts J, Winter C, Draycott T; on behalf of the SaFE Study Group. Multi-professional 'fire-drill' training in the labour ward. *The Obstetrician & Gynaecologist* 2009;11:55–60.

20. Siassakos D, Bristowe K, Draycott TJ, Angouri J, Hambly H, Winter C, et al. Clinical efficiency in a simulated emergency and relationship to team behaviours: a multisite cross-sectional study. *BJOG* 2011;118:596–607.

21. Siassakos D, Draycott T, Montague I, Harris M. Content analysis of team communication in an obstetric emergency scenario. *J Obstet Gynaecol* 2009;29:499–503.

22. Bristowe K, et al., Leadership and teamwork for clinical emergencies: multisite interprofessional focus group analysis. Bristol: University of Bristol and University of the West of England; 2011.

23. Siassakos D, Bristowe K, Hambly H, Angouri J, Crofts JF, Winter C, et al. Team communication with patient actors: findings from a multisite simulation study. *Simul Healthc* 2011;6:143–9.

24. Endsley MR. The role of situation awareness in naturalistic decision making. In: Zsambok CE, Klein G (Hrsg.). *Naturalistic Decision Making*. Mahwah, NJ: Lawrence Erlbaum Associates; 1997. S. 269–83.

Modul 2
Basic life support und mütterlicher Kollaps

Wichtige Lerninhalte

■ Untersuchung und Wiederbelebung bei mütterlichem Kollaps: ABC-Regel.

■ Manuelle Linksseitenlagerung um 30° auf fester drehbarer Unterlage (z.B. Op-Tisch) zur Reduzierung der aorto-cavalen Kompression.

■ Hilferuf: effektive Kommunikation des Problems an das Team.

■ Ausrüstung: wissen wo der Notfallwagen, der Defibrillator, die Anaphylaxie Box etc. aufbewahrt werden.

■ Angemessene Dokumentation.

Häufige bei Übungen beobachtete Schwierigkeiten

■ Versagen, einen Herzstillstand bei einer sich verschlechternden Patientin zu entdecken.

■ Fehlender Beginn von Reanimationsmaßnahmen.

■ Vergessen, die Frau in Rückenlage mit manueller Linksverlagerung des Uterus zu halten.

■ Fehlen von hochdosierter Sauerstoffgabe an die Mutter.

Einführung

Ein mütterlicher Kollaps kann bei einer Vielzahl von Umständen auftreten. Das Spektrum reicht von einem isolierten und vorübergehenden Abfall des Blutdrucks zu Herzstillstand und Tod. Es ist absolut imperativ, dass alle Mitarbeiter des Gesundheitssystems basale Wiederbelebungsmaßnahmen durchführen können, unabhängig von deren Ursache. Im CEMACH Bericht (Confidential Enquiry into Maternal and Child Health) des Jahres 2007[1] wurden bei einer unakzeptabel hohen Anzahl mütterlicher Todesfälle die Wiederbelebungsmaßnahmen als unzureichend angesehen. Hieraus und aus dem CMACE Bericht (Centre for Maternal and Child Enquiries) aus 2011[2] wird empfohlen, dass alle klinischen Berufsgruppen regelmäßig Training erhalten sollten, um basale, intermediäre und fortgeschrittene Fähigkeiten der Wiederbelebung zu verbessern.

Basic life support Algorithmus

Alle Mitglieder des Gesundheitssystems sollten mit den Prinzipien des basic life support vertraut sein. Eine Übersicht des basic life support Algorithmus ist in Abbildung 2.1 dargestellt, dies ist jedoch nicht als komplette Anleitung gedacht. Weitere Informationen können von dem Resuscitation Council (UK) eingeholt werden.[3]

Was ist mit mütterlichem Kollaps gemeint?

Ein mütterlicher Kollaps ist eine schwere Störung der Atmung oder des Kreislaufs, die zu einem akuten Wechsel des Bewusstseins oder wenn unbehandelt zu einem Herzstillstand führen kann. Jede der Vitalzeichen aus Box 2.1 sollte eine Notfallbehandlung triggern.

Box 2.1 Beobachtungen, die eine Notfallmaßnahme triggern	
Airway (Atemwege)	verlegt oder geräuschvoll
Breathing (Atmung)	Atemfrequenz < 5 oder > 35/Minute
Circulation (Kreislauf)	Herzfrequenz < 40 oder > 140 Schläge/Minute
	systolischer Blutdruck < 80 oder > 180 mmHg
Neurology (Neurologie)	plötzliche Bewußtseinseintrübung
	keine Reaktionen/nur bei schmerzhaften Stimuli
	Krampfanfälle

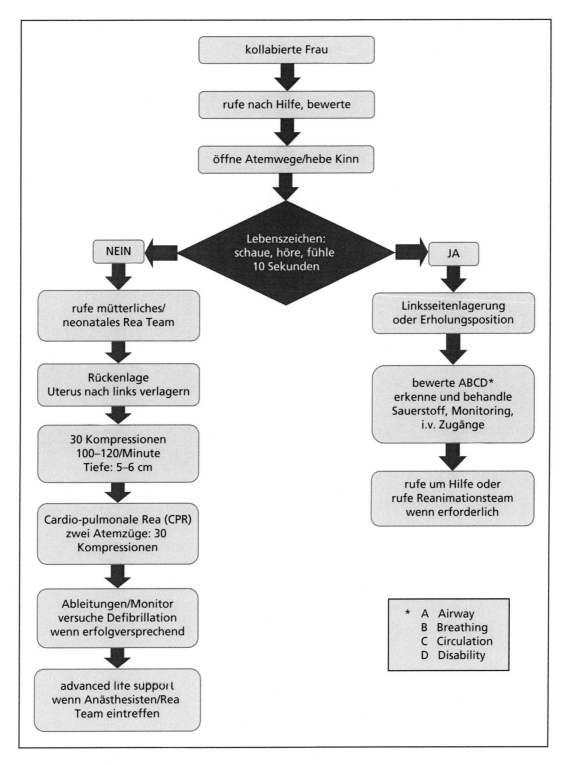

Abbildung 2.1 Basic life support Algorithmus

Abbildung 2.2 illustriert eine systematische Klassifikation möglicher Ursachen des mütterlichen Kollapses. Diese Ursachen werden in den folgenden Sektionen mehr im Detail diskutiert.

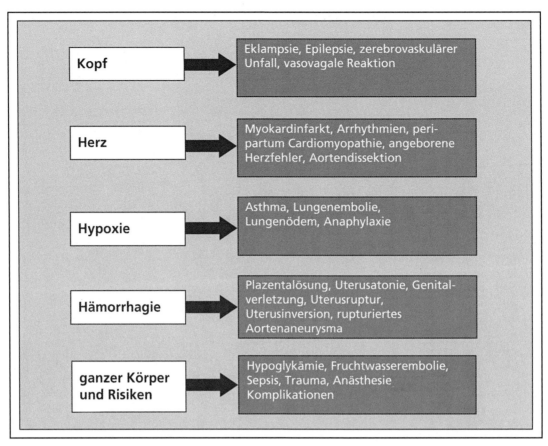

Abbildung 2.2 Mögliche Ursachen des mütterlichen Kollaps

Management des mütterlichen Kollapses

Der Schlüssel zu einem effektiven Management des mütterlichen Kollapses ist ein einfacher strukturierter Ansatz für Diagnose und Behandlung. Die zugrundeliegenden Prinzipien des Managements eines jeden kritisch kranken Patienten sind die gleichen und werden häufig durch den ABC-Ansatz beschrieben (airway, breathing, circulation).

Initiales Management

■ Untersuche die Ansprechbarkeit der Frau durch sanftes Schütteln und frage sie ob es ihr gut geht. Wenn keine Antwort kommt rufe unmittelbar nach Hilfe, vermutlich direkt beim Kreißsaal Oberarzt.

■ Drehe sie auf den Rücken und bitte einen Assistenten, den Uterus nach links zu verlagern um die aorto-cavale Obstruktion zu verringern (Abbildung 3.1, S. 31). Eine Linksseitenlagerung um 30° kann dann verwendet werden, wenn sich die Frau auf einer festen Unterlage befindet, die drehbar ist (z.B. einem Operationstisch).

■ Öffne die Atemwege durch Manöver wie leichtes Überstrecken des Kopfes und Anhebung des Kinns.

■ Überprüfe die Atmung durch Beobachtung der Anhebung des Brustkorbes, höre nach Atemgeräuschen oder achte auf Luftzug an deiner Wange (suche, höre, fühle), bis zu 10 Sekunden. Schnappatmung (isolierte oder unregelmäßige Atembewegungen ohne sonstige Atmung bei einer bewusstlosen Person) ist häufig in den ersten Minuten nach einem plötzlichen Herzstillstand zu beobachten. Sie stellt eine Indikation dafür dar, sofort eine Herz–Lungen-Massage zu beginnen und sollte nicht mit normaler Atmung verwechselt werden.

■ Während die Atmung untersucht wird, achte auf andere Lebenszeichen wie Farbe und Bewegung.

■ Bei Fehlen von Lebenszeichen beginne mit dem basic life support (Abbildung 2.1), bis Hilfe eintrifft (um advanced life support durchzuführen) oder die Frau beginnt, Lebenszeichen zu zeigen.

■ Wenn die Patientin Lebenszeichen zeigt, platziere sie in der Erholungslagerung und verabreiche high-flow Sauerstoff über eine Maske mit Reservoirbeutel. Lege einen i.v. Zugang, entnehme Blut (rotes Blutbild, Gerinnung, Harnstoff, Elektrolyte, Glukose, Transaminasen, Blutgruppe und Kreuzblut) und verabreiche Flüssigkeit i.v. Etabliere ein Monitoring der Vitalzeichen mit EKG, Atmung, Puls, RR Messung und Pulsoximetrie. Dann führe eine primäre geburtshilfliche Untersuchung durch.

Primäre geburtshilfliche Untersuchung

Eine primäre geburtshilfliche Untersuchung sollte sich an einer logischen Abfolge orientieren, z.B. am Kopf beginnend abwärts. Dieses initiale Management sollte in einer Arbeitsdiagnose resultieren und sollte zum Behandlungsbeginn der Ursache führen. In Box 2.2 sind die Fragen aufgeführt, welche während der Untersuchung Berücksichtigung finden sollten. Es ist wichtig, dass erfahrene geburtshilfliche und anästhesiologische Unterstützung gesucht wird, wenn sie nicht bereits anwesend ist.

Entscheide über die Fortsetzung der Behandlung

Nach der primären Untersuchung können die Ursache des Kollapses und die hierfür nötige Behandlung bereits feststehen, z.B. Eklampsie oder Hämorrhagie. Wenn der Grund nicht offensichtlich ist, sind lediglich einige Schlüsselbehandlungsentscheidungen nötig.

Box 2.2 Primäre geburtshilfliche Untersuchung	
Kopf	wie ansprechbar ist die Patientin? ist sie wach und spricht auf Ansprache an? nur auf schmerzhafte Stimuli oder gar nicht (AVPU)?
	hat die Patientin Krampfanfälle?
Herz	wie ist die kapilläre Füllungszeit?
	wie sind Herzfrequenz und Rhythmus?
	besteht ein Herzgeräusch?
Brustkorb	besteht beiderseits eine gute Luftfüllung?
	wie klingen die Atemgeräusche?
	ist die Trachea zentral?
Abdomen	besteht ein akutes Abdomen (Schutzhaltung, Loslassschmerz)?
	Abwehrspannung (uterin oder nicht-uterin)? ist der Fetus vital?
	besteht eine Indikation für Laparotomie oder Entbindung?
Vagina	Blutung?
	welches Stadium der Geburt?
	besteht ein invertierter Uterus?

1. Ist die Gabe von Flüssigkeit eine Priorität oder kontraindiziert? Im Zweifel ist Flüssigkeit meist nützlich. Die Ausnahme besteht darin, wenn die Patientin bereits ein Lungenödem hat oder hierfür erhöhte Risiken bestehen, wie es für die schwere Präeklampsie oder Niereninsuffizienz der Fall ist.

2. Ist eine Laparotomie zu Diagnosestellung oder Behandlung nötig? Liegen Beweise für ein akutes Abdomen vor? Muss der Fetus entbunden werden, um die Wiederbelebung zu unterstützen?

3. Ist eine Sepsis wahrscheinlich, ist Antibiotikagabe daher eine Priorität?

4. Ist eine Intensivbehandlung erforderlich, um Atemwege, Atmung oder Kreislauf zu unterstützen?

Sekundäre geburtshilfliche Untersuchung

Das weitere Management hängt von der Ursache des Kollapses ab. Nachdem die Patientin stabilisiert wurde, sollte eine sekundäre geburtshilfliche Untersuchung durchgeführt werden (Box 2.3).

Box 2.3 Sekundäre geburtshilfliche Untersuchung	
Handlung	**Detail**
Anamnese	überprüfe die (vor)-Geschichte des Kollapses und die Anamnese der Patientin
	lese die Krankengeschichte und befrage Partner oder Verwandte
Untersuchung	wiederhole die Untersuchung von Kopf bis Fuß
Labor, Bildgebung	bestimme arterielle Blutgase, Troponin, Blutglukose, Laktat, Blutkulturen, EKG, Röntgenthorax, Ultraschall des Abdomens und Cervixabstriche
Monitoring	monitore EKG, Atmung, Herzfrequenz, RR und Pulsoximetrie
	erwäge arterielle und zentralvenöse Druckmessungen, um das Monitoring zu unterstützen
Pausieren und Weiterdenken	erwäge weiterführende Untersuchungen wie CT/MRI scans und Echokardiographie
	befrage entsprechende Experten nach ihrer Meinung

Weitere Schlüssel zu Behandlungsentscheidungen

Re-evaluiere und fahre fort, die Atemwege, Atmung und Zirkulation der Schwangeren zu unterstützen. Ist eine Behandlung auf der Intensivstation notwendig?

Re-evaluiere die Arbeitsdiagnose in Intervallen, um sicherzugehen, dass die Symptome weiterhin passen und die Behandlung anschlägt.

Spezifische Ursachen des mütterlichen Kollapses

Pulmonale Thromboembolie

Eine Lungenembolie tritt während Schwangerschaft und Wochenbett häufiger auf, was an der gerinnungsfördernden Wirkung der Schwangerschaft und der mechanischen Obstruktion des venösen Rückflusses von der unteren Körperhälfte durch den im Abdomen liegenden Uterus liegt. Pulmonale Embolien können klein und asymptomatisch sein oder groß und sofortigen Kollaps und raschen Tod verursachen. Die Thromboembolie bleibt ein häufiger Grund für den direkten Tod im Vereinigten Königreich mit einer Häufigkeit von 0,79/100.000 Mutterschaften.[2]

Eine Lungenembolie kann mit Kurzatmigkeit, pleuritischen Brustschmerzen, Bluthusten oder plötzlichem Kollaps bei einer Patientin mit oder ohne Anzeichen einer tiefen Venenthrombose auftreten. Die klinischen Zeichen sind Tachykardie, Tachypnoe, Hypoxie und Zeichen der Rechtsherzbelastung im EKG (S1, Q3, T3) mit erhöhtem jugulärem Venendruck. Die Diagnose kann schwierig sein.[4] Initiale Untersuchungen und die Behandlung sollten sich an Symptomen und Zeichen sowie arteriellen Blutgasen, EKG und Röntgenthorax orientieren. Die Diagnose kann durch Ventilations-Perfusions-Szintigraphie (VQ scan) oder pulmonale Angiographie im CT (CTPA) gestellt werden.

Die Behandlung sollte supportiv sein und, wenn nötig, Sauerstoffmaske sowie Ventilation und kardiovaskulären Support einschließen. Eine Antikoagulation mit Heparin (subkutanes low-molecular-weight Heparin oder intravenöses Heparin) sollte bei der klinischen Verdachtsdiagnose einer Lungenembolie begonnen werden, bis die Diagnose bestätigt oder widerlegt worden ist. Es soll jeder klinische Verdacht auf eine Lungenembolie umgehend soweit abgeklärt werden, dass eine therapeutische Entscheidung erfolgen kann.[4]

Hämorrhagischer Schock

Die häufigste Ursache für Schock bei geburtshilflichen Patientinnen ist Hypovolämie nach Blutung. Zeichen für Hypovolämie sind:

- Tachykardie und Tachypnoe
- kalte blasse Haut
- Hypotension
- verringerte Diurese
- Bewusstseinsstörungen
- angenäherter Pulsdruck (< 35 mmHg Unterschied zwischen systolischen und diastolischen Werten).

Der sofortige wiederbelebende Flüssigkeitsersatz ist essentiell. Bei signifikanter Blutung kann die Anlage von zentralvenösen Zugängen sowie arterielle Kanülierung zwecks invasiver Blutdruckmessung eine wichtige Ergänzung des Monitorings sein. Im Vereinigten Königreich wird ein ZVK empfohlen, in Deutschland nicht.[5] Die Blutungsursache ist fast immer geburtshilflicher Natur (Uterusatonie, vorzeitige Plazentalösung, Uterusruptur), aber nicht geburtshilfliche Gründe sollten ebenfalls in Betracht gezogen werden.

Es kann auch zu einer Aneurysmaruptur kommen (aortal, renal, splenisch, iliakal), dies ist jedoch selten. Häufig wird dies nicht erkannt aber in den vertraulichen Untersuchungen mütterlicher Mortalität als Todesursache identifiziert.[1] Eine Notfalllaparotomie sollte erwogen werden, wenn Zeichen eines akuten Abdomens in Verbindung mit Hypovolämie auftreten.

Eklamptische Krampfanfälle und Koma

Eklamptische Krampfanfälle und Koma können den Symptomen einer Fruchtwasserembolie ähneln. Aber das Auftreten einer Hypertension, Proteinurie und Ödemen bei der eklamptischen Frau hilft beide Diagnosen zu unterscheiden. Für weiterführende Informationen über die Diagnose und Behandlung konsultiere **Modul 6**.

Zerebrovaskuläres Ereignis

Zerebrovaskuläre Unfälle (CVAs) können durch eine Vielzahl neurologischer Symptome auffallen. Sie können einen embolischen oder hämorrhagischen Ursprung haben. Ein erhöhter Blutdruck wie z.B. bei der schweren Präeklampsie, ist ein Risikofaktor für einen CVA und jede schwangere Frau mit einem systolischem Blutdruck über 160 mmHg oder höher benötigt eine antihypertensive Behandlung, um das Risiko einer CVA zu reduzieren.[1] Migräne Attacken können eine CVA imitieren. Ein craniales CT oder ein MRT kann bei der Diagnose und direkten Behandlung hilfreich sein.

Septischer Schock

In den Jahren 2006 2008 war mütterliche Sepsis die führende Todesursache.[2] Es ist von entscheidender Bedeutung, dass die Symptome und Zeichen erkannt werden und sofort darauf reagiert wird. Für weitere Informationen über die Diagnose und Behandlung konsultiere **Modul 7**.

Disseminierte intravaskuläre Gerinnung

Die disseminierte intravaskuläre Gerinnung (DIC) kann sekundär nach einer schweren Blutung, schweren Infektion, Fruchtwasserembolie oder Anaphylaxie auftreten. Wenn eine DIC auftritt, kommt es zu einem exzessiven Verbrauch von Blutplättchen und Gerinnungsfaktoren, was zu einer verlängerten Gerinnungszeit, niedrigen Blutplättchen, niedrigem Fibrinogen und Blutung führt. Eine spontane Blutung kann dann aus Nadeleinstichstellen, i.v. Zugängen oder Einstichstellen für eine PDA beobachtet werden. Es kann auch zu einer vaginalen Blutung und Zahnfleischbluten kommen.

Die frühe Einbeziehung von Hämatologen sowie erfahrenen Mitarbeitern aus der Geburtshilfe und Anästhesie und Intensivmedizin ist von vitaler Bedeutung wenn eine DIC vermutet wird. Das Blut der Patientin sollte auf ein Blutbild, Gerinnung, Kreuzblut, Fibrinogen und D-Dimere untersucht werden. Ein Hämatologe sollte konsultiert werden, welche Blutprodukte verwendet werden sollten, um die Gerinnung zu korrigieren. Die Ursache der DIC sollte umgehend untersucht und entsprechend behandelt werden.

Hypo- oder Hyperglykämie

Frauen mit Diabetes können in ein hypoglykämisches Koma fallen. Ein Typ I Diabetes mellitus kann in der Schwangerschaft beginnen, wenn auch selten. Bei einer kollabierten oder krampfenden Frau sollte immer die Blutglukose getestet werden, wenn die Ursache nicht offensichtlich ist, und der Urin sollte auf das Vorkommen von Ketonen hin untersucht werden, wenn eine diabetische Ketoazidose vermutet wird. Eine akute Fettleber kann auch mit mütterlicher Hypoglykämie einhergehen. Wenn die Blutglukose unter 3 mmol/l ist sollten 50 ml einer 20%igen Glukoselösung intravenös verabreicht werden.

Akutes Herzversagen

Eine Herzerkrankung ist sowohl die häufigste Ursache des indirekten mütterlichen Todes als auch die häufigste mütterliche Todesursache insgesamt.[1,2] Die Vorgeschichte einer Herzerkrankung, Thoraxschmerzen mit EKG-Veränderungen oder ein neues Herzgeräusch helfen die Diagnose zu stellen. Wenn Brustschmerzen das Leitsymptom sind, sollte Troponin 6 Stunden nach dem Beginn der Schmerzen bestimmt werden. Wenn eine kardiale Ischämie vermutet wird, sollten 300 mg ASS oral verabreicht werden, sofern nicht kontraindiziert. Wenn eine Herzinsuffizienz vermutet wird oder während der Auskultation ein neues Herzgeräusch entdeckt wird, sollte eine dringende internistische Vorstellung sowie eine Echokardiographie angemeldet werden.

Pulmonale Aspiration von Mageninhalt

Eine Schwangerschaft erhöht das Risiko einer pulmonalen Aspiration von Mageninhalt. Dies liegt an der Progesteron-induzierten Relaxation des Ösophagussphinkters und der verzögerten Magenentleerung, ein Problem, das besonders unter der Geburt aufvortritt. Eine Aspiration tritt am Wahrscheinlichsten an der bewusstlosen geburtshilflichen Patientin auf (z.B. während der Induktion oder des Wiederaufwachens aus der Vollnarkose) durch den Verlust des Hustenreflexes. Eine Aspiration von Mageninhalt kann sich durch Husten, Zyanose, Tachypnoe, Tachykardie, Hypotension oder ein Lungenödem bemerkbar machen.

Anaphylaktische oder toxische Reaktionen auf Medikamente oder Allergene

Eine anaphylaktische oder toxische Reaktion auf Medikamente oder Allergene kann sich als Krämpfe oder Kollaps bemerkbar machen. Der enge zeitliche Zusammenhang der Verabreichung des Medikamentes oder Allergens (wie z.B. Latex) zum Kollaps kann für eine anaphylaktoide oder toxische Reaktion indikativ sein.

Eine schwere Anaphylaxie sollte behandelt werden mit:

■ 100% Sauerstoff über eine Atemmaske mit Reservoirbeutel

■ Adrenalin (Epinephrin) 500 µg (0,5 ml von 1:1000) i.m. seitlich in den Oberschenkel, alle 5 Minuten Wiederholung wenn nötig

■ **oder** wenn ein Anästhesist anwesend ist, bis zu 1 mg i.v. Adrenalin (Epinephrin) mit einer Konzentration von 1:10 000. Adrenalin (Epinephrin) sollte auf eine Konzentration von 100 µg/ml (1 mg in 10 ml) verdünnt und dann in 0,5 ml Aliquots verabreicht werden, wie benötigt. Eine Anaphylaxie mit führender bronchialer Obstruktion kann in Deutschland auch per Adrenalininhalation behandelt werden (2 ml Adrenalin 1:1000 über Inhalator).[6]

■ bereite weitere Medikamente vor: Dimetinden 1 2 Ampullen (4–8 ml/10 kgKG) und 500–1000 mg Prednisolon (i.v.); vernebeltes Salbutamol 2–4 Hübe DA über Spacer; Kristalloide 500–1000 ml i.v.[6]

Fruchtwasserembolie

Eine Fruchtwasserembolie ist ein seltenes und meist unvermeidliches Ereignis. Im Vereinigten Königreich konnte glücklicherweise die Häufigkeit mütterlicher Todesfälle als Folge einer Fruchtwasserembolie in jüngerer

Zeit reduziert werden. Die Inzidenz mütterlicher Todesfälle in den letzten drei Jahren war 0,57/100.000 Mutterschaften.[2] Das Ereignis tritt dann ein, wenn Fruchtwasser in den mütterlichen Blutkreislauf eintritt, was einen mütterlichen Kollaps auslöst und häufig zum Herzstillstand führt. Die Patienten sind zu Beginn der Symptome häufig noch bei Bewusstsein. Das Krankheitsbild äußert sich mit Schüttelfrost, Schwitzen, Angst und Husten, gefolgt von Atemstörung und kardiovaskulärem Kollaps (Hypotension, Tachykardie und möglicherweise Arrhythmien). Eine DIC kann sich schnell entwickeln verbunden mit massiver mütterlicher Blutung.

Zunächst wird eine Verdachtsdiagnose gestellt. Die Behandlung besteht aus Unterstützung für die respiratorischen und kardiovaskulären Systeme und in der Korrektur der Gerinnungsstörung. Eine frühe Kontaktaufnahme mit Gerinnungsspezialisten ist vital.

Wenn die Patientin überlebt, kann die Diagnose durch die Identifikation von Vernix, fetalen Haaren oder Hautschuppen aus der rechtsseitigen mütterlichen Zirkulation bestätigt werden. Fetale Schuppen konnten in einigen Fällen im mütterlichen Sputum wieder gefunden werden. Es kann auch zu einer pulmonalen Hypertension kommen.

Luftembolie

Eine Luftembolie kann nach einer Uterusruptur, während der Gabe von intravenöser Flüssigkeit oder von Blutprodukten unter Druck oder nach der Manipulation an der Plazenta bei einem Kaiserschnitt auftreten. Eine Luftembolie ist mit Brustschmerzen und Kollaps vergesellschaftet. Ein wichtiger Faktor, der hilft, sie von der Fruchtwasserembolie zu unterscheiden, ist die Auskultation eines typischen Wasserradgeräusches über dem Präkordium.

Literaturstellen

1.   Lewis G (Hrsg.). The Confidential Enquiry into Maternal and Child Health (CEMACH). *Saving Mothers' Lives: Reviewing Maternal Deaths to Make Motherhood Safer 2003–2005. The Seventh Report on Confidential Enquiries into Maternal Deaths in the United Kingdom.* London: CEMACH; 2007.

2.   Centre for Maternal and Child Enquiries. Saving Mothers' Lives: reviewing maternal deaths to make motherhood safer: 2006–08. The Eighth Report on Confidential Enquiries into Maternal Deaths in the United Kingdom. *BJOG* 2011;118 Suppl 1:1–203.

3.   Resuscitation Council (UK) [www.resus.org.uk].

4.   AWMF Leitlinie 065/002, S2k Diagnostik und Therapie der Venenthrombose und der Lungenembolie. Gültig bis 9.10.2020.

5. AWMF Leitlinie 001/020 S3 Leitlinie Intravasale Volumentherapie beim Erwachsenen. 31.7.2014.

6. AWMF Leitlinie 065/025 S2 Guideline for acute therapy and management of anaphylaxis, veröffentlicht in: Ring J, Beyer K, Biedermann T, Bircher A, Duda D, Fischer J, et al. Guideline for acute therapy und management of anaphylaxis. S2 guideline of DGAKI, AeDA, GPA, DAAU, BVKJ, ÖGAI, SGAI, DGAI, DGP, DGPM, AGATE and DAAB. *Allergo J Int* 2014;23: 96–112, DOI: 10.1007/10.1007/s40629-014-0009-1.

Modul 3
Mütterlicher Herzstillstand und advanced life support

Wichtige Lerninhalte

■ Management des Herzstillstands durch den advanced life support (ALS) Algorithmus.

■ Rekapituliere die Gründe für den mütterlichen Herzstillstand.

■ Behalte die Frau in Rückenlage, verlagere den Uterus nach links, um die aorto-cavale Kompression während der CPR zu verringern (oder 30° Linksseitenlage auf einer festen drehbaren Unterlage, z.B. einem Operationstisch).

■ Führe eine perimortale Sektio oder instrumentelle Entbindung durch.

■ Dokumentiere Details des Managements genau, klar verständlich und lesbar.

Häufige bei Übungen beobachtete Schwierigkeiten

■ Konzentration auf ALS und Vergessen, ein basic life support durchzuführen.

■ Fehlende Drehung der Mutter oder Verlagerung des Uterus.

■ Fehlende Konnektierung des Defibrillators.

■ Beendigung der Herzmassage sobald weitere Mitarbeiter eintreffen oder andere Maßnahmen ergriffen werden.

■ Fehlendes Verständnis dafür, dass eine perimortale Sektio primär aus Gründen der mütterlichen Wiederbelebung durchgeführt wird.

■ Vergessen, die Neonatologen zu rufen.

Einführung

Ein mütterlicher Herzstillstand ist selten und die Überlebenswahrscheinlichkeit ist wegen der physiologischen Veränderungen in der späten Schwangerschaft niedrig, welche häufig eine effektive Herzlungenmassage und wiederbelebende Maßnahmen behindert.

Dieses Modul gibt einen kurzen Überblick über den advanced life support, stellt jedoch keine vollständige Anleitung zu den Techniken der fortgeschrittenen Wiederbelebung dar. Weiterführende Informationen und spezifisches Training ist durch das Resuscitation Council (UK)[1] und das European Resuscitation Council verfügbar.[2]

Das Ziel dieses Moduls ist es, Mitarbeitern der Geburtshilfe einen initialen Überblick des advanced life support im Verhältnis zur Schwangeren zu geben.

Mögliche geburtshilfliche und anästhesiologische Gründe eines Herzstillstandes in der Schwangerschaft und nach der Geburt schließen ein:

■ Hämorrhagie

■ Präeklampsie/Eklampsie

■ Lungenembolie

■ Fruchtwasserembolie

■ Sepsis

■ totale Spinalanästhesie

■ Lokalanästhetika-Toxizität

■ Magnesiumüberdosierung.

Diese Gründe sollten zusätzlich zu anderen Gründen des Herzstillstandes der nicht schwangeren Frau (Herzerkrankung, Medikamentenabusus, Anaphylaxie, Trauma) in Erwägung gezogen werden. Potentiell reversible Gründe des Herzstillstands (die vier Hs und die vier Ts) werden später in diesem Modul diskutiert.

Kardiorespiratorische Veränderungen in der Schwangerschaft

In Rückenlage verursacht der schwangere Uterus eine aorto-cavale Kompression. Am Termin ist die Vena cava inferior bei 90% der Frauen in Rückenlage vollständig verlegt, was in einem um bis zu 70% verringerten kardialen Auswurfvolumen resultiert (dem Blutvolumen, das mit jeder Kontraktion des Herzens gepumpt wird). Dies hat signifikante Auswirkungen auf das kardiale Output, welches während einer kardiopulmonalen Wiederbelebung (CPR) erzielt werden kann.

Die Frau sollte daher in Rückenlage bleiben, mit manueller Verlagerung des Uterus nach links unter Verwendung von ein oder zwei Händen durch einen Assistenten, um sicherzugehen, dass die aorto-cavale Kompression auf ein Minimum beschränkt bleibt. Es sollten effektive Brustkompressionen in guter Qualität beibehalten werden (Abbildung 3.1).[3] Alternativ kann eine 30° links Seitenlage hergestellt werden, wenn sich die Frau auf einem Operationstisch oder einer anderen festen drehbaren Unterlage befindet.

Wenn nach 5 Minuten einer effektiven CPR eine Wiederbelebung nicht erfolgreich gewesen ist, sollte die Entbindung des Babys beschleunigt werden. Wenn der Muttermund vollständig ist und das Baby leicht vaginal entbunden werden kann, sollte eine instrumentelle Entbindung durchgeführt werden. Ansonsten sollte eine perimortale Sektio durchgeführt werden. Dies wird unmittelbar die Obstruktion der Vena

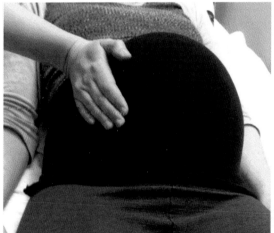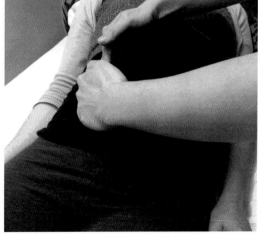

Abbildung 3.1 Manuelle Verlagerung des Uterus nach links während der kardiopulmonalen Wiederbelebung (CPR)

cava durch den graviden Uterus verringern und erhöht damit die Überlebenswahrscheinlichkeit sowohl für die Mutter als auch für das Kind.[4–6]

Die schwangere Frau hat am Termin eine Verringerung der pulmonalen funktionalen Residualkapazität von 20% sowie einen Anstieg des Sauerstoffbedarfes von 20%. Sie wird daher schneller als die nicht schwangere Frau hypoxisch.[7] Der vergrößerte Uterus zusammen mit der daraus resultierenden Aufwärtsverlagerung der abdominalen Organe verringert die Lungencompliance während der Atmung, was eine adäquate Ventilation während des Herzstillstandes schwierig macht.

Die Schwangerschaft erhöht das Risiko der pulmonalen Aspiration von Mageninhalt. Eine frühzeitige tracheale Intubation verringert dieses Risiko. Die Oxygenierung der Patientin hat jedoch immer Priorität und wiederholte Intubationsversuche sollten vermieden werden.

Management des mütterlichen Herzstillstands

Ein Algorithmus für das Management des mütterlichen Herzstillstandes ist in Abbildung 3.2 dargestellt. Eine umfassendere Liste der Maßnahmen, die für den Fall des mütterlichen Herzstillstandes erforderlich sind, ist in Box 3.1 (S. 35) dargestellt.

Die Rolle des Teamleaders

Der Teamleader ist meist ein Arzt des Reanimationsteams, es kann jedoch jeder sein, der in advanced life support ausgebildet ist. Der Teamleader sollte das Team anleiten und seine Sicherheit gewährleisten. Dies kann am besten dadurch erreicht werden, indem der Teamleader einen Schritt zurück tritt, bestimmte Aufgaben an Mitglieder des Teams delegiert und sicherstellt, dass klare Anweisungen gegeben werden. Der Teamleader muss überprüfen, ob eine korrigierbare Ursache des Herzstillstandes vorliegt, und entscheiden ob die Verabreichung von Medikamenten (Tabelle 3.1) nützlich ist.

Wenn ein mütterlicher Herzstillstand auftritt, ist es wichtig für den Teamleader, oder jedes andere Mitglied des Teams, unmittelbar nach dem Herzstillstand auszurufen, dass eine perimortale Geburt durch Kaiserschnitt 5 Minuten nach dem Beginn der CPR durchgeführt werden muss, wenn die Wiederbelebung nicht erfolgreich war, sofern die Frau keinen vollständigen

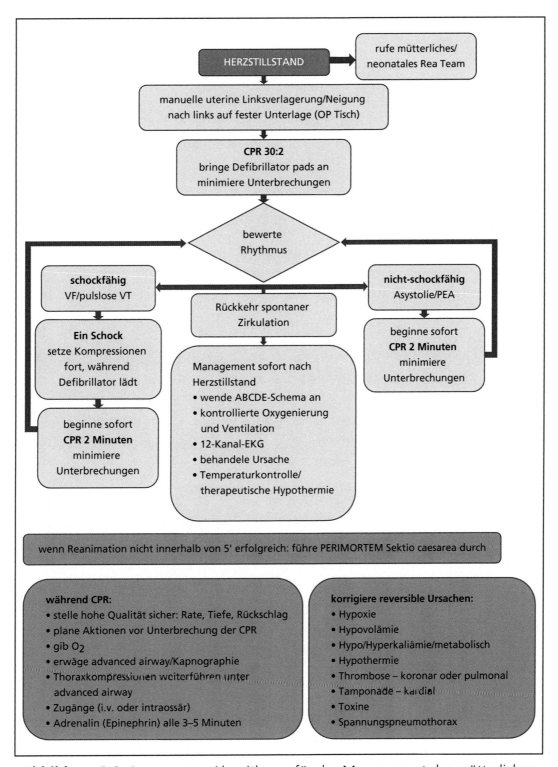

Abbildung 3.2 Angepasster Algorithmus für das Management des mütterlichen Herzstillstandes

Tabelle 3.1 Medikamente, die bei Herzstillstand eingesetzt werden können[8]

Merkmal	Medikament
Herzstillstand	1 mg Adrenalin (Epinephrin) i.v. alle 3–5 Minuten
VF/VT	300 mg Amiodaron i.v. nach drittem Schock
Opiatüberdosierung	0,4–0,8 mg Naloxon i.v.
Magnesium-Toxizität	1 g Calciumglukonat (10 ml einer 10% Lösung) i.v.
Lokalanästhetika-Toxizität	1,5 ml/kg Intralipid 20% i.v. + kontinuierliche Infusion: 0,25 ml/kg pro Minute über 10 Minuten, ggf. 2x wiederholen (Initialtherapie)

Die Medikamente sollten intravenös oder intraossär verabreicht werden. Die Gabe über die Trachea wird nicht mehr empfohlen.

Muttermund hat. Die Instrumente um die Geburt durchzuführen sollten unmittelbar vorbereitet werden (Abbildung 3.3, S. 38). Es ist wichtig, die Neonatologen so früh wie möglich zu rufen, da sie die Wiederbelebung des Babys durchführen müssen und etwas Zeit brauchen, um den Reanimationsplatz vorzubereiten.

> **Es ist wichtig, mit der CPR während des Kaiserschnittes oder der instrumentellen Geburt fortzufahren.**

Der Teamleader des Reanimationsteams sollte entscheiden, wann ein Wiederbelebungsversuch beendet werden soll. Dies sollte in Absprache mit den übrigen Teammitgliedern erfolgen. Der Teamleader ist auch dafür verantwortlich, den Stillstand zu dokumentieren und sicher zu stellen, dass die Mitarbeiter und Angehörige anschließend unterstützt werden.

Es entspricht guter Praxis, dass jemand während des Herzstillstands bei den Angehörigen bleibt und sie so gut wie möglich informiert hält.

Erkennung des Herzrhythmus

Alle Wiederbelebungsversuche sollten dem vorgegebenen evidenzbasierten Algorithmus folgen, der durch das Resuscitation Council (UK) publiziert wurde.[1] Der advanced life support Algorithmus (Abbildung 3.2, S. 33) hat

Box 3.1 Management des mütterlichen Herzstillstands	
Ereignis	**Handlung**
Hilfe	■ rufe nach Hilfe
	■ **rufe die Nummer des Reanimationsteams und melde 'mütterlichen Herzstillstand'** und den Ort des Vorfalls
	■ frage nach dem Reanimationswagen, dem Sektiopacket für perimortalen Kaiserschnitt und der Resuscitaire (neonatologische Reanimationseinheit)
	■ **rufe die Neonatologen (wenn Frau schwanger)**
	■ versichere dich, dass die Sicherheitstüren offen sind, so dass das Reanimationsteam eintreffen kann
	■ kontaktiere die Blutbank und frage notfallmäßig nach Blutprodukten
	■ rufe die Hämatologie und klinische Chemie wegen dringender Blutuntersuchungen an
Positionierung	■ mache das Bett flach
	■ bitte den Assistenten manuell den Uterus nach links zu platzieren (oder drehe die Patientin 30° nach links wenn sie sich auf einer festen drehbaren Unterlage, wie einem Operationstisch, befindet)
	■ fahre das Bett in die Raummitte
	■ nimm das Kopfteil des Bettes ab
	■ Atemwege freimachen
Basic life support	■ appliziere 30 Thoraxkompressionen (mit einer Frequenz von 100–120 Kompressionen/ Minute) in der Mitte der unteren Hälfte des Sternums bis zu einer Tiefe von 5–6 cm: der Schwerpunkt liegt auf der guten Qualität der Thoraxkompressionen bezüglich der Frequenz, der Tiefe und des Rückstoßes
	■ als nächstes verabreiche zwei Atemzüge unter Verwendung einer Taschenmaske oder Beatmungs Maske/Beutels

Box 3.1 Management des mütterlichen Herzstillstands (Forts.)	
Ereignis	**Handlung**
Ausrüstung	■ fahre mit einem Rhythmus von 30 Thoraxkompressionen pro zwei Atemzüge fort (jeder Atemzug etwa 1 Sekunde lang) ■ **Defibrillator** – verwende unmittelbar die selbstklebenden Gel Pads und beachte den Rhythmus, um zu entscheiden, ob ein Schock gegeben werden sollte: fahre mit den Thoraxkompressionen fort, während die selbstklebenden Gel Pads angebracht werden ■ verabreiche einen Schock wenn nötig; **fahre** mit den Thoraxkompressionen **fort**, während der Defibrillator lädt, oder folge den Instruktionen, wenn ein AED verwendet wird ■ **Ausrüstung für perimortale Entbindung** – öffne das perimortale Sektiopacket und Einmalskalpell oder Instrumentierset und halte dich bereit, das Ungeborene innerhalb von 5 Minuten zu entbinden, falls die CPR nicht erfolgreich sein sollte, rufe die OP-Schwestern an ■ die **Resuscitaire** muss eingeschaltet sein
Untersuchungen	■ **großlumige i.v. Zugänge** sollten so schnell wie möglich gelegt werden ■ **Venenblut** – rotes Blutbild, Elektrolyte und Harnstoff, GOT, GOP, Gerinnung, Kreuzblut, Calcium und Magnesium ■ **Arterielle Blutgase** – einige Abteilungen haben Blutgas Analysegeräte, die sowohl unmittelbar Werte für Hämoglobin, K^+, Na^+, Ca^{2+} und Glukose als auch pH, PaO_2 und $PaCO_2$ liefern
Advanced life support	■ sobald das Reanimationsteam eintrifft, sollte ein Teamleader benannt werden. In den meisten Krankenhäusern nimmt ein zuvor festgelegtes Mitglied des Reanimationsteams diese Rolle ein. Er sollte den Stillstand koordinieren einschließlich der Vergabe bestimmter Aufgaben an Mitglieder des Teams

Box 3.1 Management des mütterlichen Herzstillstands (Forts.)	
Ereignis	**Handlung**
	■ die CPR sollte nicht unterbrochen werden, bis auf Schocks und Rhythmusüberprüfungen (wo angezeigt), einschließlich eines Kaiserschnitts wenn nötig
	■ der Anästhesist wird normalerweise Atemwege und Atmung sicherstellen. Nachdem die Frau intubiert wurde, sollten die Thoraxkompressionen kontinuierlich appliziert werden. Falls vorhanden soll eine Kapnographie angeschlossen werden.
	■ **Schocks** – alle 2 Minuten bei ventrikuläre Fibrillation (VF) oder pulsloser ventrikuläre Tachykardie (VT)
	■ Adrenalin (Epinephrin) – 1 mg i.v. gespült mit mindestens 20 ml einer 0,9%igen Kochsalzlösung oder Wasser für Injektionszwecke (in Abhängigkeit von lokalen mütterlichen Wiederbelebungsleitlinien) (nach dem dritten Schock wenn VF/pulslose VT), alle 3–5 Minuten wiederholt
Entbinde das Baby	■ wenn die Wiederbelebung nach 5 Minuten nicht erfolgreich war, entbinde das Baby auf dem schnellsten Weg (Kaiserschnitt oder Zange)
	■ fahre mit der CPR während der Operation fort
	■ stelle sicher, dass die Neonatologen bereit stehen
Dokumentation	■ notiere den Zeitpunkt des Herzstillstands, den Zeitpunkt des Eintreffens des Reanimationsteams, die Zeitpunkte der Defibrillation, die Zeitpunkte der Medikamentengabe, den Zeitpunkt der Geburt, sowie die Zeit, zu der ein suffizienter Kreislauf wieder festgestellt werden konnte

zwei Hauptpfade: solche, welche eine direkte elektrische Kardioversion benötigen ('schockfähige Rhythmen'), und solche für die dies unangebracht wäre ('nicht schockfähige Rhythmen') (Box 3.2). Der kardiale Rhythmus diktiert welchem Pfad gefolgt werden sollte.

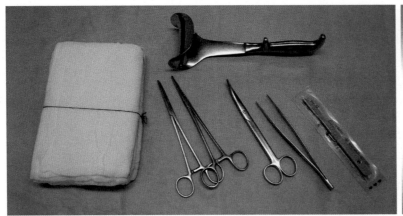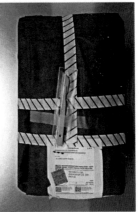

Abbildung 3.3 Ausrüstung, die für eine perimortale Sektio erforderlich ist, ein Einmalskalpell außen an der Verpackung angebracht

Box 3.2 Bei Herzstillstand auftretende Herzrhythmen	
schockfähige Rhythmen (**shockable** rhythms)	**nicht-schockfähige Rhythmen** (**non-shockable** rhythms)
ventrikuläre Fibrillation (VF)	Asystolie
pulslose ventrikuläre Tachykardie (VT)	pulslose elektrische Aktivität (PEA)

Nachdem der Herzstillstand bestätigt wurde, sollte ein Defibrillator verwendet werden, um rasch den Herzrhythmus der Frau zu untersuchen. Selbstklebende Pads werden auf dem Brustkorb der Patientin angebracht und können sowohl für das Monitoring als auch zur Defibrillation verwendet werden. Unterbrich nicht die Thoraxkompressionen während des Anbringens der Pads.

Die EKG-Elektroden sind farbkodiert und sollten so angebracht werden, dass die rote Elektrode an der rechten Schulter liegt (Red to Right), die gelbe Elektrode an der linken Schulter (yeLLow to Left) und die grüne Elektrode unterhalb des M. pectoralis (green for spleen) (Abbildung 3.4). Der Defibrillator sollte so eingestellt sein, dass der EKG-Rhythmus durch das Kabel zwei gelesen wird. Alternativ kann der Herzrhythmus durch die selbstklebenden Defibrillatorpads, die an den Brustkorb der Frau angebracht sind, gesehen werden, wie in der Abbildung 3.4 dargestellt.

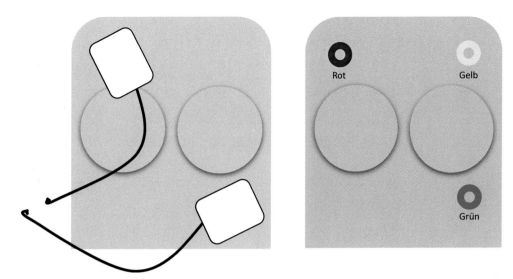

Abbildung 3.4 Defibrillatorpads und EKG-Elektrodenplatzierung

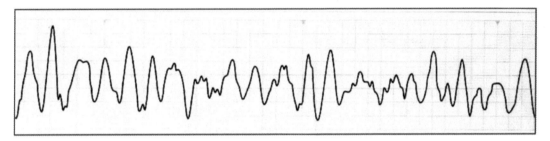

Abbildung 3.5 Ein Beispiel für ventrikuläre Fibrillationen (VF)

Während des Herzstillstands lässt sich der Rhythmus in eine der beiden Kategorien klassifizieren: schockfähige und nicht-schockfähige (Box 3.2; S. 38).

Schockfähige Rhythmen

Die Mehrheit der Überlebenden eines Herzstillstands kommt aus der schockfähigen Kategorie (ventrikuläre Fibrillation (VF), pulslose ventrikuläre Tachykardie (VT)). Ein typisches Beispiel der VF ist in Abbildung 3.5 gezeigt.

Eine VT wird durch eine reguläre Tachykardie mit breiten Komplexen charakterisiert (Abbildung 3.6). Eine VT kann einen schweren Verlust der

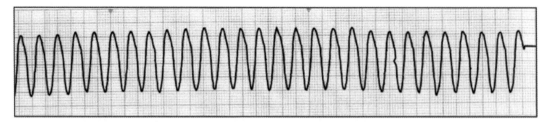

Abbildung 3.6 Ventrikuläre Tachykardie

kardialen Auswurfleistung auslösen und plötzlich in eine VF konvertieren. Eine pulslose VT wird wie eine VF behandelt.

Schockfähige Herzrhythmen müssen durch Defibrillation behandelt werden. Dies bedeutet elektrischen Strom durch das Herz zu schicken, um simultan eine kritische Masse des Myokards zu depolarisieren, so dass das natürliche Erregungssystem des Herzens die Kontrolle wiedergewinnen kann. Der Versuch der Defibrillation stellt die wichtigste Einzelmaßnahme in der Behandlung von VF/VT dar. Die Zeitspanne zwischen dem auftreten von VF/VT und der Defibrillation ist der wichtigste Faktor für das Überleben des Patienten. Das Überleben sinkt 7–10% für jede Minute nach dem Kollaps.

Die meisten Defibrillatoren senden nun einen biphasischen Strom, welcher eine höhere Effizienz besitzt, so dass weniger Energie nötig ist, um das Herz zu depolarisieren. Wenn ein biphasischer Defibrillator verwendet wird, sollte ein Strom von 150–200 Joules (J) für den ersten Schock und 150–360 J für weitere Schocks verwendet werden. Für einen monophasischen Defibrillator sollte 360 J für den ersten und alle weiteren Schocks verwendet werden.

> **kenne deine Maschine: wenn unsicher schocke mit 200 J**

Merke: für schockfähige Rhythmen wird nur ein Schock pro Zyklus gegeben. Dem Schock folgt unmittelbar eine CPR für 2 Minuten mit einem Quotienten von 30 Kompressionen zu zwei Ventilationen (ohne einen Rhythmus oder Puls zu tasten). Nach 2 Minuten sollte der Rhythmus überprüft werden und falls nötig ein zweiter Schock verabreicht werden. Der Puls sollte nur dann überprüft werden, wenn ein nicht schockfähiger Rhythmus vorliegt.

> **Adrenalin (Epinephrin) 1 mg i.v. sollten nach abwechselnden Schocks gegeben werden (alle 3–5 Minuten, unmittelbar nach dem dritten Schock beginnend).**
>
> **Amiodaron 300 mg i.v. sollte auch nach dem dritten Schock gegeben werden.**

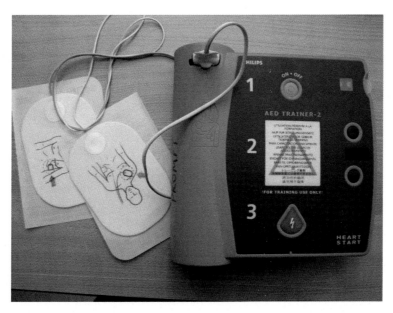

Abbildung 3.7 Ein Beispiel eines AED-Defibrillators, welcher für Trainingszwecke verwendet wird

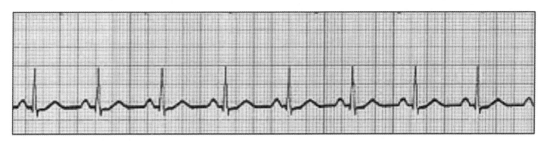

Abbildung 3.8 Normaler Sinusrhythmus oder elektrische Aktivität, welche bei der pulslosen elektrischen Aktivität gefunden werden können

Die meisten Kliniken haben heute automatisierte externe Defibrillatoren (AEDs), die in der Lage sind dem Herzrhythmus zu analysieren und erforderliche Schocks zu applizieren.

Es ist sehr wichtig, die Kompressionen fortzusetzen während der Defibrillator lädt, bevor der Schock gegeben wird. Wenn ein AED verwendet wird, folge den Anweisungen der Maschine. In Abbildung 3.7 wird ein Beispiel eines AEDs gezeigt, welches für Trainingszwecke verwendet wird.

Nicht schockfähige Rhythmen

Die pulslose elektrische Aktivität (PEA) entspricht der klinischen Abwesenheit eines Herzauswurfes (z.B. kein Puls), trotz kardialer elektrischer Aktivität, die normal sein kann (Sinusrhythmus oder nahezu normaler Befund). Beispielsweise

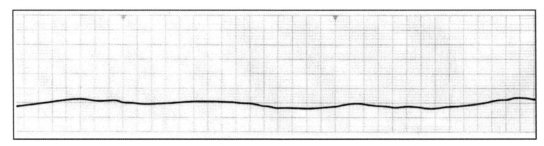

Abbildung 3.9 Asystolie

kann bei der Ausblutung die elektrische Aktivität des Herzens fortfahren einen normalen Sinusrhythmus zu zeigen, wie in Abbildung 3.8 gezeigt, da jedoch kein zirkulierendes Blut vorhanden ist, besteht auch kein Puls.

Die Asystolie ist eine leicht unruhige flat line, ein Beispiel ist in Abbildung 3.9 dargestellt. Bis zum Beweis des Gegenteils ist eine vollständig horizontale Linie ein Hinweis dafür, dass die Elektroden nicht korrekt platziert sind, anstatt für eine Asystolie. Erwachsene mit Asystolie haben eine sehr schlechte Prognose.

> - **Wenn der geringste Zweifel besteht, ob der Rhythmus Asystolie oder feine ventrikuläre Fibrillationen (VF) ist, versuche keine Defibrillation, setze stattdessen die Thoraxkompressionen und Ventilation 30:2. fort.**
>
> - **Adrenalin (Epinephrin) 1 mg i.v. sollte so früh wie möglich gegeben werden und dann alle 3–5 Minuten.**

Potentiell reversible Gründe

Wenn der kardiale Rhythmus nicht VF oder VT ist, wird der Ausgang ungünstig sein, es sei denn ein potentiell reversibler Grund kann gefunden und behandelt werden. Potentiell reversible Gründe für Herzstillstand kann man sich anhand der vier Hs und vier Ts merken.

Die vier Hs

1. **Hypoxie:** sollte durch eine adäquate Beatmung des Patienten während des Stillstands minimiert werden. Basic life support gefolgt von sofortiger Intubation und Ventilation mit 100% Sauerstoff sollte die Sauerstoffabgabe an die Frau maximieren. Sie sollte auf eine Anhebung des Brustkorbes und beidseitigen Lufteinstrom während der Beatmung untersucht werden.

2. **Hypovolämie:** wird am Häufigsten durch eine massive Blutung verursacht (Abruptio plazentae oder postpartale Hämorrhagie). Die

intravenöse Verabreichung von Flüssigkeit und Blutprodukten sollte sofort beginnen, um das intravaskuläre Volumen wiederherzustellen. Es sollte auch eine notfallmäßige Operation erwogen werden, um den Grund der Blutung zu korrigieren.

3. **Hypo/hyperkaliämie/metabolisch**

   ■ **Hypoglykämie** (niedrige Glukose im Serum): kann bei einer diabetischen Mutter auftreten. Wenn die Blutglukose < 3 mmol/l liegt, gib 50 ml einer 20%igen Glukose-Lösung i.v.

   ■ **Hyperkaliämie** (hohes Kalium im Serum): kann sich sekundär nach Niereninsuffizienz entwickeln.

   ■ **Hypermagnesiämie** (hohes Magnesium im Serum): kann Folge der Behandlung der Präeklampsie mit i.v. Magnesiumsulfat sein, besonders bei gleichzeitiger Oligurie.

   ■ **Hypocalziämie** (niedriges Calcium im Serum): kann aus der Überdosierung eines Calciumkanalblockers wie z.B. Nifedipin resultieren.

   ■ Hohe Spiegel von Kalium oder Magnesium und niedrige Spiegel von Calcium sollten mit 10 ml einer 10%igen Calciumglukonat-Injektion behandelt werden.

4. **Hypothermie:** ist ein unwahrscheinlicher Grund für einen mütterlichen Herzstillstand im Krankenhaus. Es sollten Versuche unternommen werden, Patientinnen in der Situation um den Herzstillstand herum warm zu halten und warme intravenöse Infusionen und gewärmte Decken zu verwenden. Wenn jedoch der Herzstillstand einmal eingetreten ist, kann eine milde therapeutische Hypothermie (bis 35 °C) eine Neuroprotektion liefern.[9]

Die vier Ts

1. **Thromboembolie:** ist in der Schwangerschaft häufiger wegen des prokoagulatorischen Effektes der Schwangerschaft und der mechanischen Obstruktion des venösen Rückflusses durch den graviden Uterus. Ein massiver pulmonaler Embolus kann einen plötzlichen Kollaps und Herzstillstand auslösen. Die Behandlung ist schwierig, aber eine Thrombolyse, kardiopulmonaler Bypass oder eine Entfernung des Gerinnsels sollte erwogen werden. Eine Fruchtwasserembolie ist ebenfalls ein Grund eines plötzlichen Kollapses und Herzstillstands. Die Behandlung ist supportiv und es sollte das Augenmerk darauf gelegt werden, eine Gerinnungsstörung zu korrigieren, da eine disseminierte intravaskuläre Koagulopathie eine häufige Folge ist. Eine frühe Kontaktaufnahme mit der Hämatologie und Gerinnungsspezialisten ist essentiell.

2. **Spannungspneumothorax:** kann einen Kollaps und anschließende PEA (pulslose elektrische Aktivität) verursachen. Ein Spannungspneumothorax tritt am ehesten bei dem Versuch einer ZVK Anlage oder bei einem Trauma auf. Die Behandlung schließt die akute Dekompression der betroffenen Seite durch die Einführung einer dicken i.v. Kanüle in die Thoraxhöhle im zweiten Intercostalraum der Median-Clavicular-Linie ein, gefolgt von einer Thoraxdrainageneinlage.

3. **Therapeutische oder toxische Substanzen** (z.B. die versehendliche intravenöse Administration von Bupivacain oder Opiatüberdosis): können einen Stillstand auslösen. Spezifische Antidote oder Behandlungskonzepte sollten verwendet werden, z.B. für die Opiatüberdosierung Naloxon 0,4–0,8 mg i.v. oder für die Bupivacainüberdosierung i.v. Intralipid.

4. **Kardiale Tamponade:** ist ein seltener Grund des mütterlichen Herzstillstands, aber sollte bei Trauma erwogen werden, besonders wenn es zu penetrierenden Thoraxverletzungen gekommen ist. Die Behandlung besteht in dem Ablassen der Tamponade durch eine Perikardiozentese mithilfe einer Nadel.

Medikamente beim Herzstillstand

Das Adrenalin (Epinephrin) 1 mg sollte i.v. alle 3–5 Minuten während des Herzstillstands gegeben werden. Weitere Medikamente, die Erwägung finden sollten, sind in Tabelle 3.1 (S. 34) wiedergegeben.

Alle Medikamente sollten (in Abhängigkeit lokaler Wiederbelebungsleitlinien) mit mindestens 20 ml einer 0,9%igen Kochsalzlösung oder Wasser für Injektionszwecke gespült werden, um sicherzugehen, dass sie die zentrale Zirkulation erreichen. Die häufigsten bei einem Herzstillstand benötigten Medikamente werden auf dem Reanimationswagen in aufgezogenen Spritzen gelagert, so dass sie im Falle eines Notfalls sehr rasch verabreicht werden können. Es ist sehr wichtig, dass alle Mitarbeiter wissen, wo sich der Reanimationswagen und Defibrillator in ihrer eigenen Abteilung befinden. Es ist auch wichtig, dass sich alle Mitarbeiter mit der Verwendung der Notfallausrüstung und Medikamente vertraut machen, da sich die Ausstattung an unterschiedlichen Stellen unterscheiden kann.

Versorgung nach Wiederbelebung

Ein umfassendes strukturiertes Postreanimationsprotokoll ist wichtig und enthält normalerweise die Verlegung auf eine Intensivstation:

- ABCDE-Ansatz.

- kontrollierte Oxygenierung und Beatmung. Es sollte sorgfältig eine Hyperoxie vermieden werden. Inspirierter Sauerstoff sollte titriert werden, um eine

- Temperatur- und Glukosekontrolle beizubehalten. Es sollte eine therapeutische Hypothermie erwogen werden. Glukosespiegel > 10 mmol/l sollten behandelt werden, aber eine Hypoglykämie muss vermieden werden.

- Ein 12-Kanal-EKG sollte durchgeführt werden.

- Zugrundeliegende Ursachen sollten behandelt werden.

Literaturstellen

1. Resuscitation Council (UK) [www.resus.org.uk].

2. European Resuscitation Council [www.erc.edu].

3. Resuscitation Council (UK). FAQs on advanced life support. 2012 [www.resus.org.uk/page/faqALS.htm].

4. Marx G. Cardiopulmonary resuscitation of late-pregnant women. *Anaesthesiology* 1982;56:156.

5. Oates S, Williams GL, Res GA. Cardiopulmonary resuscitation in late pregnancy. *Br Med J* 1988;297:404–5.

6. Page-Rodriguez A, Gonzalez-Sanchez JA. Perimortem caesarean section of twin pregnancy: case report and review of the literature. *Acad Emerg Med* 1999;6:1072–4.

7. Zakowski MI, Ramanathan S. CPR in pregnancy. *Curr Rev Clin Anesth* 1990;10:106.

8. Volk T, Graf BM, Gogarten W, Kessler P, Wulf H. DGAInfo, Aus dem Wissenschaftlichen Arbeitskreis Regionalanästhesie, Empfehlungen zur Lipidbehandlung bei der Intoxikation mit Lokalanästhetika. Recommendations for the treatment of local anaesthetic toxicity with lipids. *Anästh Intensivmed* 2009;50:698–702.

9. Arrich J, Holzer M, Herkner H, Müllner M. Hypothermia for neuroprotection in adults after cardiopulmonary resuscitation. *Cochrane Database Syst Rev* 2009;(4):CD004128.

Modul 4
Mütterliche anästhesiologische Notfälle

Wichtige Lerninhalte

- die Schwierigkeiten der Intubation der geburtshilflichen Patientin zu verstehen.
- das Management der misslungenen Intubation zu verstehen.
- Erkennung und Management der hohen regionalen Blockade zu verstehen.
- Zeichen und Symptome der Lokalanästhetika-Intoxikation.
- Management des Herzstillstands einer Patientin mit Lokalanästhetika-Intoxikation.

Hintergrund

In der 'Confidential Enquiry into Maternal Deaths in the United Kingdom' 2006–2008 hatten 50% der Frauen ein Anästhetikum erhalten, die durch entweder direkte oder indirekte Todesursachen gestorben waren. Von den 127 Todesfällen durch direkte Ursachen wurden sieben (3%) einer Anästhesie zugeschrieben.[1] Dies ist eine leicht steigende Mortalitätsrate verglichen mit der der letzten drei Jahre (0,31/100.000 Mutterschaften). Es enttäuscht, dass für alle sechs Fälle in dem Dreijahreszeitraum 2006–2008 eine substandard care festgestellt wurde. Weitere 18 Fälle von direkten und indirekten Tod waren Folge des perioperativen oder anästhesiologischen Managements. In zwölf Fällen von schwerer schwangerschaftsinduzierter

Hypertension oder Sepsis versäumten Geburtshelfer oder Gynäkologen sich mit Anästhesisten oder Intensivmedizinern frühzeitig ausreichend zu beraten.[1]

Die Rolle des Anästhesisten in dem multidisziplinären Team schließt einzigartige Herausforderungen ein: seine spezifischen Fähigkeiten werden häufig in Situationen mit hohem Stresslevel gefordert, wenn der Zeitfaktor kritisch ist und das mütterliche oder fetale Leben auf dem Spiel steht. Unter diesen Umständen kann die Hilfe des übrigen Teams der Geburtshilfe unschätzbar sein.

Misslungene tracheale Intubation

Einführung

Für den Kaiserschnitt ist die Vollnarkose selten geworden. Von den 157.359 Kaiserschnitten, die in England und Wales zwischen 2009 und 2010 durchgeführt wurden, erfolgten weniger als 5% (7531) in Vollnarkose. Der größte Anteil der Vollnarkosen wurde im Notfallsituationen durchgeführt (6209, 84,4%).[2] In Box 4.1 werden die Indikationen für die Vollnarkose aufgeführt.

Die Mehrheit der Komplikationen, die bei Vollnarkose entstehen, hängt mit den Atemwegen zusammen. Wenn die Atemwege bei einer geburtshilflichen Patientin gesichert werden müssen, ist es wichtig, dass eine endotracheale Intubation durchgeführt wird (ein Tubus mit einer Manschette wird über die Stimmlippe geschoben und unterhalb gesichert, um offene Atemwege sicher zu stellen), da Schwangere ein erhöhtes Risiko von Regurgitation und Aspiration von Mageninhalt besitzen.

Box 4.1 Indikationen für die Vollnarkose

- schwere mütterliche oder fetale Gefährdung, die sofortige Entbindung benötigen
- Kontraindikation zur Regionalanästhesie (z.B. Koagulopathie, hämodynamische Instabilität)
- fehlgeschlagene Regionalanästhesie
- mütterlicher Wunsch

Eine misslungene Intubation ist eine anästhesiologische Notfallsituation, für die es mehrere Definitionen gibt. Eine für das geburtshilfliche Team nützliche Definition ist: eine fehlgeschlagene Intubation ist dann aufgetreten, wenn der Anästhesiologe nach zwei Versuchen nicht in der Lage war, den Endotrachealtubus einzuführen. An diesem Punkt beginnt die Übung fehlgeschlagene Intubation und Hilfe wird von den übrigen Mitgliedern des Teams benötigt, obgleich es vorausschauend wäre, sich bereits nach der ersten misslungenen Intubation auf Assistenz vorzubereiten.

Eine fehlgeschlagene Intubation ist in der geburtshilflichen Population häufiger als in der allgemeinen chirurgischen Population (1 zu 250 in der Schwangerschaft verglichen mit 1 zu 2200 bei allgemeinen chirurgischen Patienten). Dies liegt daran, dass die Intubation in der Schwangerschaft aus mehreren Gründen schwieriger ist, einschließlich einer kompletten Dentition (die meisten Schwangeren haben einen vollständigen Satz an Zähnen), erhöhte pharyngeale oder laryngeale Ödemrate, die größere Zunge bei Schwangerschaft und die mit Schwangerschaft assoziierten größeren Brüste. Zusätzlich entsättigen Schwangere schneller, was dem zusätzlichen Sauerstoffbedarf der Schwangerschaft geschuldet werden kann.[3] Die Zunahme von Adipositas wird die Intubation der Schwangeren in der Zukunft wahrscheinlich noch schwieriger machen.

Im Idealfall könnten alle schwierigen Intubationen antenatal vorher gesehen werden, so dass bereits vor dem eigentlichen Ereignis einen Plan gemacht werden könnte. Eine antenatale Untersuchung sollte darauf abzielen, Frauen zu identifizieren, die ein erhöhtes Risiko einer schwierigen Intubation aufweisen, und eine Vorstellung bei einem geburtshilflichen Anästhesisten sollte arrangiert werden (Box 4.2).

Box 4.2 Risikofaktoren für die schwierige Intubation

- bekannte frühere schwierige Intubation
- Adipositas
- Präeklampsie
- Kongenitale Atemwegsstörungen mit eingeschränkter Nackenbeweglichkeit und Mundöffnung (z.B. Klippel–Feil-Syndrom, Pierre Robin-Syndrom)
- Erworbene Atemwegsprobleme mit eingeschränkter Nackenbeweglichkeit und Mundöffnung (z.B. rheumatoide Arthritis, ankylosierende Spondylitis, cervicale Spinalfusion)

Leider sind die meisten Tests, um Patientinnen mit potentiell schwierigen Luftwegen zu identifizieren, unzuverlässig, besonders in der geburtshilflichen Population. Als Ergebnis hiervon sieht sich der Anästhesiologe mit einer unerwartet schwierigen oder unmöglichen Intubation konfrontiert. Um Komplikationen während dieser seltenen Ereignisse zu verringern, ist ein klarer Algorithmus hilfreich.

Management und Reduktion potentieller Komplikationen

Das Management der fehlgeschlagenen Intubation bei geburtshilflichen Patientinnen sollte die frühzeitige Erkennung potentiell schwieriger Atemwege einschließen. Es wird z.B. vorgeschlagen, für Mütter mit krankhafter Adipositas frühzeitig eine Periduralanästhesie anzulegen.[4] Dies eröffnet die Möglichkeit einer top-up Injektion in den Periduralkatheter, sollte ein Notfallkaiserschnitt notwendig werden, da eine schnelle spinale Anästhesie hier technisch schwierig ist und eine höhere Wahrscheinlichkeit hätte zu versagen.

Die Aspiration von Mageninhalt ist bei einer schwierigen Intubation, bei Notfällen und bei Schwangeren mit Adipositas wahrscheinlicher. Daher sollte besondere Aufmerksamkeit darauf gelenkt werden, den Säuregrad und das Volumen des Mageninhalts bei hochrisiko Schwangeren während der Geburt zu verringern. Lokale Leitlinien sollten für Hochrisikoschwangere verabschiedet werden, die die Nahrungsaufnahme während der Geburt verringern (z.B. bei Adipositas). Isotonische Sportgetränke können empfohlen werden und regelmäßig prophylaktische H_2-Rezeptor-Antagonisten gegeben werden, z.B. Ranitidin oral 150 mg alle 6 h. Diese prophylaktischen Vorkehrungen stellen eine weitere Sicherheitsmaßnahme dar, die potentielle Morbidität und Mortalität zu verringern, die mit geburtshilflicher Anästhesie und Notfallchirurgie vergesellschaftet sind.

Für den Fall einer notfallmäßigen Vollnarkose kann die Vorbereitung den Unterschied zwischen Erfolg und fehlgeschlagener Intubation ausmachen. Eine optimale Lagerung der Mutter ist vorrangig, insbesondere bei der kritisch fettleibigen Patientin. Der Kopf der Patientin sollte so nah wie möglich am Anästhesisten sein, Kissen sollen so positioniert werden, dass der Nacken der Mutter überstreckt ist und ihr Kinn nach oben zur Decke zeigt (Abbildung 4.1).

Bei schwangeren Frauen, insbesondere solchen mit großen Brüsten oder Fettleibigkeit, kann es sinnvoll sein die 'ramped-position' (Oberkörperhochlagerung) einzunehmen. Diese verbessert den Blick auf die

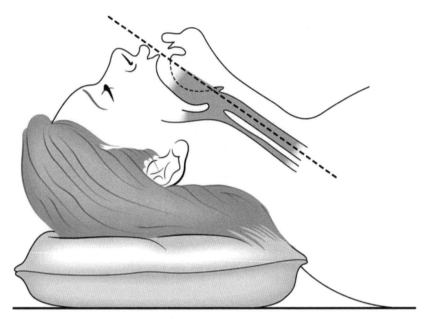

Abbildung 4.1 Optimale anatomische Position für eine erfolgreiche Laryngoskopie

Stimmenlippen während der Laryngoskopie, was die Intubation vereinfacht.[5] Die 'ramped-position' zielt darauf ab, eine horizontale Linie zwischen der Sternumoberkante und dem äußeren Gehörgang herzustellen, wie in Abbildung 4.2 dargestellt. Diese Position kann durch maßangefertigte Kissen wie das Oxford HELP Kissen (Head Elevating Laryngoscopy Pillow) erzielt werden oder durch die Anpassung des Operationstisches unter Verwendung zusätzlicher Kissen oder Keile.

Nachdem die Frau auf dem Operationstisch gelagert wurde, beginnt die Präoxygenierung. Die Präoxygenierung ist wichtig, um eine Desaturierung während der Intubation zu verhindern, die bei den schwangeren Frauen rasch eintreten kann. Das Ziel ist es, die Lungen mit so viel Sauerstoff wie möglich zu füllen und Stickstoff zu entfernen damit, wenn die Patientin während der Induktion der Anästhesie apnoisch ist und aufgehört hat zu atmen, genügend Sauerstoff für den Gasaustausch für die Periode zur Verfügung steht, bis die endotracheale Intubation gesichert ist und die mechanische Ventilation beginnt. Für eine effektive Präoxygenierung muss die Gesichtsmaske fest auf das Gesicht der Patientin gehalten werden, damit kein Spalt entsteht, welcher Luft eintreten lässt und den verabreichten Sauerstoff verdünnt. In diesem Stadium kann Hilfe des Teams für den Anschluss das Monitorings, für i.v. Zugänge sowie für die Desinfektion und

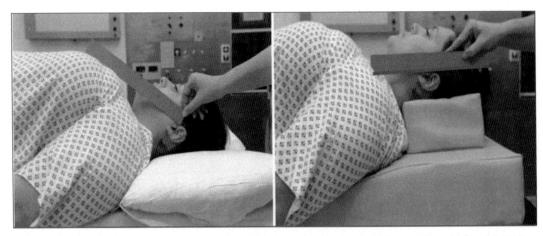

Abbildung 4.2 Anatomische Anordnung unter Verwendung des Oxford HELP Kissens, um die Intubationsbedingungen zu verbessern (© Alma Medical Products 2010, mit Erlaubnis reproduziert)

Abdeckung des Abdomens die Zeit für die Präoxygenierung maximieren, während gleichzeitig die Zeit bis zur Entbindung minimiert wird.

Während der Narkoseeinleitung sollten alle Teammitglieder im Sektio-OP leise sein und darauf vorbereitet sein für den Fall einer fehlgeschlagenen Intubation zu helfen. Wenn die Intubation misslungen ist, sollte der Narkosearzt unmittelbar den Notfall deklarieren und ausrufen 'dies ist eine fehlgeschlagene Intubation'. Während des Notfalls können die individuellen Rollen variieren. Der Anästhesist und die Anästhesieschwester werden die Frau nicht verlassen können, so dass andere Teammitglieder benötigt werden um zu assistieren. Alle Mitarbeiter im Sektio-OP sollten wissen, wo sich die Ausrüstung für schwierige Atemwege befindet, und in der Lage sein, sie zu holen, wenn benötigt. Alle Mitarbeiter sollten auch wissen wie zusätzliche anästhesiologische Unterstützung gerufen werden kann. Eine misslungene Intubation ist unvermeidbar eine sehr stressige Situation, in der klare Kommunikation wesentlich sein wird.

Der Algorithmus für die fehlgeschlagene Intubation wird in Abbildung 4.3 dargestellt (S. 53).

Bei einer misslungenen Intubation ist das Leben der Frau die Priorität des Anästhesisten. Im Vereinigten Königreich muss die Frau in den meisten Fällen aufwachen, aber in außergewöhnlichen Umständen kann es angebracht sein mit der Chirurgie fortzufahren, wenn eine Oxygenierung und Beatmung möglich sind. In einem solchen Fall wird der Eingriff unter Vollnarkose durchgeführt, aber die Patientin kann ohne Muskelrelaxation spontan atmen. Der Kaiserschnitt wird daher technisch schwieriger

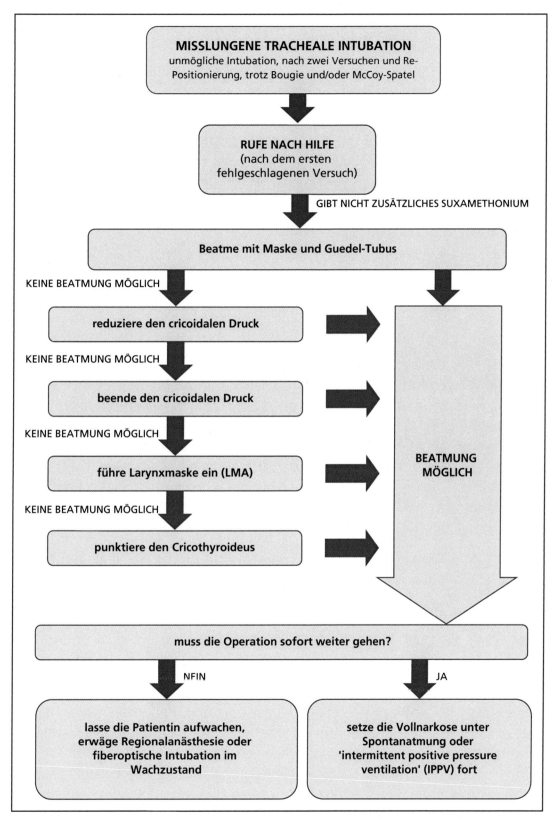

Abbildung 4.3 Algorithmus für das Management der misslungenen Intubation (modifizierte North Bristol NHS Trust Guideline 2004)

Box 4.3 Beste Praxispunkte für die tracheale Intubation

- identifiziere Frauen mit Risiken und stelle sie antenatal anästhesiologisch vor

- untersuche ihre Atemwege vor der Induktion der Vollnarkose

- Anästhesisten und Anästhesiepfleger sollten die Ausrüstung zur Intubation und für schwierige Atemwege täglich überprüfen und mit ihrer Anwendung und Lokalisation vertraut sein

- lagere die Patientin vor der Narkoseeinleitung richtig

- Präoxygeniere sorgfältig

- rufe früh um Hilfe

- denke daran, dass die Oxygenierung wichtiger als die Intubation ist

---

sein, da es erschwert sein kann einen Zugang zum Uterus zu gewinnen und die Verwendung hoher Konzentrationen von Narkosegasen eine uterine Relaxation auslösen kann, was das Blutungsrisiko erhöht. Der erfahrenste Geburtshelfer sollte die Operation so schnell wie möglich durchführen, um die Narkosezeit zu begrenzen. In Deutschland gibt es klinikinterne Algorithmen für unerwartet schwierige Atemwege. Diese schließen ggf. folgende Schritte ein: Maskenbeatmung, Intubation mittels Videolaryngoskopie, Larynxmaske, bronchioskopische Intubation und Koniotomie als ultima ratio.[6]

Box 4.3 gibt die wichtigsten praktischen Schritte für die tracheale Intubation wieder.

Hohe regionale Blockade

Einführung

Ein exzessiv hoher Block nach Spinalanästhesie oder Periduralanästhesie, der eine Intubation der Patientin erfordert, wurde als 'die fehlgeschlagene Intubation des neuen Jahrtausends' bezeichnet.[7] Da die Vollnarkose abgenommen hat, wurde häufiger die Regionalanästhesie eingesetzt, was zu einer zunehmenden Inzidenz einer hohen rückenmarksnahen Anästhesie geführt hat.

Die Höhe des Blocks nach spinaler oder periduraler Anästhesie kann bei Patienten sehr unterschiedlich sein. Der Begriff 'hoher Block' schließt ein

Spektrum klinischer Ereignisse ein. Am einen Ende des Spektrums mag ein Patient milde Symptome zeigen und benötigt nur Beruhigung mit oder ohne zusätzlichen Sauerstoff, am anderen Ende hört der Patient auf zu atmen, was zu einem Herzstillstand führen kann.

Der Begriff 'totale Spinale' impliziert, dass Bewusstlosigkeit zusätzlich aufgetreten ist. Eine 'totale Spinale' wird als kardiorespiratorischer Kollaps verursacht durch direkte Wirkung des Lokalanästhetikums an hohen cervicalen Nervenwurzeln und dem Hirnstamm definiert. Sie ist eine seltene Komplikation der Periduralanästhesie mit einer Inzidenz von etwa 1 zu 16.000.[8,9]

Eine hohe rückmarksnahe Blockade kann unabsichtlich auf mehrere Arten und Weisen entstehen. Er kann eine übersteigerte Reaktion auf eine korrekt platzierte und dosierte Lokalanästhetikagabe sein oder auf eine unabsichtliche Überdosis des Lokalanästhetikums bei der spinalen oder periduralen Injektion zurückgeführt werden, oder das Ergebnis einer akzidentellen Injektion des Lokalanästhetikums an der falschen Stelle sein, z.B. die subdurale oder intrathekale Injektion einer periduralen Dosis.

> **Ein totaler spinaler oder hoher Block mit inadäquater Atmung, die eine Intubation benötigen, sind beide anästhesiologische Notfälle.**

Symptomatik

Die Symptomatik eines hohen regionalen Blocks kann zwischen dem raschen Verlust des Bewusstseins und Kollaps sowie einem langsamen Anstieg der Höhe des Blocks mit oder ohne Bewusstseinsverlust variieren. Es ist wichtig, Frauen nach einer Periduralen oder Spinalanästhesie eng zu monitorieren (auch nach top-up Gaben der Periduralen) und Warnzeichen gegenüber wachsam zu sein, dass sich der Block bis oberhalb der gewünschten Höhe ausdehnen könnte (Box 4.4).

Einige Frauen werden einen Block haben, der die unteren zervikalen Nervenwurzeln erreicht, besonders nach Spinalanästhesie. Häufig müssen sie nur beruhigt werden, aber es ist wichtig nach Hilfe zu rufen, die Frau eng zu überwachen, ihren Puls, Blutdruck, Atemfrequenz und Sauerstoffsättigung zu überwachen und nach Warnzeichen in Box 4.4 Ausschau zu halten.

Wenn das Lokalanästhetikum die oberen zervikalen Nervenwurzeln erreicht und die Nerven blockiert, die das Zwerchfell versorgen, wird die Frau große

---

Box 4.4 Warnzeichen des steigenden Blocks

- ■ Übelkeit
- ■ sich 'nicht richtig fühlen'
- ■ Atemnot
- ■ kribbelnde Finger oder Arme
- ■ Sprachschwierigkeiten
- ■ Schluckstörungen
- ■ Sedation

Atemschwierigkeiten haben und rasch hypoxisch werden. Wenn zusätzlich der Gehirnstamm betroffen ist (totale Spinale) wird wahrscheinlich schwere Hypotension und Bradykardie auftreten. Eine fetale Bradykardie kann als Folge des reduzierten plazentaren Blutflusses auftreten.

Es gibt mehrere Risikofaktoren für den hohen regionalen Block, was bedeutet, dass es keine Komplikation ist, welche auf den Sektio-OP beschränkt bleibt, wo ein Anästhesist präsent wäre (Box 4.5). Ein hoher regionaler Block sollte eine Differentialdiagnose des mütterlichen Kollapses bei jeder Frau sein, die eine Periduralanästhesie bekommt.

Box 4.5 Risikofaktoren für hohen regionalen Block

- ■ akzidentelle Durapunktion (erkannt oder unerkannt) bei der Anlage der periduralen Anästhesie
- ■ akzidentelle subdurale Platzierung des Periduralkatheters
- ■ große oder rasche peridurale Top-ups (z.B. für die Notsektio)
- ■ spinale Injektion bei liegender Periduralanästhesie
- ■ peridurale Top-ups nach kürzlicher Spinalanästhesie

Management

In einer Situation, in der die Frau Warnzeichen des hohen Blocks zeigt, ist es imperativ, bei ihr zu bleiben und früh nach Hilfe zu rufen, für den Fall, dass sie fortfährt, sich zu verschlechtern (Abbildung 4.4).

Für den Fall eines hohen Blocks mit inadäquater Atmung oder einer totalen Spinalanästhesie mit kardiorespiratorischem Kollaps in Abwesenheit der

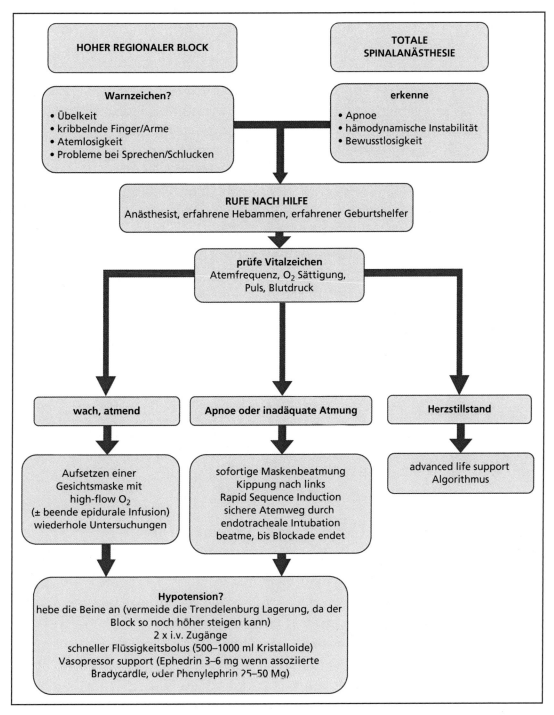

Abbildung 4.4 Management Algorithmus für den hohen regionalen Block

Anästhesiologie sollte der Notsektioalarm ausgelöst werden, um sofortige Hilfe der Anästhesiologie herbeizurufen. Die Patientin ist ggf. zu intubieren und zu beatmen, und Kreislaufunterstützung muss geleistet werden. Sollte einer Herzstillstand eintreten, wird ggf. unter laufender advanced life support die Entbindung per Sektio notwendig (siehe auch **Modul 2** und **Modul 3**).

> ## denke dran: rufe Hilfe, überprüfe ABC und verabreiche 100% Sauerstoff

Die Frau sollte intubiert und beatmet werden. Eine Kreislaufunterstützung in der Form von intravenöser Flüssigkeit, Vasopressoren und inotropischen Substanzen wird nötig, insbesondere dann, wenn eine totale Spinalanästhesie besteht. Die Hypotension und Bradykardie kann sich katastrophal verschlechtern und in einen Herzstillstand münden, so dass sofortige Thoraxkompressionen begonnen werden müssen (mit manueller uteriner Linksverlagerung oder Linksseitenlage) sowie advanced life support. Als Folge einer totalen Spinalanästhesie, selbst ohne Herzstillstand, ist das Baby wahrscheinlich als Folge der mütterlichen Hypoxie und Hypotension gefährdet, was eine dringende Entbindung erfordern kann.

Nachdem die Frau wiederbelebt wurde, werden sedierende Medikamente nötig, um sie schlafend zu halten, da sie andernfalls als Folge des paralysierenden Effekts des Blocks wach werden könnte, ohne sich bewegen oder kommunizieren zu können. Der Effekt des Blocks kann für weniger als eine Stunde anhalten oder mehrere Stunden benötigen, um sich rückzubilden. Die Situation kann in einem OP gemanagt werden oder die Frau wird auf eine Intensivstation verlegt.

Lokalanästhetika-Intoxikation

Einführung

Lokalanästhetika werden in der geburtshilflichen Anästhesie breit eingesetzt. In den Jahren 2009–2010 wurden in England und Wales allein über 180.000 Spinal- oder Periduralanästhesien durchgeführt.[2] Wie für alle Interventionen gilt, dass Lokalanästhetika nicht ohne Risiken sind und mit Todesfällen in Zusammenhang stehen. Einer von sechs Todesfällen, die auf Anästhetika zurückzuführen sind (Confidential Enquiry into Maternal Deaths 2003–2005), war die Folge eines fehlerhaft angewendeten Medikamentes.[1]

> 'Eine Frau von schmächtigem Wuchs hatte eine niedrig dosierte Periduralanästhesie unter der Geburt und wurde durch Zange entbunden. Sie blutete etwas und intravenöse Flüssigkeitsgaben und eine Oxytocininfusion wurde begonnen. Kurz darauf

hatte sie einen Grand-Mal-Krampfanfall gefolgt von Kammerflimmern, von dem sie nicht wiederbelebt werden konnte. Sie hatte 150 ml einer 500 ml Flasche mit 0,1% Bupivacain in Kochsalz versehentlich intravenös erhalten.'

Dies war ein Systemfehler, da eine Flasche mit Bupivacain niemals mit einer Infusionsflasche für intravenöse Infusionen hätte verwechselt werden dürfen. Nichtsdestotrotz demonstriert dieser tragische Fall die Gefahren der intravenösen Gabe von Lokalanästhetika.

Der National Reporting and Learning Service der National Patient Safety Agency (NPSA) hat seither mehrere Sicherheitswarnungen mit Rat zu Vermeidungsstrategien solcher Fehler veröffentlicht. Die initialen Empfehlungen fokussierten sich auf eine klare Beschriftung und die Verwendung von Spritzen, welche spezifisch für peridurale Injektionen und Infusionen designt wurden.[10] Weitere Empfehlungen hielten fest, dass ab dem 1. April 2012 alle spinalen (intrathekalen) Injektionen und Infusionen durch solche Spritzen und Nadeln oder andere Instrumente durchgeführt werden müssen, die nicht gleichzeitig an intravenöse Schläuche anschließbar sind.[11] Dies ist ab dem 1. April 2013 im Vereinigten Königreich auf alle periduralen und regionalen Anästhesien, Infusionen und Bolusverabreichungen ausgedehnt worden.[12]

Zeichen und Symptome der Lokalanästhetika-Toxizität

Eine Lokalanästhetika-Toxizität kann sich auf viele unterschiedliche Arten und Weisen darstellen, was eine Erkennung schwierig macht. Es ist besonders wichtig, in Erinnerung zu behalten, dass die Toxizität zu jedem Zeitpunkt während der nächsten Stunde nach einer Bolusgabe auftreten kann. In Abteilungen, die peridurale Infusionen während der Geburt verwenden, kann es jederzeit zu einer Toxizität kommen. Die nach den zu suchenden Zeichen werden in Tabelle 4.1 gezeigt.

denke dran: das erste Zeichen kann Herzstillstand sein

Management

Alle medizinischen Berufsgruppen, die bei der Anwendung der Periduralanästhesie beteiligt sind, sollten mit dem Management der schweren Lokalanästhetika-Toxizität vertraut sein.[10] Die Fachgesellschaften

Tabelle 4.1 Zeichen und Symptome der Toxizität

Warnzeichen	■ Kribbeln (Mund/Zunge)	
	■ metallischer Geschmack im Mund	
	■ Klingeln in den Ohren	
	■ Benommenheit	
	■ Agitation ('irgend-etwas stimmt nicht')	
	■ Tremor	
schwere Toxizität	**Neurologisch**	**Kardiovaskulär**
	■ schwere Agitation	■ Bradykardie
	■ Bewusstseinsverlust	■ Herzblock
	■ Krämpfe	■ ventrikuläre Tachyarrhythmien
		■ Asystolie/ Herzstillstand

der Anästhesisten aus Großbritannien und Irland publizierten 2010 Leitlinien, deren Zusammenfassung in Tabelle 4.2 wiedergegeben ist. Das Lipidemulsions-Regime ist in Abbildung 4.5 (S. 62) wiedergegeben. Weitere Informationen können unter www.aagbi.org und www.lipidrescue.org gefunden werden.

Spezifische Behandlung der Lokalanästhetika-Toxizität

Die Lokalanästhetika-Toxizität konnte erfolgreich mit der intravenösen Infusion von Lipidemulsionen behandelt werden, welche u.a. als Intralipid® auf dem Markt sind (Baxter Healthcare Corporation, Deerfield, IL, USA). Intralipid erhöht das Überleben nach Lokalanästhetika-induziertem Herzstillstand[13,14] und nach lebensbedrohlicher Toxizität ohne Herzstillstand.[15] Es ersetzt nicht die Notwendigkeit der CPR, die während der gesamten Behandlung bis zur Rückkehr einer spontanen Zirkulation fortgeführt werden soll. Ein sekundärer Herzstillstand nach Lokalanästhetika-Toxizität kann therapierefraktär sein und die Erholung kann über eine Stunde dauern. Daher sind die Anstrengungen einer großen Menschengruppe gefordert, um sicherzustellen, dass für die ganze Behandlung eine CPR von guter Qualität aufrechterhalten werden kann.

Tabelle 4.2 Management der schweren Lokalanästhetika-Toxizität

unmittelbares Management	■ stoppe die Injektion des Lokalanästhetikums ■ rufe nach Hilfe ■ halte die Atemwege offen, intubiere wenn nötig ■ gib 100% Sauerstoff und stelle eine adäquate Atmung sicher ■ überprüfe/etabliere i.v. Zugänge ■ kontrolliere Krämpfe ■ überprüfe permanent den kardiovaskulären Status	
Behandlung	**im Herzstillstand**	**ohne Herzstillstand**
	■ beginne advanced life support unter Befolgung des Standardalgorithmus, Rückenlage, Uterus nach links verlagert ■ behandele Arrhythmien durch Standardprotokolle ■ gib intravenöse Lipidemulsionen (folge dem Regime in Abbildung 4.5) ■ fahre mit der CPR während der Behandlung mit der Lipidemulsion fort ■ die Erholung kann länger als 1 h dauern	■ verwende konventionelle Therapien: ■ Hypotension ■ Bradykardie ■ Tachyarrhythmien ■ erwäge intravenöse Lipidemulsionen ■ halte die Frau in einer Linksseitenlage
spezielle Punkte	■ Propofol ist kein passender Ersatz für die Lipidemulsion ■ Arrhythmien können sehr therapierefraktär sein ■ Lidocain sollte in diesem Setting nicht als Antiarrhythmikum verwendet werden	

denk dran: wisse wo die Lipidemulsion in Deiner Abteilung aufbewahrt wird

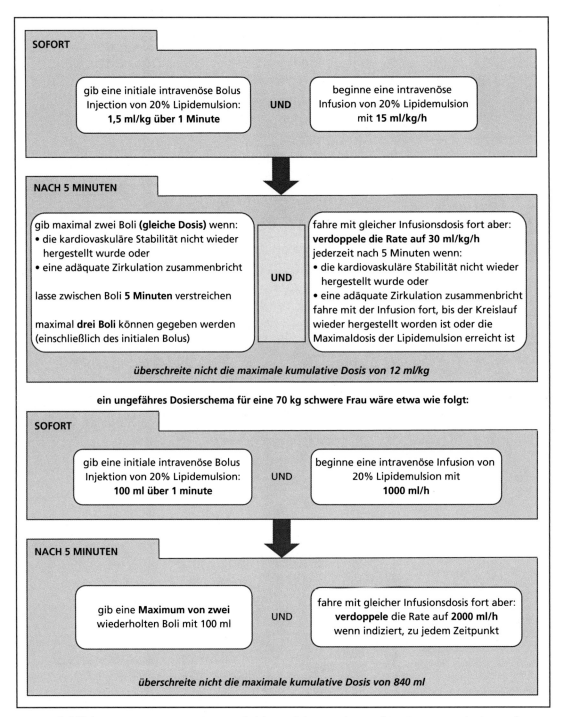

Abbildung 4.5 Intravenöses Lipidemulsionregimen (© The Association of Anaesthetists of Great Britain and Ireland 2010, reproduced with permission)

Eine schwere Lokalanästhetika-Toxizität ist selten, stellt aber eine sehr schwere Komplikation der lokalen Anwendungen von Anästhetika dar. Es können in der Abteilung Poster verwendet werden, um an die hervorstechenden Merkmale zu erinnern und, noch wichtiger, wo Behandlungsleitlinien und Lipidemulsionen gefunden werden können, sollten sie jemals mit diesem Notfall konfrontiert werden. Vielfach existieren hier auch klinikinterne SOPs.

Follow-up

Das Management des Lokalanästhetika-induzierten Herzstillstands ist eine Herausforderung. Wenn erfolgreich, wird eine Verlegung auf eine Intensivstation nötig werden, bis eine völlige Erholung erzielt werden kann.

Jeder Fall sollte gemeldet werden. Die daraus zu ziehenden Lehren können ggf. verhindern, dass weitere Fälle passieren und unser Wissen und die Behandlung dieser Komplikation verbessern. Im Vereinigten Königreich sollten alle Fälle an die NPSA gemeldet werden und Fälle, bei denen Lipide verabreicht wurden, sollten an das internationale Register geschickt werden: www.lipidregistry.org.

Literaturstellen

1. Centre for Maternal and Child Enquiries. Saving Mothers' Lives: reviewing maternal deaths to make motherhood safer: 2006–08. The Eighth Report on Confidential Enquiries into Maternal Deaths in the United Kingdom. *BJOG* 2011;118 Suppl 1:1–203.

2. Hospital Episode Statistics. NHS Maternity Statistics, 2009–2010. London: The Health and Social Care Information Centre; 2010 [www.hesonline.nhs.uk/Ease/servlet/ContentServer?siteID=1937%26categoryID=1804].

3. McGlennan A, Mustafa A. General anaesthesia for Caesarean section. *Contin Educ Anaesth Crit Care Pain* 2009;9:148–51.

4. Centre for Maternal and Child Enquiries, Royal College of Obstetricians and Gynaecologists. *CMACE/RCOG Joint Guideline. Management of Women with Obesity in Pregnancy.* London: CMACE/RCOG; 2010 [www.rcog.org.uk/womens-health/clinical-guidance/management-women-obesity-pregnancy].

5. Collins JS, Lemmens HJ, Brodsky JB, Brock-Utne JG, Levitan RM. Laryngoscopy and morbid obesity: a comparison of the 'sniff' and 'ramped' positions. *Obes Surg* 2004;14:1171–5.

6. Mushambi MC, Kinsella SM, Popat M, Swales H, Ramaswamy K.K, Winton AL, et al. Obstetric Anaesthetists' Association and Difficult Airway Society guidelines for the management of difficult and failed tracheal intubation in obstetrics. *Anaesthesia* 2015;70 (11):1286–306. DOI: 10.1111/anae.13260, S. 1290.

7. Yentis SM, Dob DP. High regional block – the failed intubation of the new millennium? *Int J Obstet Anaesth* 2001;10:159–61.

8. Allman K, McIndoe A, Wilson I (Hrsg.). *Emergencies in Anaesthesia.* 2. Auflage. Oxford: Oxford University Press; 2009.

9. Jenkins JG. Some immediate serious complications of obstetric epidural analgesia and anaesthesia: a prospective study of 145,550 epidurals. *Int J Obstet Anesth* 2005;14:37–42.

10. National Patient Safety Agency. Patient Safety Alert NPSA/192007/21: Epidural injections and infusions. London: NPSA; 2007 [www.nrls.npsa.nhs.uk/resources/?entryid45=59807%26q=0%C2%AC2007%2f21%C2%AC].

11. National Patient Safety Agency. Patient Safety Alert NPSA/192009/PSA004B: Safer spinal (intrathecal), epidural and regional devices – Part B. London: NPSA; 2009 [www.nrls. npsa .nhs.uk/resources/?entryid45=94529%26q=0%C2%ACsafer+spinal%C2%AC].

12. National Patient Safety Agency. Patient Safety Alert NPSA/192009/PSA004A: Safer spinal (intrathecal), epidural and regional devices – Part A (update). London: NPSA; 2011 [www.nrls .npsa.nhs.uk/resources/?entryid45=94529%26q=0%C2%ACsafer+spinal%C2%AC].

13. Weinberg G, Ripper R, Feinstein DL, Hoffman W. Lipid emulsion infusion rescues dogs from bupivacaine-induced cardiac toxicity. *Reg Anaesth Pain Med* 2003;28:198–202.

14. Rosenblatt MA, Abel M, Fischer GW, Itzkovich CJ, Eisenkraft JB. Successful use of a 20% lipid emulsion to resuscitate a patient after a presumed bupivacaine-related cardiac arrest. *Anesthesiology* 2006;105:217–18.

15. Foxall G, McCahon R, Lamb J, Hardman JG, Bedforth NM. Levobupivacaine-induced seizures and cardiovascular collapse treated with Intralipid. *Anaesthesia* 2007;62:516–18.

Modul 5
Fetales Monitoring unter der Geburt

Wichtige Lerninhalte

- Wenn eine intermittierende Auskultation der fetalen Herzfrequenz erfolgt, sollte sie entsprechend der NICE-guideline dokumentiert werden, schließe die Frequenz, den Zeitpunkt und die Dauer ein (entsprechend der Empfehlungen in der Eröffnungs- und Austreibungsperiode).

- Die Merkmale und Terminologie des normalen, suspekten und pathologischen CTGs zu verstehen, wenn ein elektronisches fetales Monitoring (EFM) verwendet wird.

- Die Wichtigkeit der CTG-Interpretation im Kontext aller klinischen Umstände zu begreifen und angemessene Maßnahmen vorzuschlagen.

- Es entspricht guter klinischer Praxis die Auswertung und Handlung klar und lesbar unter Verwendung einer strukturierten Form aufzuzeichnen.

- Spezifische klinische Informationen, unter Berücksichtigung nationaler Leitlinien, relevante klinische Ereignisse und auch die CTG-Interpretation sollten an der entsprechenden Stelle auf der CTG-Ableitung aufgezeichnet werden (zusätzlich zu der Dokumentation im Partogramm).

Probleme, die aus Falldiskussionen identifiziert wurden

■ Nicht unter Verwendung eines Pinard-Stethoskopes zu Beginn des EFM simultan das fetale Herz zu auskultieren, um die fetale Herzfrequenz zu bestätigen.

■ Keine systematische CTG-Interpretation basierend auf dem NICE-Algorithmus mindestens stündlich und bei jedem Review zu dokumentieren.

■ Nicht erfahrene Kliniker bei der Entscheidungsfindung zu involvieren, um zu helfen, wenn das CTG schwierig zu interpretieren ist.

■ Nicht alle relevanten Aktionen und CTG-Interpretationen an der entsprechenden Stelle des CTGs zu dokumentieren und abzuzeichnen zusätzlich zum Partogramm.

■ Keinen Plan für einen zeitgerechten Review des CTGs zu erstellen.

■ Nicht die CTG-Schreibung bis zur Geburt des Babys fortzusetzen/wieder aufzunehmen, wenn die Entbindung rasch in einem OP erfolgen soll.

Einführung

Die Aufzeichnungen der fetalen Herzfrequenz stellen die wesentliche Untersuchung der fetalen Gesundheit unter der Geburt seit über 200 Jahren da, es gibt schriftliche Aufzeichnungen, die sogar bis ins 17. Jahrhundert reichen, welche das fetale Leben beschreiben. Ein Gedicht von Phillipe Le Goust aus dem Jahre 1650 beschreibt, dass das kindliche Herz wie das Klappern einer Mühle klinge. Das Pinard-Stethoskop wurde 1876 eingeführt, um die intermittierende Auskultation durchzuführen und 1893 etablierte von Winkel Kriterien, um einen potentiellen fetalen Distress zu beschreiben, von denen einige heute noch verwendet werden, wie die fetale Tachykardie über 160 Schläge pro Minute, die fetale Bradykardie weniger als 100 Schläge pro Minute und schwere Veränderungen der Kindsbewegungen.[1]

Das elektronische Fetal Heart Rate Monitoring (EFM) wurde erstmalig an der Yale University im Jahre 1958 eingeführt. Im Vereinigten Königreich wurde in den späten 1960iger Jahren begonnen, das EFM klinisch zu verwenden.[2,4] Damals war es für Babys nicht ungewöhnlich, scheinbar mit wenigen Warnzeichen während der Geburt zu sterben. Daher war es das Ziel, als das EFM erstmalig eingeführt wurde, fetale Todesfälle unter der Geburt zu verhindern. Es wurde später angenommen, dass das EFM zu einer frühzeitigeren Erkennung von Hypoxie führe, was eine frühzeitigere Intervention ermögliche, um die Häufigkeit der infantilen Zerebralparese zu verringern.

Metaanalysen von randomisiert kontrollierten Studien zum EFM im Vergleich zur intermittierenden Auskultation haben keinen Unterschied im Outcome zwischen beiden Methoden gezeigt, obgleich ein Anstieg operativer Entbindungen, besonders des Kaiserschnittes, durch die Verwendung des EFM gezeigt wurde. Es konnte jedoch die Rate operativer Interventionen gesenkt werden, wenn zusätzlich zu dem EFM auch die fetale Skalpblutanalyse eingesetzt wurde.[4,5]

Es ist vorgeschlagen worden, dass das Fehlen einer Verbesserung im perinatalen Outcome, trotz der Verwendung des EFM, auf die unzureichende sample-size Größe der meisten randomisierten Studien zurückgeführt werden konnte. Sehr große Studien mit über 35.000 Frauen wären erforderlich, um die Leistungsfähigkeit des EFM zu bestimmen. Die größte Studie über das intrapartale fetale Monitoring, das Dublin Trial, fand eine Verringerung der neonatalen Krampfanfälle in dem EFM-Arm, aber keinen Unterschied im Langzeitoutcome.[6] Die Studie war jedoch nicht groß genug, um Unterschiede in der Häufigkeit der infantilen Zerebralparese zu entdecken, da die perinatale Morbidität und Mortalität extrem niedrig sind. Zusätzlich lassen sich nur etwa 10% der Fälle von infantiler Zerebralparese Ereignissen unter der Geburt zuordnen, da okkulte Infektionen oder Entzündungen zunehmend verantwortlich gemacht werden.[7,8]

Es wird häufig vergessen, dass die meisten randomisierten Studien zum EFM und zur intermittierenden Auskultation gezeigt haben, dass keine der beiden Methoden besonders verlässlich ist und dass es wichtige 'humane' Faktoren gibt, welche das Outcome zusätzlich beeinflussen. Murphy et al. fand, dass bei 64 Fällen einer signifikanten Geburtsasphyxie die Auffälligkeiten sowohl in der Gruppe mit kontinuierlichem Monitoring als auch derjenigen mit der intermittierenden Auskultation verpasst wurden.[9]

Die unzureichenden Fähigkeiten in der CTG-Interpretation und das Versagen, die erforderlichen Maßnahmen zu ergreifen, nachdem die Anomalien einmal erkannt wurden, sind die Schlüsselprobleme. Dies kann dazu beigetragen haben, dass das EFM nicht die perinatale Mortalität verringert. Diese Probleme sind ein immer wiederkehrendes Thema in vielen der Berichte der Confidential Enquiry into Stillbirths and Deaths in Infancy (CESDI).[10–12] Grant hat hervorgehoben, dass: 'für ein effektives Monitoring die korrekte Anwendung erforderlich ist, die Ergebnisse befriedigend interpretiert werden müssen und diese Interpretation die erforderliche Maßnahme nach sich ziehen muss'.[4]

Das West Midlands Perinatal Audit fand, dass bei 70% der intrapartalen Todesfälle vermeidbare Faktoren zu beobachten waren, insbesondere ein fehlendes Verständnis der CTG-Interpretation.[12] Konsequenterweise wurden ein regelmäßiges Training und Updates in der CTG-Interpretation durch CESDI empfohlen, was zwischenzeitlich in der Mehrheit der geburtshilflichen Abteilungen in England und Wales eingeführt wurde.[13]

Im Jahr 2001 hat das Royal College of Obstetricians and Gynaecologists eine evidenzbasierte Leitlinie zum CTG unter der Geburt herausgebracht, welche anschließend durch das National Institute for Health and Clinical Excellence (NICE) übernommen wurde.[14] Diese Leitlinie zielte nicht nur darauf ab, wann das EFM als angemessene Methode des Monitorings der fetalen Herzfrequenz während der Geburt Verwendung finden sollte, sondern standardisierte auch die CTG-Klassifikation und lieferte Empfehlungen zu den Maßnahmen, welche ergriffen werden sollen, wenn Anomalien beobachtet werden. Diese Leitlinie zum fetalen Monitoring während der Geburt wurde im Jahre 2008 upgedatet und ist nun in die NICE intrapartum care guideline inkorporiert worden.[15] Für Deutschland ist die AWMF-CTG-Leitlinie maßgeblich, welche ein elektronisches fetales Monitoring (CTG) favorisiert.[16]

Risikomanagement und Training

Sowohl ein intrapartaler Tod als auch die Geburt eines Babys mit schwerer Gehirnschädigung stellen für die betroffenen Familien eine Tragödie dar. Die Beweise, welche eine Gehirnschädigung mit der Betreuung unter der Geburt in Zusammenhang bringen, sind widersprüchlich, stellen jedoch eine große Quelle gerichtlicher Klagen dar.[17,18] Die Basis für viele Forderungen schließt ein:

■ zu spät ergriffene Maßnahmen

■ zu unregelmäßige intermittierende Auskultation

■ Ärzte zu selten oder zu spät gerufen.[19]

Eine schwedische Studie untersuchte die Outcomes von Kindern, die nach 33 Wochen im Land Stockholm zwischen 2004 und 2006 geboren wurden und fand, dass bei zwei Drittel der Kinder mit einem 5-Minuten APGAR-Score von weniger als 7 eine substandard care während der Geburt vorlag. Die wesentlichen Gründe für die substandard care waren auf eine Fehlinterpretation des CTGs, fehlende oder nicht zeitgerechte Handlungen bei Vorliegen eines pathologischen CTGs oder den unüberlegten Einsatz des Oxytocins zurückzuführen.[20]

Wenn die Behandlung suboptimal gefunden wird, wird dies wahrscheinlich vor Gericht nicht zu verteidigen sein und individuelle Forderungen können 3

Millionen £ Sterling überschreiten. Eine adäquate Interpretation des CTGs ist daher für eine Qualitätsverbesserung und die Verringerung medico-legaler Risiken entscheidend. Im Vereinigten Königreich machen Forderungen für geschädigte Babys etwa 50% der Erstattungssumme des NHS aus.[21]

Alle diejenigen, welche praktisch in die Behandlung unter der Geburt involviert sind, sollten sicherstellen, dass sie das Wissen und die Fähigkeiten haben, um das CTG zu interpretieren und entsprechend zu handeln, mit dem Ziel eine qualitativ hochwertige Versorgung zu liefern, die verteidigt werden kann. Das Clinical Negligence Scheme for Trusts (CNST) Maternity Standards legen nahe, dass individuelle geburtshilfliche Abteilungen eine Analyse ihrer Trainingsbedürfnisse durchführen sollten, was ein regelmäßiges Training des fetalen Monitorings für alle relevanten Mitarbeiter entsprechend der nationalen Empfehlungen einschließt.[22]

Draycott et al. haben gezeigt, dass das Training zwingender Fähigkeiten in der CTG-Interpretation und geburtshilflicher Notfälle das neonatale Outcome in einer Klinik des Vereinigten Königreiches verbessert hat, und das Northern California Kaiser Permanente Perinatal Patient Safety Program beschreibt ein verbessertes Sicherheitsklima nach dem Training.[23,24] Das Training schloss nicht nur die CTG-Interpretation ein, sondern auch die erforderlichen Fähigkeiten, die Interpretation sowie die Handlungen des Teams zu kommunizieren, welche auf den Notfall reagieren, was darauf hindeutet, dass die Verbesserung der Outcomes unter der Geburt, wenn EFM verwendet wird, wahrscheinlich von mehr als nur dem CTG-Interpretationstraining abhängt. Ein kürzlicher Review von Pehrson *et al.* kam zu der Schlussfolgerung, dass Training zwar die CTG Kompetenz und klinische Praxis verbessert, dass aber weitere Forschung erforderlich ist, um die Art und den Inhalt des Trainings zu evaluieren, das am effektivsten ist.[25]

Physiologie und Pathophysiologie

Der gesunde Fetus kann mit dem Stress unter der Geburt umgehen und adaptiert sich entsprechend, um der Herausforderung zu begegnen. Die gegenwärtige Evidenz unterstützt die Verwendung von intermittierender Auskultation für niedrigrisiko-Mütter.

Fetale Sauerstoffversorgung

Im Vergleich zu Erwachsenen ist der fetale Sauerstoffpartialdruck relativ niedrig, der Fetus hat jedoch eine bemerkenswerte Sicherheitsspanne. Eine hohe Konzentration des fetalen Hämoglobins sowie seine größere Affinität Sauerstoff zu absorbieren bedeutet, dass die Sauerstoffsättigung hoch ist.

Der kardiale Output des Fetus ist außerdem extrem effizient. Als Konsequenz daraus ist die fetale Sauerstoffversorgung meistens größer als der Bedarf.

Während der Wehen ist der Gasaustausch herabgesetzt, was bedeutet, dass der Sauerstoffspiegel fällt und der Kohlendioxidspiegel (CO_2) ansteigt. Zwischen den Wehen wird die Sauerstoffversorgung wiederhergestellt und das angehäufte CO_2 wird eliminiert.

Situationen wie die uterine Hyperkontraktilität, die Nabelschnur Okklusion, die mütterliche Hypotension oder Abruptio plazentae, welche den Gasaustausch der Plazenta stören, werden einen CO_2 Anstieg verursachen, was den pH des fetalen Blutes senkt (respiratorische Azidose). Dies sollte sich normalisieren, wenn die plazentare Perfusion wiederhergestellt ist. Wenn der Gasaustausch jedoch anhaltend gestört ist, wird der Fetus von den folgenden wichtigen Verteidigungsmechanismen abhängen:

- **hormonelle Antwort**
  Eine Reduzierung der fetalen Sauerstoffversorgung wird durch Chemorezeptoren in der fetalen Aorta erkannt. Dies aktiviert eine hormonelle Antwort, welche einen Anstieg der Katecholamin-, Vasopression-, Adenin- und Adenosinspiegel auslöst. Die Katecholaminspiegel eines Kindes mit Asphyxie übersteigen die bei Patienten mit Phäochromozytom.[26]

- **präferentielle Redistribution des Blutflusses**
  Der Blutfluss zu weniger wesentlichen Organen wie der Leber, Milz, dem Darm, Nieren und der Haut wird herabgesetzt. Der Blutfluss zu Organen mit Priorität wie dem Gehirn, dem Herz und den Nebennieren wird erhöht. Das Herz muss hierbei vermehrt arbeiten, der myokardiale Blutfluss kann als Folge von Hypoxie um bis zu 500% ansteigen. Der Sauerstoffbedarf des Gehirns ist nicht so hoch und das fetale Bewegungsverhalten kann sich anpassen, um den Energiebedarf zu verringern.

- **Glykogenolyse**
  Wenn die Sauerstoffversorgung nicht mehr ausreicht, um den Energiebedarf des Fetus zu bedienen, wird durch eine hormonelle Antwort die Glykogenolyse aktiviert. Dies bedeutet, dass Glukose aus Glykogenspeichern freigesetzt wird und dann anaerob (ohne Sauerstoff) metabolisiert wird, um den Energiebedarf aufrechtzuerhalten. Die Freisetzung von Adrenalin stimuliert die Aktivierung der Glykogenolyse.

Während des anaeroben Metabolismus werden die Glykogenspeicher im Herzen, den Muskeln und der Leber aufgelöst, um Energie zur Verfügung zu stellen. Laktat, ein Nebenprodukt des anaeroben Metabolismus, wird initial

Box 5.1 Faktoren, die die fetale Oxygenierung beeinflussen		
Mutter	**Uterus/Plazenta**	**Fetus**
Anämie	Abruptio	Anämie
Analgesie/Anästhesie	Nabelschnurvorfall	fetale Blutung
Dehydratation	herabgesetzte Plazentafunktion	Infektion
Hypertension	hypertone Wehen	Wachstumsretardierung
Hypotension		
Fieber		

gepuffert (neutralisiert), wird jedoch irgendwann einen pH Abfall des Blutes nach sich ziehen (metabolische Azidose). Wenn der Fetus fortfährt, seine Glykogenspeicher zu nutzen, wird die Azidose überwiegend metabolisch und der pH fällt noch weiter.

Umstände und Ereignisse, die die Mutter (Präeklampsie, Diabetes, antepartale Hämorrhagie) und/oder die Plazentafunktion (zu häufige oder verlängerte uterine Kontraktionen) und/oder die Abwehrmechanismen des Babys (intrauterine Wachstumsrestriktion, Infektion, chronische Hypoxämie und Stress) betreffen, führen dazu, dass sich der Fetus schlechter adaptieren kann und verletzlicher für Hypoxie wird (Box 5.1).

Eine kompensatorische Antwort und Adaptation auf Hypoxie kann den Fetus nur für eine begrenzte Zeit schützen. Wenn die Verteidigungsmechanismen nachlassen, erschöpft sind oder überfordert werden, steigt das Risiko einer fetalen Asphyxie (Hypoxie, Azidose und Gewebeschädigung).

Standards und Qualität

Die Indikationen, Frauen unter der Geburt eine kontinuierliche elektronische CTG-Überwachung anzubieten, sind in der NICE Intrapartum Care Leitlinie wiedergegeben,[15] die lokal umgesetzt werden sollte und in jedem Kreißsaal verfügbar sein sollte. Die Leitlinie empfiehlt, dass Risikofaktoren in der mütterlichen Krankengeschichte als Teil der Aufnahmeuntersuchung gemeinsam mit den entsprechenden Handlungsanweisungen aufgeschrieben werden sollten (Abbildung 5.1).[15]

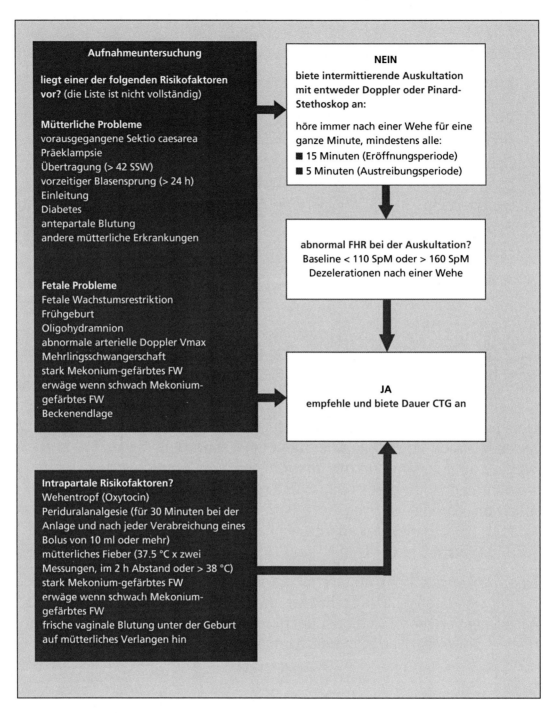

Abbildung 5.1 Aufnahmeuntersuchung und Optionen für das fetale Monitoring während der Geburt (basierend auf den NICE Guidelines 2001 und 2007)[14,15]

Informierte Wahl

Die Bewertung des fetalen Wohlbefindens ist nur ein Aspekt der Behandlung unter der Geburt. Es ist wichtig, die Aufmerksamkeit auf eine informierte Wahl basierend auf der verfügbaren Evidenz zu richten. Ein Informationsheft

'Monitoring your baby's heartbeat in labour: information for pregnant women' kann von der NICE Website heruntergeladen werden.[27]

Standards für die intermittierende Auskultation unter der Geburt

Für eine gesunde Mutter mit unkomplizierter Schwangerschaft sollte eine intermittierende Auskultation entweder mit Doppler-Ultraschall oder dem Pinard-Stethoskop angeboten werden, um das fetale Wohlbefinden zu monitoren.[15]

In der aktiven Phase der Geburt:

- Eröffnungsperiode: eine intermittierende Auskultation sollte mindestens alle 15 Minuten, nach Kontraktionen sowie für ein Minimum von 60 Sekunden erfolgen. Zähle die Herzfrequenz während einer vollen Minute und zeichne die Frequenz auf dem Partogramm auf.[28]

- Austreibungsperiode: Eine intermittierende Auskultation sollte alle 5 Minuten erfolgen, nach Kontraktionen sowie für ein Minimum von 60 Sekunden.

- Jedes intrapartale Ereignis, das die fetale Herzfrequenz betreffen kann, sollte gleichzeitig mit Uhrzeit und Unterschrift in der mütterlichen Krankengeschichte aufgezeichnet werden.

- Wenn eine fetale Herzfrequenzanomalie vermutet wird, sollte der mütterliche Puls simultan mit der fetalen Herzfrequenz palpiert werden, um beide voneinander unterscheiden zu können.

Ein kontinuierliches elektronisches fetales Monitoring (EFM) sollte angeboten und empfohlen werden, wenn:

- bei der intermittierenden Auskultation eine Baseline unter 110 Schlägen pro Minute oder über 160 Schlägen pro Minute hörbar ist

- jede Form von Dezeleration nach einer Kontraktion vermutet wird

- intrapartale Risikofaktoren auftreten (Abbildung 5.1, S. 72).

Die gegenwärtige Datenlage unterstützt nicht die Anwendung eines Aufnahme CTGs in Niedrigrisikoschwangerschaften und wird daher nicht empfohlen.[15] In Deutschland wird jedoch ein 30-minütiges Aufnahme-CTG zum primären Ausschluss einer Gefährdung des Fetus und zum Nachweis von Kontraktionen für sinnvoll gehalten.[16]

Diskontinuierliche CTG-Überwachung: die subpartale Überwachung kann in Deutschland bei risikofreien Schwangerschaften und in der frühen Eröffnungsperiode unauffälligem CTG intermittierend alle 30 Minuten bis maximal zwei Stunden elektronisch (mindestens 30 Minuten Registrierdauer), bei fehlender Registriermöglichkeit auch durch Auskultation (mindestens 10 Minuten mit strikter Dokumentation) erfolgen. In der späten Eröffnungsperiode und während der Austreibungsperiode soll das CTG kontinuierlich geschrieben werden.[29]

Kontinuierliche CTG-Überwachung: in der **frühen** Eröffnungsperiode bei allen Risikoschwangerschaften und Fällen mit vorausgegangenem suspektem/pathologischem CTG-Befund bzw. Abweichungen vom normalen Geburtsverlauf, inklusive frühzeitigem Blasensprung, Gabe von Wehenmitteln (Oxytocin, Prostaglandin) oder Komplikationen wie Fieber, Blutungen, grünem Fruchtwasser. In der **späten** Eröffnungs- und Austreibungsperiode bei allen Schwangerschaften.[29]

Bei **Risikoschwangerschaften** (bzw. unter der Geburt vorgenommenen Maßnahmen wie Wehenmittelgabe oder Komplikationen wie Fieber, Blutungen und bei grünem Fruchtwasser) soll bei registrierbarer Kontraktionstätigkeit eine kontinuierliche CTG-Überwachung während der gesamten Eröffnungs- und Austreibungsperiode erfolgen.[29]

In Zweifelsfällen muss die Herzfrequenz der Mutter von der des Fetus unterschieden werden, ggf. sonographisch vs. Mutterpuls.[29]

Technische Überlegungen für das EFM unter der Geburt

Am besten wird das fetale Herz mit dem Pinard-Stethoskop auskultiert bevor das EFM unter der Geburt begonnen wird. Zusätzlich sollte der mütterliche Puls bei jeder Form des fetalen Monitorings regelmäßig getastet werden, um zwischen der mütterlichen und fetalen Herzfrequenz zu unterscheiden. Es ist möglich, aus einem großen pulsierenden mütterlichen Gefäß ein Signal zu generieren, welches als fetale Herzfrequenz fehlinterpretiert werden kann. Auch kann der Ultraschall fälschlicherweise die Frequenz des mütterlichen Pulses verdoppeln, wenn es ausreichend verlängerte Separationen zwischen Klappenbewegungen gibt, was eine Herzfrequenz generiert, welche innerhalb der Normbereiches des fetalen Herzens liegt.

Es gibt außerdem vereinzelte Berichte über unerwartete mazerierte Totgeburten mit offensichtlich normalem intrapartalem CTG, sogar unter Kopfschwartenelektroden-Überwachung.[30,31] Es ist daher wichtig, dass wenn ein intrauteriner Fruchttod vermutet wird, durch eine real-time Ultraschalluntersuchung die Vitalität des Fetus bestätigt wird, trotz einer offensichtlich aufgezeichneten fetalen Herzfrequenz.

Alle Mitglieder des geburtshilflichen Teams sollte sich der technischen Limitationen des EFM bewusst sein und sollten die Anleitung des Herstellers für jedes einzelne CTG-Gerät gelesen haben.

Standards für das elektronische fetale Monitoring

Das EFM sollte nicht als bequemer Ersatz für gut ausgebildete Hebammen für das Monitoring der fetalen Herzfrequenz unter der Geburt dienen. Die unselektierte Anwendung des kontinuierlichen EFM trägt zu unnötigen Interventionen bei.

■ Das Datum und die Uhrzeit der Maschine sollten korrekt eingestellt sein und die Papiergeschwindigkeit auf 1 cm/Min eingestellt sein (Abbildung 5.2).

■ das CTG sollte mit dem vollständigen Namen und Geburtsdatum der Mutter und dem Datum und der Uhrzeit der Untersuchung versehen sein (Abbildung 5.2).[16]

CTG-Checkliste (hefte dem Beginn der CTG-Schreibung an)		
Grund für das CTG:		
Datum:	Datum auf CTG korrekt? (abhaken)	
Uhrzeit:	Uhrzeit auf CTG korrekt? (abhaken)	
Name:	Papiergeschwindigkeit 1 cm/Min (abhaken)	
Krankenhausnummer:	Schwangerschaftsalter:	
	mütterlicher Puls (Frequenz):	
(oder Patienten-Aufkleber)	FHR vor CTG auskultiert (Frequenz):	
(hefte dem Ende der CTG-Schreibung an)		
Geburtsmodus:	Geburtsdatum:	
Unterschrift:	Geburtszeitpunkt:	

Abbildung 5.2 Beispiel für Aufkleber zu Beginn/am Ende für den CTG-Streifen

■ Jedes intrapartale Ereignis, das die fetale Herzfrequenz betreffen kann, sollte gleichzeitig auf den CTG-Streifen geschrieben werden, datiert werden und abgezeichnet werden, z.B. vaginale Untersuchungen, Mikroblutuntersuchungen, die Anlage einer Epiduralanästhesie oder Nachspritzungen.

■ Wenn das externe Monitoring keine ausreichend gute Qualität für die CTG-Interpretation liefert, sollte eine fetale Kopfschwarten Elektrode angelegt werden, wenn möglich.

■ Jede Visite sollte sowohl in der Krankengeschichte als auch auf dem CTG-Streifen dokumentiert werden, datiert werden und abgezeichnet werden.

■ Nach der Geburt sollte der Geburtshelfer Datum, Uhrzeit und den Geburtsmodus auf dem CTG festhalten und unterschreiben (Abbildung 5.2).

■ Das CTG sollte sicher mit der mütterlichen Krankengeschichte aufbewahrt werden.

Merkmale des intrapartalen CTG und Terminologie

Die meisten Kliniker haben keine Schwierigkeiten dabei, die Merkmale eines normalen CTGs unter der Geburt zu erkennen (Abbildung 5.3). Es ist jedoch wichtig, daran zu denken, dass ein suspektes oder pathologisches CTG nicht notwendigerweise bedeutet, dass der Fetus hypoxisch ist (zu wenig Sauerstoff für den Bedarf). Dies ist häufig gerade nicht der Fall, wie in Abbildung 5.4 dargestellt. Wenn das CTG normal ist, können wir davon ausgehen, dass der Fetus normoxisch ist, da die Sensitivität des CTGs hoch ist. Wenn das CTG suspekt oder pathologisch ist, werden nur etwa 50% der Feten einen gewissen Grad an Hypoxie aufweisen, da seine Spezifität niedrig ist. Daher ergibt sich die Notwendigkeit weiterführender Untersuchungen in Form der Mikroblutuntersuchung, wann immer möglich und nötig.

Außerdem gibt es keine verlässliche Methode, um die fetale Reserve zu bestimmen, bzw. die Natur oder den Schweregrad der Ereignisse. Der wachstumsretardierte Fetus mag eine herabgesetzte Antwort haben, was auf den chronischen Stress und die inadäquaten Glykogenspeicher zurückzuführen ist. Akute katastrophale Ereignisse können schnell die Abwehrmechanismen eines sogar gesunden Babys überwältigen. Das CTG muss daher immer im Zusammenhang mit der antepartalen und intrapartalen klinischen Vorgeschichte und der Ereignisse interpretiert werden.

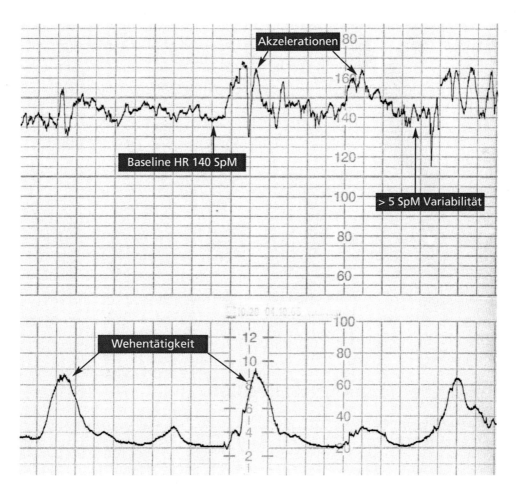

Abbildung 5.3 Normales intrapartales CTG

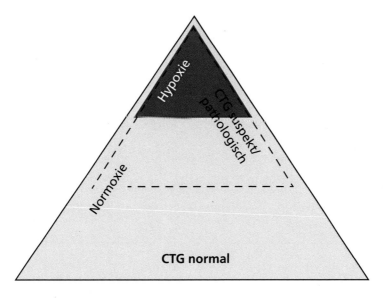

Abbildung 5.4 Verhältnis zwischen dem CTG und der fetalen Oxygenierung

Es ist daher klar, wie wichtig es ist, dass die Kommunikation zwischen Mitgliedern des geburtshilflichen Teams den klinischen Zusammenhang unter Verwendung einer einheitlichen Terminologie wiedergibt, um die Merkmale des intrapartalen CTGs, des Besorgnisgrades und der Dringlichkeit der Situation zu beschreiben.

Es gibt vier Merkmale, welche für die CTG-Interpretation systematisch untersucht werden sollten:

- Baseline der fetalen Herzfrequenz
- Baseline-Variabilität (Oszillation)
- Akzelerationen
- Dezelerationen.

Diese Merkmale, in Zusammenschau mit dem Wehenmuster und den klinischen Umständen, sollten bei der Entscheidung, welche Maßnahmen ergriffen werden, Berücksichtigung finden.

Baseline der fetalen Herzfrequenz

Die Baseline der fetalen Herzfrequenz ist unter Ausschluss von Akzelerationen und Dezelerationen des Levels der Herzrate, wenn sie stabil ist. Sie wird über eine Zeitspanne von 5 oder 10 Minuten bestimmt und wird in Schlägen pro Minute ausgedrückt (s.a. Abbildung 5.3).[16] Die Normwerte, Bereiche und beschreibenden Begriffe werden in Tabelle 5.1 gezeigt.

Tabelle 5.1 Bereiche der Baseline

Ebene	Rate (Schläge/Minute)
normal (reassuring)	
normale Baseline	110–160
suspekt (non-reassuring)	
moderate Bradykardie	100–109
moderate Tachykardie	161–180
pathologisch (abnormal)	
abnormale Bradykardie	< 100
abnormale Tachykardie	> 180

Eine Tachykardie von 161–180 Schlägen/Minute, wenn Akzelerationen vorhanden und andere ungünstige Muster fehlend sind, sollte NICHT als suspekt betrachtet werden. Ein Anstieg der Baseline, sogar innerhalb des Normalbereiches, mit ungünstigen Mustern oder Zeichen sollte die Besorgnis jedoch erhöhen.[14]

Baseline-Variabilität (Oszillation)

Die Baseline-Variabilität ist die geringe Fluktuation der Baseline, die mit einer Häufigkeit von 3–5 Zyklen/Minute zu beobachten ist (s.a. Abbildung 5.3).

Normale Baseline-Variabiliät:	**Größer oder gleich 5 Schläge/ Minute zwischen Kontraktionen bis zu 40 Minuten.**
Non-reassuring Baseline-Variabilität:	Weniger als 5 Schläge/Minute für 40 Minuten oder mehr aber weniger als 90 Minuten.
Abnormale Baseline-Variabilität:	Weniger als 5 Schläge/Minute für 90 Minuten oder mehr.

Beachte: wenn wiederholte Akzelerationen mit reduzierter Variabilität präsent sind, sollte dies als beruhigendes Zeichen gesehen werden und sollte in die Beratung eingeschlossen werden, wenn über die Klassifizierung des CTGs entschieden wird.[15]

Akzelerationen

Akzelerationen stellen einen abrupten transienten Anstieg der fetalen Herzfrequenz von 15 Schlägen pro Minute oder mehr dar, welche 15 Sekunden oder länger anhalten (Abbildung 5.3). Das Fehlen von Akzelerationen bei einem ansonsten normalen CTG besitzt eine ungewisse Signifikanz.

Dezelerationen

Dezelerationen sind eine transiente Verlangsamung der fetalen Herzfrequenz unterhalb des Baseline-Levels von 15 Schlägen/Minute oder mehr für eine Periode von 15 Sekunden oder länger.

frühe Dezelerationen:	Uniforme, wiederholte, periodische Verlangsamung der Herzfrequenz, Beginn früh während der Wehe und Rückkehr zur Baseline am Ende der Kontraktion. Der niedrigste Punkt der Dezeleration fällt mit dem höchsten Punkt der Wehe zusammen. Frühe Dezelerationen sind meist mit einer Kompression des Kopfes assoziiert und treten daher in der späten Eröffnungsperiode oder Austreibungsperiode auf. Wahre uniforme frühe Dezelerationen sind selten und gutartig und daher nicht signifikant und nicht mit fetaler Hypoxie assoziiert.

späte Dezelerationen:	Uniforme, wiederholte, periodische Verlangsamung der fetalen Herzfrequenz mit Beginn in der Mitte bis zum Ende der Wehe und dem niedrigsten Punkt mehr als 20 Sekunden nach der Spitze der Wehe, stets nach der Wehe endend. In der Gegenwart eines nicht akzelerativen CTGs mit einer Baseline-Variabilität kleiner als 5 Schläge/Minute, schließt die Definition Dezelerationen weniger als 15 Schäge/Minute ein. Späte Dezelerationen, wenn sie länger als 30 Minuten anhalten, deuten auf eine fetale Hypoxie hin und weitere Maßnahmen sind indiziert (Abbildung 5.5).[15]

Es kann nötig werden, weniger als 30 Minuten zu warten, bevor das CTG geburtshilflich bewertet wird, wenn die späten Dezelerationen bereits zu Beginn der Aufzeichnung vorliegen.

variable Dezelerationen:	Sie sind die häufigste Form der Dezeleration unter der Geburt. Eine variable intermittierende periodische Verlangsamung der Herzfrequenz mit raschem Beginn und Erholung. Die zeitliche Beziehung zur Wehe ist variabel, sie können auch isoliert auftreten. Gelegentlich erinnern sie an andere Formen von Dezelerationen sowohl das timing als auch die Form betreffend. Sie werden häufig durch eine Nabelschnurkompression verursacht und können typisch oder atypisch sein (Abbildung 5.6). Typische variable Dezelerationen sind eine Antwort des autonomen Nervensystems auf eine Nabelschnurkompression und deuten darauf hin, dass der Fetus unter der Geburt gut zurecht kommt.

Der Fetus kann mit der Zeit jedoch müde werden und wenn die Dezelerationen bei mehr als 50% der Wehen über 90 Minuten auftreten, ist dies suspekt (non-reassuring), besonders wenn bereits Zeichen eines fetal compromise wie z.B. eine fetale Wachstumsrestriktion bestehen.[17] Es können sich anschließend atypische variable Dezelerationen entwickeln, was darauf hindeutet, dass der Fetus jetzt weniger gut mit der Nabelschnurkompression zurecht kommt.

Es kann nötig werden, weniger als 90 Minuten (typische variable Dezelerationen) oder 30 Minuten (atypische variable Dezelerationen) zu warten, bevor das CTG geburtshilflich bewertet wird, wenn das CTG typische oder atypische variable Dezelerationen bereits zu Beginn der Aufzeichnung aufweist.

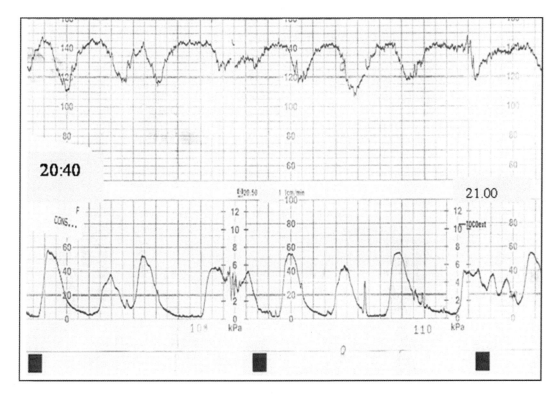

Abbildung 5.5 Späte Dezelerationen

atypische variable Dezelerationen:

Variable Dezelerationen mit einem der folgenden Komponenten (Abbildung 5.6):

■ Verlust des primären oder sekundären Anstiegs der Baseline ('shouldering')

■ Langsame Rückkehr zur fetalen Herzfrequenz der Baseline am Ende der Wehe

■ Verlängerter sekundärer Anstieg der Baseline ('exaggerated shouldering')

■ Eine biphasische Dezeleration

■ Verlust der Variabilität während der Dezeleration

■ Fortsetzung der Baseline auf einem niedrigeren Level.

Wenn atypische variable Dezelerationen bei mehr als 50% der Wehen länger als 30 Minuten auftreten, werden sie als abnormal definiert, das CTG ist daher pathologisch, weitere Maßnahmen sind erforderlich.[15]

Elektronisches fetales Monitoring unter der Geburt
Variable Dezelerationen

Variable Dezelerationen sind die häufigste Form der Dezeleration unter der Geburt.

Definition: eine variable intermittierende, periodische Verlangsamung der fetalen Herzfrequenz mit raschem Beginn und Erholung. Der zeitliche Zusammenhang mit einer Wehe ist variabel, sie treten auch isoliert auf. Gelegentlich erinnern Sie an andere Formen von Dezelerationen bezüglich des timings und der Form. Sie werden häufig durch eine Nabelschnurkompression verursacht und können typisch oder atypisch sein.

Typische variable Dezelerationen sind eine Antwort des autonomischen Nervensystems auf eine Nabelschnurkompression und deuten darauf hin, dass der Fetus gut mit der Nabelschnurkompression zurecht kommt. Der Fetus kann jedoch mit der Zeit ermüden. Wenn sie bei mehr als 50% der Wehen für über 90 Minuten auftreten, sollte dies als non-reassuring (suspekt) angesehen werden, insbesondere wenn eine fetale Gefährdung vorliegt, wie z.B. bei intrauteriner Wachstumsrestriktion.

Atypische variable Dezelerationen können sich anschließend entwickeln, was darauf hindeutet, dass der Fetus nun weniger gut mit der Nabelschnurkompression zurecht kommt.

Atypische variable Dezelerationen können eine der folgenden Komponenten aufweisen:
– Verlust des primären oder sekundären Anstiegs der Basalrate (shouldering)
– langsame Rückkehr zur basalen Herzfrequenz nach dem Ende der Wehe
– verlängerter sekundärer Anstieg der Baseline (exaggerated shouldering)
– eine biphasische Dezeleration
– Verlust der Variabilität während der Dezeleration
– Fortsetzung der Basalrate auf niedrigerem Level.

wenn atypische variable Dezelerationen bei mehr als 50% der Wehen über länger als 30 Minuten auftreten, sollten sie als abnormal klassifiziert werden und das CTG ist daher pathologisch, was weitere Maßnahmen nach sich ziehen sollte

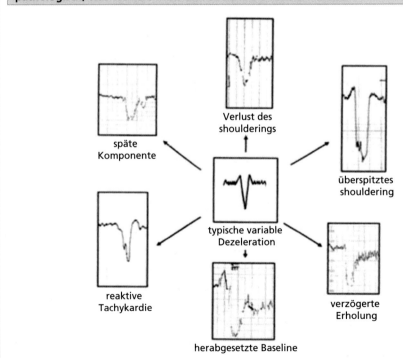

Abbildung 5.6 Dargestellt sind typische und atypische variable Dezelerationen

prolongierte Dezelerationen: Ein abrupter Abfall der fetalen Herzfrequenz auf einen Level unterhalb der Baseline, die länger als 120 Sekunden dauert. Wenn eine fetale Bradykardie länger als 3 Minuten dauert, sollten Pläne in Angriff genommen werden, die Geburt notfallmäßig mit der am besten geeigneten Methode zu beschleunigen. Eine Notsektio sollte ausgerufen und die Patientin sofort in den Sektio-OP gebracht werden. Wenn sich die Herzfrequenz innerhalb von 9 Minuten **(abhängig von nationalen Leitlinien und lokalen SOPs)** erholt, sollte in Absprache mit der Patientin die Entscheidung zur sofortigen Geburt in Betracht gezogen werden, wenn sinnvoll.

sinusoidales Muster: Eine regelmäßige Oszillation der Baseline/Langzeit-Variabilität, die an eine Sinuswelle erinnert. Dieses undulierende Muster, welches mindestens 10 Minuten dauert, besitzt eine relativ fixierte Periode von 3–5 Zyklen/Minute und eine Amplitude von 5–15 Schlägen/Minute ober und unterhalb der Baseline. Eine Baseline-Variabilität fehlt. Ein echtes sinusoidales Muster ist abnormal und häufig mit fetaler Morbidität und Mortalität vergesellschaftet (Abbildung 5.7).[30]

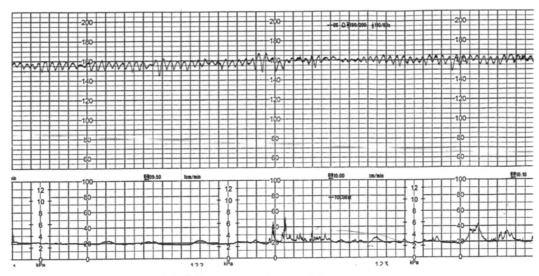

Abbildung 5.7 Sinusoidales Muster

Wehenmuster: Denke immer daran, auf die Baseline zu schauen. Beachte die Dauer der Wehe sowie das Intervall zwischen den Wehen. Achte auf Zeichen der Hyperkontraktilität oder auf häufige, niedrigamplitudige Kontraktionen in Assoziation mit einem suspekten oder pathologischen CTG, welches auf eine vorzeitige Plazentalösung hinweisen kann.

Interpretation des intrapartalen CTGs

Nachdem die vier wesentlichen Merkmale des CTGs betrachtet wurden, sollte das Muster in Abhängigkeit von der Gegenwart von non-reassuring oder abnormalen Zeichen als normal, suspekt oder pathologisch klassifiziert werden.

Die klinischen Umstände sollten immer Beachtung finden, wenn entschieden wird, welche Maßnahmen ergriffen werden sollen, wenn ein CTG unter der Geburt als verdächtig oder pathologisch klassifiziert wird. Eine strukturierte CTG-Auswertung basierend auf der NICE intrapartum care Leitlinie (z.B. Stempel oder Formular), die die relevante Anleitung für die CTG-Interpretation in einem einzigen Anwendungswerkzeug enthält, kann nicht nur für die Dokumentation für die vier wesentlichen Zeichen und zur CTG-Klassifikation verwendet werden, sondern auch für das Aufzeichnen von Maßnahmen, die ergriffen werden sollen.[15] Die Abbildung 5.8 ist ein

Intrapartum CTG Proforma	normal (reassuring)	suspekt (non-reassuring)	pathologisch (abnormal)	Logo
Baseline (SpM)	110–160 Rate:	100–109 Rate: 161–180 Rate:	unter 100 Rate: über 180 Rate: sinusoidales Muster für min. 10 Min.	Kommentare:
eine steigende Baseline, selbst innerhalb des Normbereiches, kann Besorgnis verursachen, wenn ein weiteres suspektes Zeichen vorliegt				
Variabilität (SpM)	5 SpM oder mehr	weniger als 5 SpM für 40–90 Min.	weniger als 5 SpM für 90 Min.	Kommentare:
Akzelerationen	vorhanden	keine für 40 Min.	Kommentare:	
Dezelerationen	keine	typische variable Dezelerationen bei mehr als **50%** der Wehen für länger als **90 Minuten**	atypische variable Dezelerationen bei mehr als **50%** der Wehen für länger als **30 Minuten**	Kommentare:
	typische variable Dezelerationen bei mehr als **50%** der Wehen für weniger als **90 Minuten**	atypische variable Dezelerationen bei mehr als **50%** der Wehen für weniger als **30 Minuten**	späte Dezelerationen für mehr als **30 Minuten**	
	typische oder **atypische** variable Dezelerationen bei weniger als **50%** der Wehen	**späte** Dezelerationen für weniger als 30 Minuten		
	echte **frühe** Dezelerationen	einzelne verlängerte Dezelerationen für bis zu **3 Minuten**	einzelne verlängerte Dezelerationen für **mehr als 3 Minuten**	
wenn das CTG eines oder mehrere suspekte oder abnormale Zeichen seit Beginn der Aufzeichnung aufweist, sollte vor Erreichen von 30 oder 90 Minuten eine Bewertung vorgenommen werden				
Bewertung	*normales CTG* (alle **vier** Zeichen normal)	*suspektes CTG* (**Ein** Zeichen suspekt)	*pathologisches CTG* (**Zwei oder mehr** suspekte order **ein oder mehr** pathologische Zeichen)	
Kontraktionen: 10	mütterlicher Puls:	**Farbe des Fruchtwassers:**	**Dilatation (cm):**	**SS Alter (Wochen):**
Maßnahme:				
Datum:	Zeit:	**Unterschrift:**........................... **Druckschrift:**........................... **Position:**...........................		

Abbildung 5.8 Ein Beispiel eines intrapartalen CTG-Formulars, das alle NICE-Anleitungen zur CTG-Interpretation enthält

Beispiel eines intrapartalen CTG-Formulars, das alle Informationen der NICE-Anleitung zur CTG-Interpretation enthält.

Suspektes CTG

Ein intrapartales CTG mit einem suspekten (non-reassuring) Merkmal wird als suspekt klassifiziert. Die Abbildung 5.9 zeigt die in der NICE-Leitlinie vorgeschlagenen Handlungen, wenn das CTG suspekt ist.

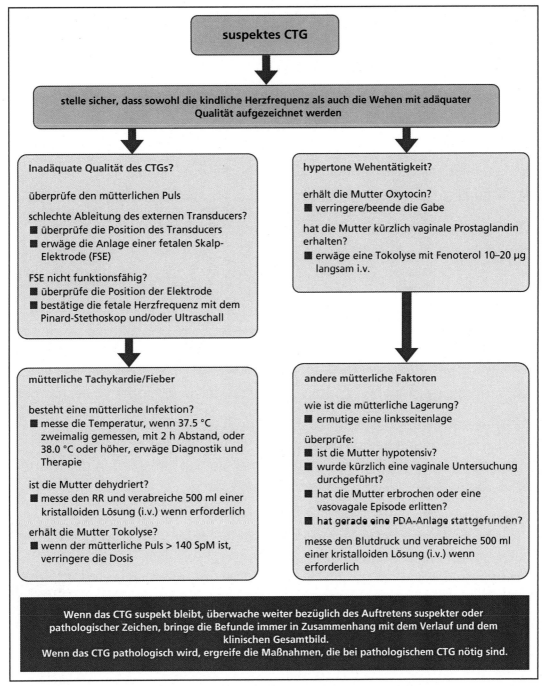

Abbildung 5.9 Vorgeschlagene Handlungsmaßnahmen bei suspektem CTG

Pathologisches CTG und Mikroblutuntersuchung

Ein intrapartales CTG mit zwei oder mehr suspekten (non-reassuring) Merkmalen oder ein oder mehreren abnormalen Merkmalen wird als pathologisch klassifiziert. Wenn erwogen wird, die Geburt wegen eines pathologischen CTGs zu beschleunigen, wird empfohlen, vor der Intervention eine fetale Mikroblutuntersuchung aus der Kopfschwarte vorzunehmen, sofern keine technischen Schwierigkeiten oder Kontraindikationen bestehen, um das Vorkommen und Ausmaß einer fetalen Azidose zu bestimmen. Daher sollten geburtshilfliche Abteilungen, die ein EFM verwenden, über die Möglichkeit der Mikroblutuntersuchung verfügen.

Kontraindikationen schließen ein:

- klare Beweise für eine akute fetale Bedrohung unter der Geburt, welche eine sofortige Reaktion erfordern,
- mütterliche Infektion (z.B. HIV, Hepatitis und Herpes-simplex-Virus),
- fetale Gerinnungsstörungen (z.B. Hämophilie),
- Frühgeburtlichkeit (weniger als 34 Schwangerschaftswochen).

Eine Mikroblutuntersuchung sollte in einer mütterlichen Linksseitenlage erfolgen.

Die Abbildung 5.10 zeigt vorgeschlagene Maßnahmen, wenn das CTG pathologisch ist.[15]

In jüngster Zeit wurde die Bestimmung des fetalen Skalplaktates als eine alternative Messung des fetalen Wohlbefindens vorgeschlagen. Es sind jedoch weiterführende Untersuchungen erforderlich, um die spezifischen Laktatnormbereiche im Verhältnis zum neonatalen Outcome zu bestimmen.

Wenn es technisch schwierig ist, eine Mikroblutuntersuchung durchzuführen, und keine Probe gewonnen werden kann, sollte die Entbindung des Babys basierend auf den klinischen Umständen der Mutter, des Babys und des CTGs vorangetrieben werden.

Wenn es klare Beweise einer akuten fetalen Bedrohung gibt, wie z.B. eine prolongierte Dezeleration länger als 3 Minuten, sollte keine Mikroblutuntersuchung erfolgen, sondern das Baby sollte notfallmäßig entbunden werden. Im Idealfall sollte die Geburt innerhalb von 30 Minuten unter Berücksichtigung der Schwere der Situation erfolgen.

Wenn eine abnormale fetale Herzfrequenz sowie eine uterine Hyperkontraktilität besteht, die nicht Folge einer Oxytocininfusion ist, sollte eine Tokolyse erwogen werden. Die vorgeschlagene Dosierung ist Fenoterol 10–20 µg langsam i.v. (eine Ampulle (1 ml) Partusisten intrapartal

pathologisches CTG

ist eine Mikroblutuntersuchung (MBU) möglich und/oder indiziert?
bringe die Mutter in eine linksseitenlage, messe den Blutdruck und verabreiche 500 ml einer kristalloiden Lösung (i.v.) wenn erforderlich

MBU Ergebnis (pH)	empfohlene Maßnahme
normal 7,25 oder höher	– die MBU sollte nach 1 h wiederholt werden, wenn die CTG Auffälligkeiten anhalten – oder früher, wenn weitere Auffälligkeiten auftauchen – wenn die Ergebnisse nach der zweiten MBU stabil bleiben, kann eine dritte/weitere Probe ggf. hinausgeschoben werden, bis weitere Anomalien des CTGs auftreten
borderline 7,21–7,24	– wiederhole die MBU innerhalb von 30 Minuten, wenn die fetale Herzfrequenz pathologisch ist oder früher wenn weitere Anomalien auftreten (die Zeit, die für die Durchführung wiederholter MBUs erforderlich ist, sollte mit Erwägung finden) – wenn eine dritte MBU indiziert ist, sollte ein Oberarzt hinzugezogen werden
abnormal 7,20 oder darunter	– ein Oberarzt sollte anwesend sein – die Geburt sollte rasch erfolgen, insbesondere bei metabolischer Azidose

alle MBU-Ergebnisse sollten unter Einbeziehung der vorausgehenden pH-Messungen, dem Geburtsfortschritt und der Klinik von Mutter und Fetus interpretiert werden

Eine Mikroblutuntersuchung nicht möglich/nicht indiziert?
– bringe die Mutter in eine linksseitenlage, messe den Blutdruck und verabreiche 500 ml kristalloider Flüssigkeit (i.v.) wenn erforderlich

BESCHLEUNIGE DIE ENTBINDUNG
– die Dringlichkeit und der Geburtsmodus sollten unter Einbeziehung der Schwere der fetalen Herzfrequenz-Anomalie und der klinischen Umstände entschieden werden
– der akzeptierte Standard ist, dass die Entbindung innerhalb von 30 Minuten abgeschlossen sein sollte

Abbildung 5.10 Vorgeschlagene Maßnahmen bei pathologischem CTG

(= 25 μg Fenoterol) in 4 ml Glukose 5%; Bolusapplikation von 2–4 ml langsam i.v. (= 10–20 μg Fenoterol mit 10 μg/min). Die Einzeldosis kann nach 3 Minuten noch einmal wiederholt werden.[15,29] Es kann außerdem für eine Herabsetzung der uterinen Aktivität sowie bei der intrauterinen

Wiederbelebung vor einer Notsektio verwendet werden. Sollte Fenoterol eingesetzt werden, sollte an die Möglichkeit des Auftretens einer postpartalen Uterusatonie gedacht werden und diese entsprechend behandelt werden.

Die Nebenwirkungen von Terbutalin bestehen in mütterlicher Tachykardie (Palpitationen) sowie ggf. fetaler Tachykardie.[29] Es kann auch zu einer Blutdruckerhöhung, Tremor, Übelkeit, Nervosität und Schwindel kommen.

Kontinuierliches EFM bei Oxytocin

Wenn bei normaler Herzfrequenz unter der Geburt eine Oxytocininfusion nötig wird, sollte zunächst in Abhängigkeit von der Parität der Patientin eine vollständige Untersuchung durch eine erfahrene Hebamme oder Geburtshelfer durchgeführt und in der Krankengeschichte dokumentiert werden. Die Oxytocininfusion kann gesteigert werden, bis die Patientin vier bis fünf Kontraktionen alle 10 Minuten verspürt. Die Dosierung sollte verringert werden wenn mehr als fünf Kontraktionen alle 10 Minuten auftreten.

Wenn die fetale Herzfrequenz bei laufender Oxytocininfusion als suspekt klassifiziert wird, sollte eine CTG-Interpretation durch einen erfahrenen Geburtshelfer erfolgen. Nach der Visite und CTG-Klassifikation kann der Geburtshelfer empfehlen, dass das Oxytocin weiter erhöht wird, jedoch nur bis zu einer Dosis, welche etwa vier bis fünf Wehen alle 10 Minuten auslöst.[15]

Wenn das fetale Herzfrequenzmuster als pathologisch klassifiziert wird, sollte die Oxytocininfusion gestoppt werden, und eine vollständige Untersuchung des fetalen Zustandes sollte durch einen erfahrenen Geburtshelfer durchgeführt werden. Die Entscheidung zur Fortsetzung der Oxytocininfusion sollte nach Überlegungen zu dem Befunden der fetalen Untersuchung getroffen werden.

Die verlängerte Anwendung einer Behandlung der Mutter mit Sauerstoff-Gesichtsmaske kann für den Fetus schädlich sein und sollte daher vermieden werden. Gegenwärtig liegen auch keine Ergebnisse von Untersuchungen bezüglich des Nutzens oder der Risiken zur kurzfristigen Verwendung der mütterlichen Sauerstofftherapie über Gesichtsmaske bei Verdacht auf fetale Bedrohung vor. Der Anästhesist kann jedoch Sauerstoff über eine Gesichtsmaske mit dem Ziel einer mütterlichen Präoxygenierung vor einer Operation verabreichen.

Die Neugeborenenuntersuchung

Der APGAR-Score, die Notwendigkeit zur Intubation und ein abnormales Verhalten sind wichtige Komponenten der Neugeborenenuntersuchung. Sie sind jedoch subjektiv, liefern nur unvollständige Informationen und stellen selbst kein Indiz für eine Asphyxie dar. Während der Perinatalperiode wird Asphyxie als eine Kombination von Hypoxie und Azidose mit beeinträchtigter Organfunktion definiert.[33] Entsprechend sind sowohl klinische als auch biochemische Informationen nötig, um zwischen einem Kind mit Asphyxie und einem, das aus anderen Gründen deprimiert ist, zu unterscheiden, wie z.B. Infektion, angeborene Fehlbildungen oder mütterliche Analgesie. Gepaarte Blutproben aus der Nabelschnurarterie und Nabelvene sollten entnommen werden, um ein objektives Maß für das Outcome zu erhalten. Das RCOG empfiehlt, dass gepaarte Blutproben als Minimum entnommen werden sollten wenn:

- eine Notsektio durchgeführt worden ist
- eine instrumentelle vaginale Entbindung durchgeführt worden ist
- eine Schulterdystokie aufgetreten ist
- unter der Geburt eine Mikroblutuntersuchung durchgeführt wurde
- der Zustand des Babys schlecht ist mit einem Apgar-Score von 6 oder darunter nach 5 Minuten.

Der Säurebasenstatus der Nabelschnur zum Zeitpunkt der Geburt kann sowohl für medico-legale Gründe als auch für Risikomanagementstrategien wichtig sein.[34] Abgeklemmte Nabelschnursegmente oder in Spritzen gelagertes Blut kann bei Raumtemperatur für bis zu 60 Minuten ohne signifikante Veränderungen des pH oder CO_2 aufbewahrt werden.[35,36]

Die antenatale CTG-Interpretation

Obgleich die Evidenz für den antenatalen Einsatz des EFM nur auf sehr wenigen Studien beruht, d.h. vier Trials mit 1588 Frauen insgesamt aus den 1980iger Jahren, aus der Zeit als das CTG-Monitoring in die klinische Routine eingeführt wurde, hat ein systematischer Review der *Cochrane Database of Systematic Reviews* einen Nutzen des routinemäßigen CTG-Monitoring von Risikoschwangerschaften weder bestätigt noch widerlegt.[37] In der klinischen Praxis gibt es eine Vielzahl von antenatalen Indikationen ab 24 Schwangerschaftswochen ein CTG zu schreiben. Ein normales Herzfrequenzmuster, z.B. Akzelerationen gleichzeitig mit Kindsbewegungen, deuten auf einen normalen Fetus mit einem normal funktionierenden autonomen Nervensystem hin.

Die RCOG Green-top Guideline für das Management verringerter Kindsbewegungen empfiehlt, dass die Interpretation des antenatalen CTGs durch die Anwendung der NICE-Klassifikation der Merkmale der fetalen Herzfrequenz, wie in der Leitlinie dargestellt, unterstützt werden kann.[38] Daher, ebenso wie es für die Klassifikation des intrapartalen CTGs der Fall ist, erscheint es sinnvoll, ein strukturiertes Formular zu verwenden, um sicherzustellen, dass eine durchgehende Terminologie verwendet wird. Es ist jedoch antenatal nicht sinnvoll, ein intrapartales Formular zu verwenden, da unter der Geburt einige Dezelerationen normal sind, was nicht für das antenatale CTG gilt, insbesondere in der Abwesenheit von Wehen. Es ist außerdem wichtig, daran zu denken, dass die Durchführung eines antenatalen CTGs dann besonders wichtig ist, wenn über Maßnahmen entschieden werden soll, was auch für das Schwangerschaftsalter und vorzeitigen Blasensprung gilt.

Abbildung 5.11 ist ein Beispiel eines Formblattes zur antenatalen CTG Interpretation, welches nur für Frauen, die nicht unter der Geburt sind, verwendet werden darf.

Antenatal CTG Formulares	normal (reassuring)	suspekt (non-reassuring)		logo
Baseline (SpM)	110–160 Rate:	unter 109 Rate: über 161 Rate: sinusoidales Muster für 10 Minuten oder länger	Kommentare:	
ein Baseline Anstieg selbst im Normbereich kann besorgniserregend sein, wenn weitere suspekte Zeichen bestehen				
Variabilität (SpM)	5 SpM oder mehr	weniger als 5 SpM für mehr als 40 Minuten	Kommentare:	
Akzelerationen	vorhanden	keine für 40 Minuten	Kommentare:	
Dezelerationen	keine	unprovozierte Dezeleration/en wehenabhängige Dezelerationen (nicht unter der Geburt)	Kommentare:	
Bewertung	Normales CTG (alle vier Zeichen normal)	Abnormales CTG (ein oder mehr suspekte Zeichen)		
	mütterlicher Puls:	Blasensprung: J/N wenn ja, Datum und Uhrzeit:	Farbe des Fruchtwassers:	SS Alter (Wochen):
Indikation für das CTG:				
Maßnahme: (ein abnormales CTG erfordert eine umgehende Bewertung durch einen erfahrenen Geburtshelfer/erfahrene Hebamme)				
Datum:	Zeit:	Unterschrift:.................... Druckschrift:.................... Position:....................		

Abbildung 5.11 Ein Beispiel für ein antenatales CTG-Formblatt

Die antenatale CTG-Klassifikation

Normal: ein CTG, bei dem alle vier Merkmale in die Kategorie normal reassuring fallen.

Abnormal: ein CTG mit einem suspekten Merkmal (non-reassuring) einschließlich Dezelerationen.

Wenn ein abnormales CTG identifiziert wird, sollte es innerhalb von 30 Minuten durch einen erfahrenen Geburtshelfer klassifiziert werden, um einen klaren individualisierten Handlungsplan zu erstellen, einschließlich:

- weiterer durchzuführender Untersuchungen (Ultraschall mit Biometrie, Doppler, etc.),
- der Festlegung des Kontrollintervalls bis zur nächsten Klassifikation,
- Überlegungen, die Geburt rasch herbei zu führen.

Prä-Kurs-CTG-Arbeitsbuch

Ein Prä-Kurs-CTG-Arbeitsbuch wird durch den Kurstutor verfügbar gemacht. Teilnehmer sollten das Arbeitsbuch vor dem Kurs komplettiert haben und die Fälle am Tag des Kurses diskutieren können. Die Fälle werden in Kleingruppen besprochen und diskutiert. Die Arbeitsbücher werden nicht bewertet oder benotet.

Literaturstellen

1. elearning for health. RCOG/RCM EFM training package. 2011.

2. Hon EH. The electronic evaluation of the fetal heart rate; preliminary report. *Am J Obstet Gynecol* 1958;75:1215–30.

3. Beard RW, Filshie GM, Knight CA, Roberts GM. The significance of the changes in the continuous fetal heart rate in the first stage of labour. *J Obstet Gynaecol Br Commonw* 1971;78:865–81.

4. Grant A. Monitoring the fetus during labour. In: Chalmers I, Enkin M, Keirse MC (Hrsg.). *A Guide to Effective Care in Pregnancy and Childbirth*. Oxford: Oxford University Press; 1989. S. 846–82.

5. Thacker SB, Stroup D, Chang M. Continuous electronic heart rate monitoring for fetal assessment during labor. *Cochrane Database Syst Rev* 2001;(2):CD000063.

6. MacDonald D, Grant A, Sheridan-Pereira M, Boylan P, Chalmers I. The Dublin randomized controlled trial of intrapartum fetal heart rate monitoring. *Am J Obstet Gynecol* 1985;152:524–39.

7. Nelson KB. What proportion of cerebral palsy is related to birth asphyxia? *J Pediatr* 1988;112:572–4.

8. Nelson KB, Willoughby RE. Infection, inflammation, and the risk of cerebral palsy. *Curr Opin Neurol* 2000;13:133–9.

9. Murphy KW, Johnson P, Moorcraft J, Pattison R, Russell V, Turnbull A. Birth asphyxia and the intrapartum cardiotocograph. *BJOG* 1990;97:470–9.

10. Confidential Enquiry into Stillbirths and Deaths in Infancy. *4th Annual Report*. London: Maternal and Child Health Research Consortium; 1997.

11. Confidential Enquiry into Stillbirths and Deaths in Infancy. *5th Annual Report*. London: Maternal and Child Health Research Consortium; 1998.

12. Confidential Enquiry into Stillbirths and Deaths in Infancy. *7th Annual Report*. London: Maternal and Child Health Research Consortium; 2001.

13. West Midlands Perinatal Audit. Stillbirth and Neonatal Death 1991–1994. Report of National, Regional, District and Unit Mortality Rates. Keele: West Midlands Perinatal Audit; 1996.

14. Royal College of Obstetricians and Gynaecologists. *Electronic Fetal Monitoring*. National Evidence-Based Clinical Guideline. London: RCOG Press; 2001.

15. National Collaborating Centre for Women's and Children's Health. *Intrapartum Care: Care of Healthy Women and Their Babies during Childbirth*. NICE clinical guideline 55. London: RCOG Press; 2007.

16. AWMF Leitlinie 015/036 (S1) Anwendung des CTG während Schwangerschaft und Geburt.

17. Clements RV, Simanowitz A. Cerebral palsy: the international consensus statement. *Clin Risk* 2000;6:135–6.

18. Pickering J. Legal comment on the international consensus statement on causation of cerebral palsy. *Clin Risk* 2000;6:143–4.

19. Symonds EM. Litigation and birth related injuries. In: Chamberlain G (Hrsg.). *How to Avoid Medico-legal Problems in Obstetrics and Gynaecology*. London: Chameleon Press; 1991.

20. Berglund S, Pettersson H, Cnattingius S, Grunewald C. How often is a low Apgar score the result of substandard care during labour? *BJOG* 2010;117:968–78.

21. The NHS Litigation Authority. Factsheet 3: information on claims. London: NHSLA; 2011 [www.nhsla.com].

22. NHS Litigation Authority. Clinical Negligence Scheme for Trusts Maternity Clinical Risk Management Standards. London: NHSLA; 2011 [www.nhsla.com/RiskManagement/].

23. Draycott T, Sibanda T, Owen L, Akande V, Winter C, Reading S, et al. Does training in obstetric emergencies improve neonatal outcome? *BJOG* 2006;113:177–82.

24. MacEachin SR, Lopez CM, Powell KJ, Corbett NL. The fetal heart rate collaborative practice project: situational awareness in electronic fetal monitoring – a Kaiser Permanente Perinatal Patient Safety Program Initiative. *J Perinat Neonatal Nurs* 2009;23:314–23.

25. Pehrson C, Sorensen J, Amer-Wåhlin I. Evaluation and impact of cardiotocography training programmes: a systematic review. *BJOG* 2011;118:926–35.

26. Lagercrantz H, Bistoletti P. Catecholamine release in the newborn infant at birth. *Pediatr Res* 1977;11:889–93.

27. National Institute for Health and Clinical Excellence. *Monitoring your Baby's Heartbeat in Labour. A Guide for Patients and Their Carers*. London: NICE; 2001 [www.nice.org.uk/nicemedia/pdf/efmpatleafenglish.pdf].

28. The Map of Medicine: Evidence Summary for the First Stage of Labour. International. 2011 [eng.mapofmedicine.com/evidence/map/normal_birth1.html].

29. Schneider H, Husslein P, Schneider KTM. *Die Geburtshilfe*. 5. Auflage. Heidelberg: Springer; 2016.

30. Herbert WN, Stuart NN, Butler LS. Electronic fetal heart rate monitoring with intrauterine fetal demise. *J Obstet Gynecol Neonatal Nurs* 1987;16:249–52.

31. Maeder HP, Lippert TH. Misinterpretation of heart rate recordings in fetal death. *Eur J Obstet Gynecol* 1972;6:167–70.

32. Schneider EP, Tropper PJ. The variable deceleration, prolonged deceleration, and sinusoidal fetal heart rate. *Clin Obstet Gynecol* 1986;29:64–72.

33. Greene KR, Rosen KG. Intrapartum asphyxia. In: Levene MI, Lilford R (Hrsg.). *Fetal and Neonatal Neurology and Neurosurgery*. 2. Auflage. Edinburgh: Churchill Livingstone; 1995. S. 389–404.

34. MacLennan A. A template for defining a causal relation between acute intrapartum events and cerebral palsy: international consensus statement. *BMJ* 1999;319:1054–9.

35. Duerbeck NB, Chaffin DG, Seeds JW. A practical approach to umbilical artery pH and blood gas determinations. *Obstet Gynecol* 1992;79:959–62.

36. Sykes GS, Molloy PM. Effects of delays in collection or analysis on the results of umbilical cord blood measurements. *BJOG* 1984;91:989–92.

37. Pattison N, McCowan L. Cardiotocography for antepartum fetal assessment. *Cochrane Database Syst Rev* 2000;(2):CD001068.

38. Royal College of Obstetricians and Gynaecologists. *Reduced Fetal Movements*. Green-top Guideline No. 57. London: RCOG; 2011 [www.rcog.org.uk/womens-health/clinical-guidance/reduced-fetal-movements-green-top-57].

Modul 6
Präeklampsie und Eklampsie

Wichtige Lerninhalte

- Die Risikofaktoren zu verstehen und die Zeichen und Symptome der schweren Präeklampsie zu erkennen.

- Die potentiellen Komplikationen der schweren Hypertension zu verstehen (systolischer Blutdruck ≥ 160 mmHg) und deren Management.

- Einen eklamptischen Krampfanfall effektiv zu managen.

- Die nötige Behandlung und das Monitoring zu verstehen, das für eine Magnesiumsulfat-Therapie erforderlich ist.

- Die Bedeutung einer detaillierten zeitgemäßen Dokumentation.

Häufige bei Übungen beobachtete Schwierigkeiten

- Nicht das Problem klar zu benennen, wenn Hilfe eintrifft.

- Nicht einen Oberarzt/Abteilungsleiter der Geburtshilfe und Anästhesiologie in das Management von Frauen mit schwerer Präeklampsie und Eklampsie einzubeziehen.

- keine adäquate Behandlung des Bluthochdrucks.

- fehlerhafte Verabreichung und Etikettierung des Magnesiumsulfat.

- fehlende Flüssigkeitsrestriktion.

- fehlende Stabilisierung der Frau vor der Entbindung.

- Vergessen, die Patientin wiederzubeleben (basic resuscitation).

Einführung

Hypertensive Störungen sind die zweithäufigste Ursache mütterlicher Todesfälle weltweit.[1] Zwischen 2006 und 2008 starben 19 Frauen im Vereinigten Königreich als direkte Folge von Präeklampsie oder Eklampsie.[2] Weitere drei Frauen starben an einer akuten Fettleber in der Schwangerschaft, welche dem 'Spektrum der Präeklampsie' zugeordnet wird.

Leider hat sich die Inzidenz der mütterlichen Todesfälle, die auf Präeklampsie und Eklampsie im Vereinigten Königreich zurückgeführt werden (derzeit 0,83/100.000 Schwangerschaften), über die letzten zwei Jahrzehnte nicht signifikant verändert und die Behandlung bei 20 von 22 Frauen, welche in den letzten drei Jahren starben, wurde als nicht Standard gerecht angesehen. Bei 14 Fällen wurde dies als grober Behandlungsfehler klassifiziert, die Todesfälle hätten mit besserer Behandlung vermieden werden können. Die intrakranielle Hämorrhagie bleibt weiterhin die Häufigste singuläre Todesursache und deutet auf ein Versagen einer effektiven antihypertensiven Behandlung hin.[2,3]

Eine schwere Hypertension (systolischer Blutdruck > 160 mmHg) muss behandelt werden, um eine mütterliche Mortalität und Morbidität zu verhindern.[4]

Präeklampsie

Die Präeklampsie ist eine Multisystemstörung der Schwangerschaft, die sich durch eine neu aufgetretene Hypertension > 140/90 mmHg nach 20 SSW sowie eine signifikante Proteinurie (> 300 mg/24 h Sammelurin oder > 30 mg/mmol Protein–Kreatinin-Ratio in Spontanurin) auszeichnet.[4,5] Die Präeklampsie ist eine für die Schwangerschaft spezifische Erkrankung der Endothelfunktion von Gefäßen, vermutlich in der Plazenta als Folge einer Ischämie entstehend.

Die Präeklampsie ist eine der häufigsten zugrunde liegenden Ursachen der mütterlichen und perinatalen Mortalität (Box 6.1) und tritt bei etwa 3% der Schwangerschaften auf.

Die Präeklampsie kann auch den Fetus betreffen. Fetale Komplikationen sind in Box 6.2 wiedergegeben.

Risikofaktoren für die Präeklampsie sind in Box 6.3 wieder gegeben.[5,6]

Box 6.1 Mütterliche Komplikationen der Präeklampsie

- Intrakranielle Hämorrhagie (häufigste Todesursache der schweren Präeklampsie im Vereinigten Königreich)
- vorzeitige Plazentalösung
- Eklampsie
- HELLP Syndrom (hemolysis, elevated liver enzymes and low platelets)
- Disseminierte intravaskuläre Koagulation
- Niereninsuffizienz
- Lungenödem
- acute respiratory distress Syndrom

Box 6.2 Fetale Komplikationen der Präeklampsie

- fetale Wachstumsrestriktion
- Oligohydramnion
- Hypoxie bei Plazentainsuffizienz
- vorzeitige Plazentalösung
- Frühgeburt

Box 6.3 Prädisponierende Risikofaktoren für die Präeklampsie

- Erstgravida
- Hypertensive Erkrankung in früherer Schwangerschaft
- Chronischer hoher Blutdruck
- Familienanamnese einer Präeklampsie
- Präexistierender Diabetes
- Mehrlingsschwangerschaft
- Adipositas (BMI > 30)
- mütterliches Alter > 40
- Autoimmun-Erkrankung (systemischer Lupus Erythematodes, Antiphospholipid Syndrom)
- Nierenerkrankung
- Intervall von mehr als 10 Jahren seit der letzten Schwangerschaft

Eklampsie

Die Eklampsie wird durch einen oder mehrere Krampfanfälle bei Präeklampsie definiert. Die meisten Frauen im Vereinigten Königreich mit eklamptischen Anfall werden jedoch keine Hypertension und Proteinurie vor ihrem ersten Krampfanfall haben.[7] Es treten 44% der Krampfanfälle postpartal auf, 38% antepartal und 18% intrapartal. Die Rezidivhäufigkeit ist 5–30%, selbst mit Behandlung.

Im Vereinigten Königreich ist die Inzidenz der Präeklampsie von 4,9/10.000 Schwangerschaften im Jahre 1992 auf 2,7/10.000 Schwangerschaften gefallen.[8] Die Häufigkeit mütterlicher Komplikationen bei der Eklampsie ist mit mindestens einer schweren Morbidität bei 10% der Fälle hoch.[9] Im Vereinigten Königreich ist die perinatale Mortalität bei Präeklampsie 10 mal so hoch wie bei normalen Schwangerschaften.[5]

Klinik der Eklampsie

Eine Eklampsie stellt sich als generalisierte tonisch-klonische Krampfanfälle mit Kopfbewegungen dar. Die Mutter kann zyanotisch werden, Zungenbiss oder urinäre Inkontinenz werden auch beobachtet. Die meisten Anfälle sind singulär und selbstbegrenzend und hören meist nach 90 Sekunden auf. Eine Eklampsie kann sowohl für Familienmitglieder als auch für das medizinische Personal eine sehr erschreckende Erfahrung sein.

Management der Eklampsie

Das Management der Eklampsie schließt sowohl basic life support als auch die Behandlung der Krämpfe ein. Ein Entwurf des initialen Managements der Eklampsie wird in Abbildung 6.1 gezeigt. Das Management wird im nächsten Abschnitt detailliert beschrieben, gefolgt von Details der Leitlinie zur schweren Präeklampsie. Behandlungsleitlinien zum hohen Blutdruck finden sich im letzten Abschnitt.

Rufe nach Hilfe

Löse den Notsektioalarm aus. Dies schließt den Ruf nach einer erfahrenen Hebamme, dem erfahrensten verfügbaren Geburtshelfer, einem Anästhesisten und zusätzlichen Hebammen und Helfern ein, um Unterstützung zu gewähren und die Maßnahmen zu dokumentieren. Kontaktiere den erfahrensten verfügbaren Geburtshelfer und Anästhesist.

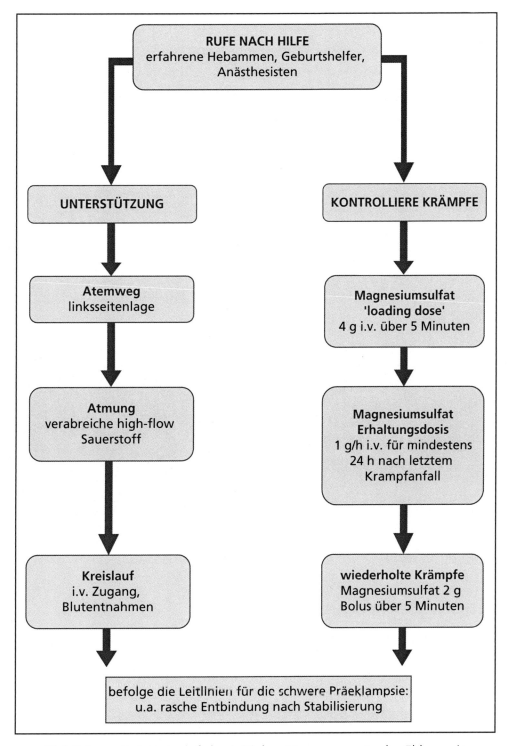

Abbildung 6.1 Entwurf des initialen Managements der Eklampsie

■ Notiere den Zeitpunkt des Krampfes und seine Dauer.

■ Notiere den Zeitpunkt der Alarmauslösung und die Ankunft der Mitarbeiter.

Unterstützung: Atemwege, Atmung, Kreislauf

Denke daran, dass die meisten Krampfanfälle von selber aufhören. Bleibe ruhig. Beobachte die Atemwege und halte sie offen, achte mit oberster Priorität auf Atmung und Kreislauf. Lagere die Mutter in eine Linksseitenlage und schütze sie vor Verletzungen. Verabreiche high-flow Sauerstoff über eine Gesichtsmaske mit einem Reservebeutel. Versuche nicht, die Patientin während des Anfalls festzuhalten. Vergewissere dich unmittelbar nach dem Krampfanfall, dass die Frau in einer Linksseitenlage mit offenen Atemwegen gelagert bleibt.

Eklampsiebox

Viele geburtshilfliche Abteilungen haben eine Notfallbox, die sowohl ein laminiertes Behandlungsprotokoll, als auch die Notfallausrüstung und Medikamente für das Sofortmanagement der Eklampsie enthält (Abbildung 6.2).

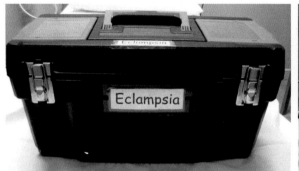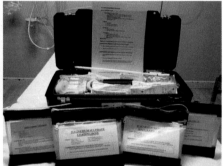

Abbildung 6.2 Eklampsiebox mit laminiertem Behandlungsalgorithmus und Inhaltsangabe[5,6]

Kontrolle der Krämpfe

Lege einen großen intravenösen Zugang, nehme Blutbild, Elektrolyte und Harnstoff, Leberwerte, Gerinnung und Kreuzblut ab. Beginne eine Behandlung mit Magnesiumsulfat.

> **Verwendet bei Frauen mit Eklampsie als Alternative zu Magnesiumsulfat kein Diazepam, Phenytoin oder lytische Cocktails.**

Die Ergebnisse des Collaborative Eclampsia Trial haben gezeigt, dass Frauen mit Magnesiumsulfat weniger wiederkehrende Krampfanfälle zeigen, als Frauen, die mit Diazepam oder Phenytoin behandelt worden waren.[9] Das Magnesiumsulfat scheint primär durch eine Reduzierung des zerebralen Vasospasmus zu wirken.[10] Die intravenöse Verabreichung wird bevorzugt da intramuskuläre Injektionen schmerzhaft sind und in 0,5% der Fälle zu lokaler Abszessbildung führen können.

Das anschließende MAGPIE Trial hat gezeigt, dass Magnesiumsulfat die Eklampsie vermeiden kann, obgleich die Anzahl der Frauen, die behandelt werden müssen, um einen eklamptischen Anfall zu vermeiden, hoch ist, besonders in der entwickelten Welt.[11]

Magnesiumsulfat-Notfalldosierung

loading dose: 4 g Magnesiumsulfat über 5 Minuten

- Ziehe 8 ml einer 50%igen Magnesiumsulfatlösung (4 g) gefolgt von 12 ml einer 0,9%igen Kochsalzlösung in eine 20 ml Spritze auf. Das Gesamtvolumen ist 20 ml.
- Verabreiche manuell einen intravenösen Bolus über 5 Minuten (4 ml/Minute, Perfusor).

Erhaltungsdosis: 1 g/Stunde

- Ziehe 20 ml einer 50%igen Magnesiumsulfatlösung (10 g) gefolgt von 30 ml einer 0,9%igen Kochsalzlösung in eine 50 ml Spritze auf. Das Gesamtvolumen ist 50 ml.
- Platziere die Spritze in einem Perfusor und stelle die Geschwindigkeit auf 5 ml/h i.v. ein.
- Setze die Infusion für 24 h nach der Geburt oder dem letzten Krampfanfall fort, je nach dem was länger dauert.

wiederholte Krampfanfälle unter Magnesiumsulfat:

- Hole unmittelbar die erfahrenste Hilfe.
- Ziehe 4 ml einer 50%igen Magnesiumsulfatlösung (2 g) gefolgt von 6 ml einer 0.9%ige Kochsalzlösung in einer 10 ml Spritze auf. Das Gesamtvolumen ist 10 ml.
- Verabreiche einen intravenösen Bolus über 5 Minuten (2 ml/Minute).
- Nimm wenn möglich Blut für einen Magnesiumspiegel ab, bevor der Bolus verabreicht wird.

Der mütterliche Zustand muss stabilisiert werden, bevor Pläne für die Entbindung gemacht werden, solange vorgeburtlich.

In Deutschland würde nach dem ersten eklamptischen Anfall wahrscheinlich in Abhängigkeit von der Schwangerschaftswoche eine rasche Entbindung angestrebt werden, da sich die Prognose bei wiederholten Krämpfen verschlechtert.[5,6]

Im Vereinigten Königreich wird vorgeschlagen, wiederholte Krampfanfälle mit Diazepam oder Thiopental/Propofol zu behandeln, wenn ein Anästhesist zugegen ist. In Deutschland ist dies kein Standard.[5,6] Erwäge auch die Abklärung zusätzlicher möglicher Ursachen von Krampfanfällen wie einer Gehirnblutung, einer Epilepsie, einer raumfordernden zerebralen Läsion oder einer Zentralvenenthrombose und führe die Patientin einer raschen Abklärung durch Bildgebung zu (u.a. CT, MRI, MR-Venogramm).

Das Magnesiumsulfat wird über den Urin durch die Nieren ausgeschieden. Mit diesem Protokoll ist eine Toxizität unwahrscheinlich. Wenn die Patientin eine normale Urinproduktion besitzt, ist die Messung von Spiegeln entbehrlich. Besteht jedoch eine Oligurie (weniger als 100 ml Urin über 4 Stunden) oder eine Nierenerkrankung, dann ist die Wahrscheinlichkeit erhöht, dass die Magnesiumspiegel toxisch wirken, es ist daher ratsam, nur eine Initialdosis zu verabreichen. Wenn die Patientin eine Oligurie entwickelt, während sie mit der Erhaltungsdosis des Magnesiumsulfates behandelt wird, sollte das Magnesium gestoppt und Blut entnommen werden, um den Magnesiumspiegel zu messen. Der therapeutische Bereich für Magnesiumsulfat ist 2–4 mmol/l.

Bestehen toxische Spiegel, kommt es zu einem Verlust der tiefen Sehnenreflexe, gefolgt von Atemdepression, Atemstillstand und ultimativ dem Herzstillstand. Kommt es zu einem mütterlichen Kollaps, folge dem Notfallprotokoll in Box 6.4. Bei vermuteter Toxizität muss die Magnesiuminfusion sofort gestoppt werden und Blut für eine Spiegelbestimmung entnommen werden.

Box 6.4 Magnesiumsulfat-Notfallprotokoll

Herz-Kreislauf-Stillstand bei Magnesiumsulfatüberdosierung

- stoppe die Magnesiumsulfatinfusion
- beginne basic life support
- verabreiche 1 g Calciumglukonat i.v. (10 ml einer 10%igen Lösung)
- intubiere frühzeitig und beatme, bis die Atmung wieder beginnt

Dokumentation

Alle Mitarbeiter, die während des Notfalls anwesend sind, alle Handlungen, Behandlungen und Medikamente sollten so zeitnah wie möglich aufgezeichnet werden. Die Abbildung 6.3 zeigt ein Beispiel eines Eklampsiedokumentationsformulars, das verwendet werden kann.

PROMPT
Making Childbirth Safer, Together

EKLAMPSIEFORMULAR

DATUM: .... UHRZEIT EKLAMPTISCHER ANFALL: .... DAUER EKLAMPTISCHER KRAMPFANFALL: ....
PERSONEN, DIE BEI BEGINN DES EKLAMPTISCHEN ANFALLS ANWESEND WAREN...
....

NOTSEKTIO-ALARM AUSGELÖST JA/NEIN UHRZEIT...................................
wenn kein Alarm ausgelöst wurde, nenne den Grund..

	NAME	BEREITS ANWESEND (✓)	UHRZEIT INFORMIERT	UHRZEIT EINGETROFFEN
ERFAHRENER GEBURTSHELFER				
LEITENDE HEBAMME				
ANÄSTHESIST				
ASSISTENZARZT				
PFLEGEHELFER				
WEITERE HELFENDE PERSONEN				

OBERARZT DER GEBURTSHILFE INFORMIERT JA/NEIN Name..
wenn nicht, nenne den Grund...
Uhrzeit des Eintreffens (wenn anwesend)...

BEHANDLUNG

LINKSSEITENLAGE JA/NEIN UHRZEIT.......... wenn nicht, andere Lagerung......................

HIGH FLOW O_2 JA/NEIN UHRZEIT....................wenn nicht, begründe.........................

i.v. ZUGÄNGE JA/NEIN UHRZEIT....................wenn nicht, begründe.........................

BLUTENTNAHMEN – BLUTGRUPPE, KREUZBLUT JA/NEIN UHRZEIT....................wenn nicht, begründe.........................
BB, GERINNUNG, LEBERWERTE, KREATININ, HARNSTOFF & ELEKTROLYTE

MAGNESIUMSULFATINFUSION (s.a. laminierte Dosisanweisung)	UHRZEIT DES BEGINNS
LOADINGDOSIS	
ERHALTUNGSDOSIS	

INITIALE POSTEKLAMPTISCHE ANFALLSBEOBACHTUNGEN UHRZEIT...............................

ATEMFREQUENZ................... PULS................... RR...................mm/Hg O_2 SAT..................% TEMP..................°C

BLASENKATHETER GELEGT JA/NEIN UHRZEIT................ wenn nicht, begründe...............................

(beginne High-Dependency Überwachungsbogen)

ANTIHYPERTENSIVA VERABREICHT JA/NEIN UHRZEIT...
wenn ja, welches Medikament in welcher Dosierung...
....

Abbildung 6.3 Beispiel eines Eklampsiedokumentationsformulars

Schwere Präeklampsie – Managementleitlinie

Die Definition einer schweren Präeklampsie ist:[4]

■ schwere Hypertension (RR ≥ 160/110 mmHg) und Proteinurie (Urin: 24 h Sammelurin > 300 mg Protein oder Protein/Kreatinin Quotient > 30 mg/mmol) oder

■ milde oder moderate Hypertension (RR 140/90–159/109 mmHg) und Proteinurie mit mindestens einem der folgenden Symptome:

  ■ schwere Kopfschmerzen

  ■ Sehstörungen wie verschwommen Sehen oder Blitze

  ■ starke Schmerzen unterhalb der Rippen oder Erbrechen

  ■ Papillenödem

  ■ Klonus (Unterkiefer) (≥ 3 Schläge)

  ■ gespannte Leber

  ■ HELLP Syndrom

  ■ Thrombozyten < 100 × 10^9/l

  ■ abnormale Leberenzyme (ALT oder AST > 70 IU/l).

Beachte: bei dem Einschluss von Patientinnen, die atypische Symptome aufweisen, sollte klinische Besonnenheit walten.[12]

Details der Managementprinzipien sind in Abbildung 6.4 wiedergegeben. Diese Prinzipien werden im Detail weiter unten diskutiert.

Managementprinzipien

Das Management der schweren Präeklampsie und Eklampsie erfordert die Initiierung eines komplexen Behandlungsplans.[13] Lokale Leitlinien basierend auf gültigen nationalen Leitlinien sollten verfügbar sein.

1. Stabilisierung

Die effektive und zeitnahe antihypertensive Therapie ist vital.[2,3]

Kontrolle der Hypertension

Im letzten Dreijahresbericht über mütterliche Todesfälle von Frauen mit Eklampsie und Präeklampsie war der größte singuläre Faktor der kritischen Behandlung die inadäquate Therapie der systolischen Hypertension, welche

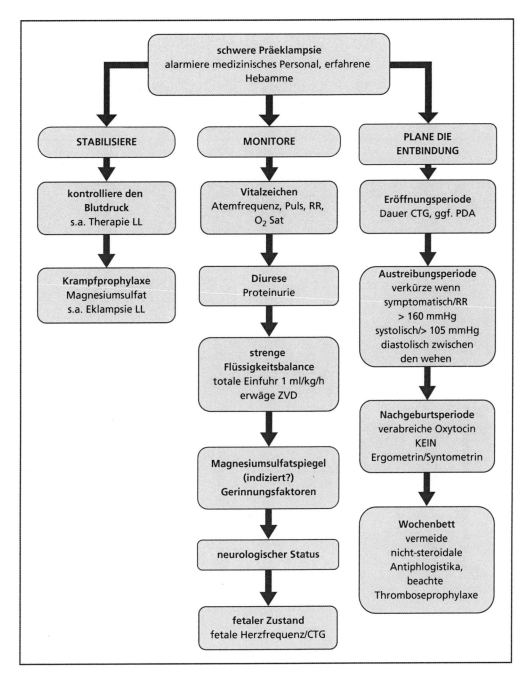

Abbildung 6.4 Übersicht des Managements der schweren Präeklampsie

in einer Gehirnblutung resultierte.[2] Der genaue Mechanismus, welcher Hypertension mit intrakranieller Hämorrhagie verbindet, ist noch unklar, aber die systolische Hypertension stellt den größten Risikofaktor dar. Zusätzlich reflektieren Messungen des mittleren arteriellen Blutdrucks nicht immer die reale Bedrohung des sehr hohen systolischen Blutdrucks. Der CMACE Report aus dem Jahre 2011 deutet, basierend auf der verfügbaren Evidenz, darauf hin, dass ein systolischer Blutdruck von 160 mmHg oder mehr eine dringende und effektive antihypertensive Behandlung erfordert.[2] Der Bericht

105

stellt außerdem fest, dass sich eine Präeklampsie rasch verschlechtern kann, weshalb es in einigen Fällen ratsam ist, bereits bei einem Blutdruck von unter 160 mmHg zu behandeln (s.a. Abbildung 6.5 für Flowchart zur Behandlung der schweren Hypertension). Die NICE-Leitlinie empfiehlt einen systolischen Blutdruckwert von unter 150 mmHg.[4]

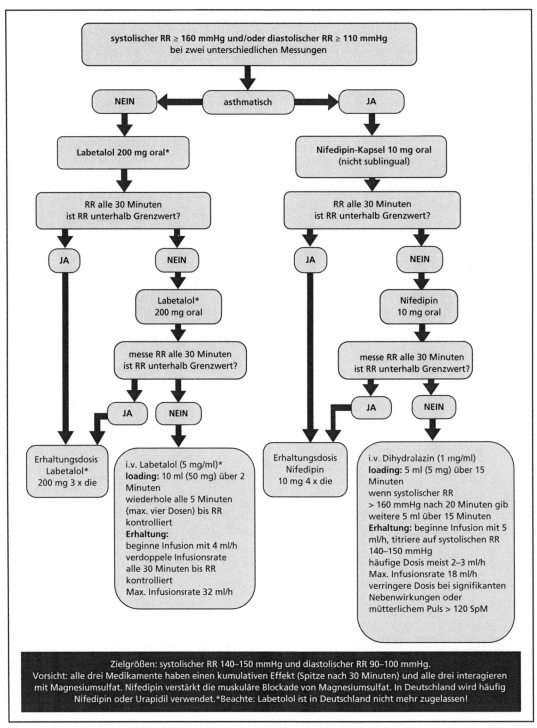

Abbildung 6.5 Behandlungsleitlinien für die schwere Hypertension

> Der CMACE Bericht des Jahres 2011 hat die intrakranielle Hämorrhagie als die größte singuläre Todesursache der Präeklampsie im Vereinigten Königreich identifiziert. Ein Versagen, eine effektive antihypertensive Therapie zu verabreichen, war in den meisten Fällen beteiligt. Die systolische Hypertension stellt das größte Risiko dar und hohe Drücke (> 160 mmHg) sollten als medizinischer Notfall behandelt werden.[2]

Jedes angesetzte antihypertensive Medikament, meist Labetalol und/oder Nifedipin, Urapidil oder Dihydralazin,[5,6] sollte unter der Geburt und beim Kaiserschnitt weiter verabreicht werden. Anästhesisten und Geburtshelfer sollten sich auch der hypertensiven Wirkungen der Laryngoskopie und Intubation bewusst sein, wenn eine Vollnarkose gegeben wird, und sollten die Hypertension vor der Intubation kontrollieren.[3]

Bei der Präeklampsie kann die Verwendung automatisierter Blutdruckmessungen zu einer schwerwiegenden Unterschätzung des Blutdrucks führen. Die Blutdruckmessungen von Hand sollten zu Beginn der Behandlung mit den maschinellen verglichen werden und es sollten Manschetten der passenden Größe eingesetzt werden.[13] Bei schwierigen Fällen sollte eine intraarterielle Blutdruckmessung erwogen werden.

Krampfanfällen vorbeugen

Für Frauen mit schwerer Präeklampsie sollte aufgrund des zusätzlichen Benefits einer Neuroprotektion beim Frühgeborenen eine intravenöse Magnesiumsulfatinfusion erwogen werden, wenn die Entbindung innerhalb von 24 h geplant ist, insbesondere wenn das Schwangerschaftsalter 30 Wochen oder weniger ist (RCOG Scientific Impact Paper No. 29, August 2011). Magnesiumsulfat sollte entsprechend des Präeklampsie Protokolls verabreicht werden, d.h. ein Bolus gefolgt von einer Erhaltungsdosis.

2. Monitoring

Der Zustand einer Schwangeren kann sich rasch verschlechtern. Eine aufmerksame Überwachung und wiederholte Untersuchung ist nötig und sollte auf einem geburtshilflichen Überwachungsprotokoll dokumentiert werden (obstetric high-dependency chart).

- Atemfrequenz, Puls und Blutdruck: alle 15 Minuten bis zur Stabilisierung, dann alle 30 Minuten
- stündliche Urinausscheidung: Blasenkatheter und Urometer
- stündliche Sauerstoffsättigung
- Routine Blutentnahmen alle 12–24 h: Blutbild, Gerinnung, Elektrolyte und Harnstoff, Leberwerte.

Zusätzliche Untersuchungen und Beobachtung von Müttern die Magnesiumsulfat erhalten:

- kontinuierliche Überwachung der Sauerstoffsättigung
- stündliche Atemfrequenz
- stündliche tiefe Sehnenreflexe
- bei Verlust der Reflexe, stoppe die Infusion und überprüfe die Magnesiumspiegel:
  - wenn die Spiegel < 4 mmol/l sind oder die Reflexe wiederkehren, beginne die Infusion erneut mit 0.5 g/h
  - bei Oligurie von < 100 ml Urin in 4 h sollte der Magnesiumspiegel bestimmt werden.

Strenge Ein- und Ausfuhrkontrolle

Eine engmaschige Überwachung der Flüssigkeitsaufnahme und Urinausscheidung ist wesentlich. Frühere Confidential Enquiries haben das Risiko der Flüssigkeitsüberladung hervorgehoben, die ein Lungenödem bei Frauen mit schwerer Präeklampsie verursachen kann.

Die maximale orale und intravenöse Flüssigkeitsaufnahme sollte 1 ml/kgKG/h nicht überschreiten. Dies wird häufig an 80 ml/h angenähert. Vermeide, Medikamente stark verdünnt zu geben und exzessive Oxytocingaben, die die Diurese verringern können.

Alle Frauen mit schwerer Präeklampsie sollten einen Blasenkatheter mit Urometer haben, um stündliche Urinmessungen zu ermöglichen. Die Ein- und Ausfuhr von Flüssigkeit sollte auf einem geburtshilflichen Überwachungsprotokoll dokumentiert werden (obstetric high-dependency chart).

Das Ziel ist, die Frauen 'trocken zu fahren', da Frauen durch Volumenüberladung, jedoch kaum durch Nierenversagen versterben. Die Infusion der Wahl wird meist Hartmann'sche (Na Laktat) Lösung sein oder Blutersatz/Plasmaersatz wenn nötig.

Eine persistierende Oligurie von < 100 ml Urin über 4 h sollte ein sorgfältiges Management, wie in Abbildung 6.6 gezeigt, nach sich ziehen. Ein zentraler Venenkatheter (ZVK) sollte erwogen werden. Ein ZVK kann für das Flüssigkeitsmanagement hilfreich sein, besonders wenn zusätzliche Komplikationen wie eine postpartale Hämorrhagie bei einer Frau mit schwerer Präeklampsie bestehen. Es sollte ein zentraler Venendruck

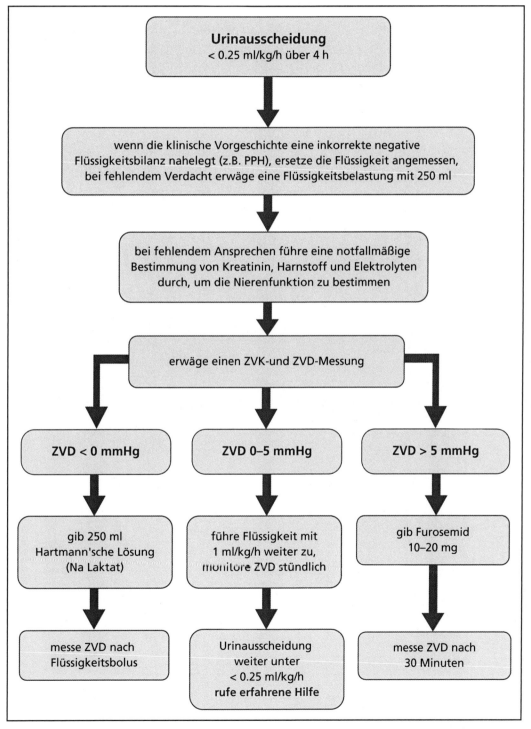

Abbildung 6.6 Flüssigkeitsbalance bei der Mutter mit oligurischer Präeklampsie

zwischen 0 mmHg und 5 mmHg aufrechterhalten werden. Wenn der zentrale Venendruck 5 mmHg überschreitet, sollte weiter Flüssigkeit mit großer Vorsicht gegeben werden.

Lungenödem

Ein Lungenödem wird als eine Flüssigkeitsansammlung in den Lungen definiert, welche zu einem herabgesetzten Gasaustausch führt und Ateminsuffizienz hervorrufen kann. Ein Lungenödem kann sekundär bei Präeklampsie aufgrund der Hypoalbuminämie, einer erhöhten Kapillarpermeabilität sowie einem hohen hydrostatischen Druck (Hypertension) entstehen. Glücklicherweise ist im Vereinigten Königreich das Lungenödem nun eine seltene Komplikation der Präeklampsie, da erkannt wurde, dass es essentiell ist, eine Flüssigkeitsrestriktion durchzuführen ('run the patient dry') und eine genaue Flüssigkeitsbalance zu halten. In Abbildung 6.7 wird ein Röntgenbild mit den typischen Zeichen des Lungenödems gezeigt, obgleich in der Regel die klinischen Zeichen ausreichen, um die Diagnose zu stellen (Box 6.5).

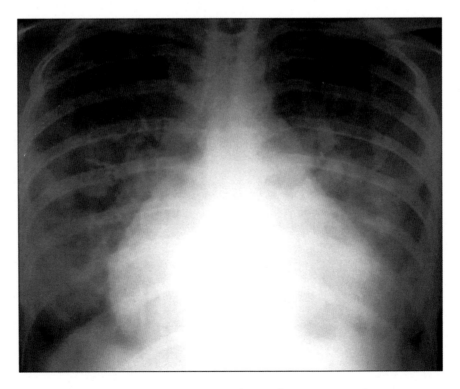

Abbildung 6.7 Röntgenthorax bei Lungenödem

Box 6.5 Klinische Zeichen und Symptome des Lungenödems

Symptome des Lungenödems	Zeichen des Lungenödems
Kurzatmigkeit	Tachypnoe
Unfähigkeit, flach zu liegen	Krepitationen an der Lungenbasis
	fallende Sauerstoffsättigung
	positive Flüssigkeitsbalance
	Tachykardie
	schaumiges Sputum

Das akute Management des Lungenödems ist in Abbildung 6.8 dargestellt.

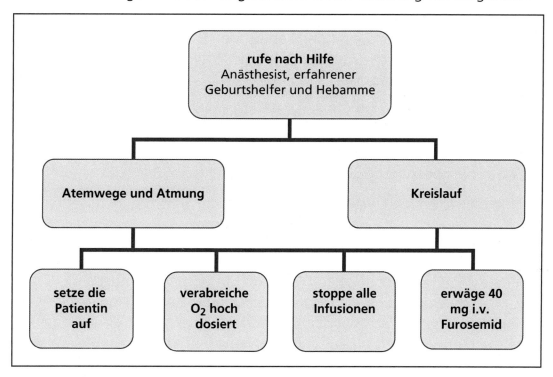

Abbildung 6.8 Umgehendes Management des Lungenödems

Gerinnungsstörungen

Eine disseminierte intravaskuläre Koagulation (DIC) ist eine potentielle Komplikation der schweren Präeklampsie. Untersuche die aktivierte partielle Thromboplastinzeit (APTT), die Prothrombinzeit und Fibrinogen, wenn die Thrombozyten unter 100×10^9 gefallen sind. Achte auch auf klinische Zeichen von Blutung und blauen Flecken. Wenn eine der Untersuchungen abnormal sein sollte, erwäge mit Thrombozyten und fresh frozen plasma (FFP) zu behandeln und setze dich mit einem Hämatologen in Verbindung (weiterführende Informationen können auch in **Modul 2** gefunden werden).

3. Plane die Geburt/Entbindung

Plane die Entbindung des Babys, nachdem die Mutter stabil ist. Die Wahl zwischen einem Kaiserschnitt oder einer Wehenindiktion sollte auf einer individuellen Basis getroffen werden.

Während der Eröffnungsphase sollte die Schwangere eng überwacht werden und die kontinuierliche Beaufsichtigung einer erfahrenen Hebamme ist erforderlich.

■ Überwache mit Dauer CTG, da das Risiko einer fetalen Hypoxie sowie einer vorzeitigen Plazentalösung erhöht ist.

■ Erwäge, eine Periduralanästhesie anzulegen, da Schmerzen den Blutdruck weiter erhöhen. Verzichte auf das Preload mit i.v. Volumen vor der Peridural- oder Spinalanästhesie.[4]

■ Messe den Blutdruck unter der Geburt alle 15 Minuten bei Frauen mit schwerer Hypertension oder stündlich bei Frauen mit milder oder moderater Hypertension.

Für die Mutter ist es sicher, eine normale Austreibungsphase zu durchlaufen, vorausgesetzt sie hat nicht starke Kopfschmerzen oder Sehstörungen und ihr Blutdruck ist innerhalb akzeptabler Grenzen (s.a. NICE-Leitlinie). Erwäge eine vaginal operative Entbindung, wenn:

■ die Mutter über schwere Kopfschmerzen oder Sehstörungen klagt

■ der Blutdruck trotz Behandlung zwischen den Wehen unkontrollierbar ist, > 160 mmHg systolisch oder > 105 mmHg diastolisch.

In der Nachgeburtsperiode sollte 10 IE Oxytocin langsam i.v. oder i.m. verabreicht werden. Syntometrin und Ergometrin sollten bei Frauen mit Präeklampsie oder Eklampsie nicht verwendet werden, da sie die Hypertension verschlechtern und sind in Deutschland ohnehin nicht mehr zugelassen.

Versorgung nach der Geburt

Die Mutter wird nach der Geburt intensiv betreut werden müssen. Dies kann in Abhängigkeit von den Umständen für mehrere Stunden oder Tage anhalten. Denke daran, dass die Eklampsie am häufigsten postpartal auftritt und sich eine Präeklampsie für mehrere Tage nach der Geburt verschlechtern kann. Wenn Symptome auftreten, untersuche und überwache. Eine Rückverlegung auf den Kreißsaal für ein klinisches Monitoring kann nötig werden.

Sorge für eine ausreichende Schmerzbekämpfung, dabei sollten nichtsteroidale entzündungshemmende Medikamente wie Diclofenac vermieden werden, da sie eine Niereninsuffizienz begünstigen können.

Erwäge eine Thromboseprophylaxe, da eine schwere Präeklampsie ein Risikofaktor für Thromboembolie darstellt. Verwende so früh wie möglich Stützstrümpfe. Beginne niedrig-molekulares Heparin postpartal, vorausgesetzt die Thrombozyten sind über 100×10^9/l.

Transfer auf eine Intensivstation oder Intermediate-Care-Station

Frühere Confidential Enquiries[12] und NICE[4] haben darauf hingewiesen, dass der Prozess der Verlegung der Mutter auf eine Intensivstation dokumentiert werden sollte.

Frauen sollten in einem angemessenen Setting behandelt werden[4] (Tabelle 6.1).

Tabelle 6.1 Settings für die Behandlung

Setting	Indikation
Level 3 care: Intensivstation	beatmungspflichtige schwere Präeklampsie
Level 2 care: Überwachungseinheit (high-dependency unit)	trete von Level 3 zurück bei schwerer Präeklampsie Toxämie mit: ■ Eklampsie ■ HELLP Syndrom ■ Hämorrhagie ■ Hyperkaliämie ■ schwere Oligurie ■ Gerinnungsunterstützung ■ i.v. antihypertensive Therapie ■ initialer Stabilisierung der schweren Hypertension ■ nachgewiesener Herzinsuffizienz ■ neurologischen Auffälligkeiten
Level 1 care: periphere Station, 'critical care' input	■ Präeklampsie mit milder oder moderater Hypertension ■ fortgesetztes konservatives antenatales Management der schweren frühzeitigen Hypertension ■ setzte die Behandlung nach der Geburt schrittweise ab

Literaturstellen

1. Khan KS, Wojdyla D, Say L, Gülmezoglu AM, Van Look PF. WHO analysis of causes of maternal death: a systematic review. *Lancet* 2006;367:1066–74.

2. Centre for Maternal and Child Enquiries. Saving Mothers' Lives: reviewing maternal deaths to make motherhood safer: 2006–2008. The Eighth Report on Confidential Enquiries into Maternal Deaths in the United Kingdom. *BJOG* 2011;118 Suppl 1:1–203.

3. Lewis G (Hrsg.). *The Confidential Enquiry into Maternal and Child Health (CEMACH). Saving Mothers' Lives: Reviewing Maternal Deaths to Make Motherhood Safer 2003–2005. The Seventh Report on Confidential Enquiries into Maternal Deaths in the United Kingdom.* London: CEMACH; 2007.

4. National Collaborating Centre for Women's and Children's Health. *Hypertension in Pregnancy: The Management of Hypertensive Disorders during Pregnancy.* NICE Clinical Guideline. London: Royal College of Obstetricians and Gynaecologists; 2011.

5. AWMF Leitlinie 015/018, S1, Diagnostik und Therapie hypertensiver Schwangerschaftserkrankungen.

6. Schneider H, Husslein P, Schneider KTM. *Die Geburtshilfe.* 5. Auflage. Heidelberg: Springer;2016.

7. Knight M; United Kingdom Obstetric Surveillance System. Eclampsia in the United Kingdom 2005. *BJOG* 2007;114:1072–8.

8. Douglas KA, Redman CW. Eclampsia in the United Kingdom. *BMJ* 1994;309:1395–400.

9. Duley L, Carrolli G, Belizan J et al. Which anticonvulsant for women with eclampsia? Evidence from the Collaborative Eclampsia Trial. *Lancet* 1995;345:1455–63.

10. Naidu S, Payne AJ, Moodley J, Hoffmann M, Gouws E. Randomised study assessing the effect of phenytoin and magnesium sulphate on maternal cerebral circulation in eclampsia using transcranial Doppler ultrasound. *BJOG* 1996;103:111–16.

11. Altman D, Carroli G, Duley L, Farrell B, Moodley J, Neilson J, et al.; Magpie Trial Collaboration Group. Do women with pre-eclampsia, and their babies, benefit from magnesium sulphate? The Magpie Trial: A randomised placebo-controlled trial. *Lancet* 2002;359:1877–90.

12. Lewis G (Hrsg.). The Confidential Enquiry into Maternal and Child Health (CEMACH). *Why Mothers Die 2000–2002. The Sixth Report on Confidential Enquiries into Maternal Deaths in the United Kingdom.* London: RCOG Press; 2004.

13. Royal College of Obstetricians and Gynaecologists. *The Management of Severe Preeclampsia/Eclampsia.* Green-top Guideline No. 10A. London: RCOG; 2006.

Modul 7
Mütterliche Sepsis

Wichtige Lerninhalte

■ Erkenne eine schwere mütterliche Sepsis.

■ Verwende das Serum-Laktat um die Schwere der Sepsis einzuschätzen.

■ Kenntnisse des Notfallmanagements des septischen Schocks.

■ Notwendigkeit der frühen i.v. Antibiose und Volumensubstitution.

■ Wichtigkeit des modifizierten geburtshilflichen 'early warning score (MOEWS) charts.

■ Wichtigkeit der Einbeziehung erfahrener multi-professioneller Kliniker.

■ Rekapituliere die potentiellen Komplikationen der schweren Sepsis.

Häufige bei Übungen beobachtete Schwierigkeiten

■ Das Problem nicht zu benennen.

■ Die Atemfrequenz der Patientin nicht zu messen.

■ Das Nichteintragen klinischer Beobachtungen in einen modifizierten geburtshilflichen 'early warning score (MOEWS) chart'.

■ Die klinischen Zeichen der Sepsis nicht zu erkennen.

■ Verzögerte Verabreichung von Antibiotika.

■ Unterlassen, die Sepsis mit einem Flüssigkeitsbolus zu behandeln.

■ Vergessen, mikrobiologische Kulturen und Serum-Laktat abzunehmen.

■ Unterlassen, früh angemessene erfahrene Unterstützung herbeizuziehen.

Einführung

In der Vergangenheit waren sich sowohl Geburtshelfer als auch Hebammen der Sepsis und ihrer Konsequenzen vollauf bewusst. Eine lebensbedrohliche Sepsis ist im Vereinigten Königreich jedoch bis auf jüngste Entwicklungen selten gewesen und viele Ärzte und Hebammen werden nie einen Fall einer schweren mütterlichen Sepsis betreut haben.

Vor der Einführung der Antibiotika in den 1940iger Jahren war die Sepsis des Genitaltraktes die führende Todesursache für Mütter im Vereinigten Königreich, verantwortlich für über ein Drittel aller direkten Todesfälle während der Schwangerschaft und Kindsgeburt. Seit Einführung der Antibiotika hat sich die Zahl der mütterlichen Todesfälle, die auf Sepsis zurückzuführen waren, dramatisch verringert.

In jüngster Zeit hat sich jedoch ein besorgniserregender Anstieg der mütterlichen Todesfälle durch Sepsis gezeigt, insbesondere solche in Verbindung mit A-Streptokokkeninfektion (Group A Streptococcal infection, GAS) (Tabelle 7.1). Während des Dreijahreszeitraums 2006–2008 war Sepsis die führende Ursache direkter mütterlicher Todesfälle, verantwortlich für 26 direkte Tode. Drei weitere Fälle wurden als späte direkte Fälle klassifiziert.[1] Die Mehrheit dieser Todesfälle trat in der Postpartalperiode auf, mehr als 50% nach Kaiserschnitt. Es sind jedoch auch sieben Frauen an Sepsis nach einer vaginalen Geburt gestorben, was unterstreicht, dass sogar gesunde Frauen nach normaler Schwangerschaft und Geburt schnell sehr krank werden und sterben können.

Tabelle 7.1 Anzahl und Anteil mütterlicher Todesfälle durch Sepsis im UK

	1952–54	1985–87	2000–02	2003–05	2006–08
Rate/100.000 Mutterschaften	7,8	0,40	0,65	0,85	1,13
Zahl (aller Organismen)	–	9	13	21	29
Zahl (GAS)	–		3	8	13

Die Sepsis ist weltweit eine sehr bedeutende mütterliche Todesursache: im Jahre 2005 starben mehr als 80.000 Frauen auf der Welt an schwangerschafts-assoziierter Sepsis.[2]

Was ist Sepsis?

Eine Sepsis ist die Antwort des Körpers auf eine Infektion, nach der Invasion des Körpers durch einen Mikroorganismus, meistens Bakterien. Die Infektion kann auf eine bestimmte Körperregion beschränkt bleiben, z.B. Chorioamnionitis, oder sich auf den Blutstrom ausbreiten, was zu Septikämie führt. Eine Sepsis ist ein medizinischer Notfall, da sie zu einer Unterbrechung der Versorgung der Gewebe mit Sauerstoff und Nährstoffen führen kann, einschließlich lebenswichtiger Organe wie dem Gehirn, dem Herzen, der Leber, den Nieren, der Lunge und dem Darm, was in Azidose, Organversagen und Tod mündet.

Prävention der Sepsis

Die Wichtigkeit von Händewaschen, Hygiene und Antisepsis ist in der Betreuung von Müttern fest etabliert.

In der Mitte des 19. Jahrhunderts beobachtete Dr. Semmelweis in Wien einen starken Anstieg mütterlicher Todesfälle von Patientinnen, welche durch Ärzte behandelt wurden, verglichen mit solchen, die durch Hebammen betreut wurden. Er beobachtete außerdem, dass Ärzte, welche direkt aus dem Sektionssaal in den Kreißsaal kamen, trotz Händewaschen mit Seife und Wasser, einen unangenehmen Geruch an ihren Händen hatten. Er postulierte, dass das Kindbettfieber durch Partikel auf den Händen der Ärzte übertragen wird. Semmelweis ordnet an, dass Ärzte verpflichtend ihre Hände mit eine Chlorlösung waschen mussten, bevor sie Frauen unter der Geburt untersuchten. Diese Intervention resultierte in einem dramatischen Abfall der mütterlichen Mortalität.[3]

Andere Techniken, um die Inzidenz der mütterlichen Sepsis zu reduzieren, schlossen das 'barrier nursing', die prophylaktische Gabe von Antibiotika bei vorzeitigem und verlängertem Blasensprung sowie die prophylaktische Gabe von Antibiotika während eines Kaiserschnitts, der manuellen Plazentalösung sowie der chirurgischen Versorgung eines Dammrisses III° ein.

Erkennung der Sepsis

Eine lebensbedrohliche Sepsis in der Schwangerschaft oder dem Wochenbett kann heimtückisch verlaufen oder kann eine extrem schnelle klinische Verschlechterung aufweisen, insbesondere als Folge einer Streptokokkeninfektion. Bei vielen der sepsisinduzierten mütterlichen Todesfälle, welche durch die Confidential Enquiry im Vereinigten Königreich überprüft wurden, hatten die Frauen einen kurzen Krankheitsverlauf, in einigen Fällen waren sie bereits bei Krankenhausaufnahme sterbenskrank.

Es ist daher wesentlich, dass alle Berufsgruppen einschließlich der Familienhebammen, Pflegehelfer, Praktikanten, Mitarbeiter der Intensivstationen und Hausärzte die Zeichen und Symptome der Sepsis kennen. Die potentielle Schwere der Erkrankung von Frauen, die Zeichen und Symptome der Sepsis aufweisen, wird häufig nicht erkannt oder unterschätzt, was zu Verzögerungen in der Krankenhauseinweisung, der Gabe von notwendigen Antibiotika und der späten Hinzuziehung von erfahrenen Berufsgruppen führt.[4]

Die Confidential Enquiry der Jahre 2006–2008 unterstreicht ebenfalls die Bedeutung davon, Frauen selbst über die Risiken, Zeichen und Symptome einer Genitaltraktinfektion zu unterrichten, sowie über die Notwendigkeit, selbst früh Rat zu suchen, wenn sie besorgt sind.[1]

Zeichen und Symptome

Bei Frauen sind die Zeichen der Sepsis des Genitaltraktes Bauchschmerzen, Diarrhoe und Erbrechen. Einige, aber nicht alle, habe eine erhöhte Temperatur. Es kann sehr schwierig sein, diese Symptome von Gastroenteritis zu unterscheiden, weshalb alle Schwangeren oder Wöchnerinnen mit diesen Symptomen sorgfältig untersucht werden sollten. Vorgeburtlich kann auch ein übel riechender vaginaler Ausfluss oder im Wochenbett vermehrter oder schlecht riechender Lochialfluss vorherrschen. Die Kombination von Bauchschmerzen und einer abnormalen oder fehlenden fetalen Herzfrequenz deutet antenatal eher auf Sepsis als auf eine vorzeitige Plazentalösung hin.

Viele der Todesfälle der jüngsten Confidential Enquiry waren mit Halsschmerzen oder einer Infektion der oberen Luftwege assoziiert.[1] Alle der Frauen, die an GAS gestorben sind, haben entweder mit kleinen Kindern gearbeitet oder hatten selbst welche.

Die Frauen zeigen außerdem einen Ausschlag. Das typische Streptokokken-A-Exanthem (Abbildung 7.1) entwickelt sich über 12–48 h, initial mit

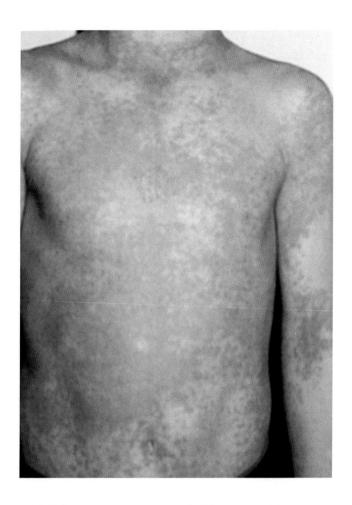

Abbildung 7.1 A-Streptokokkenausschlag

erythematösen (roten) Flecken auf der Brust und den Axillae, die sich auf den Rumpf und die Extremitäten ausbreiten. Der Ausschlag besteht typischerweise aus scharlachartigen Flecken, über einer generalisierten Röte mit einer fleckigen sonnenbrandartigen Erscheinung. Auf Druck verschwindet der Ausschlag, anders als der petechiale Ausschlag, wie er für die Meningokokkenseptikämie typisch ist.

Frauen mit schwerer Sepsis können trügerisch gut erscheinen. Sie können ihren Blutdruck halten und die schwere Erkrankung für eine verlangerte Zeitperiode vor der plötzlichen kardiovaskulären Dekompensation verschleiern. Es ist daher entscheidend, dass für alle Frauen mit einem der Symptome aus Box 7.1, oder die 'sich einfach nicht wohl fühlen', die klinische Basisbeobachtung erfolgt: Herzfrequenz, Atemfrequenz, Blutdruck, Temperatur und, wenn verfügbar, die Sauerstoffsättigung. Die Verwendung des modifizierten frühen 'warning score (MOEWS) charts' um die physischen Beobachtungen aufzuzeichnen, wird empfohlen und sollte bei der frühen Erkennung von Frauen mit Sepsis helfen.

Box 7.1 Zeichen und Symptome der Genitaltraktsepsis	
Symptome	**Zeichen**
Fieber	Ausschlag (scharlachartige Flecke auf generalisierter
Diarrhoe	Rötung oder petechial)
Erbrechen	Tachykardie (Herzfrequenz > 100 SpM)
Bauchschmerzen	Tachypnoe/erhöhte Atemfrequenz (> 24/Min)
Halsschmerzen	Fieber (> 38 °C) oder Unterkühlung (< 35 °C)
Infektion der	Hypotension (systolischer RR < 80 mmHg)
oberen Luftwege	niedrige Sauerstoff Sättigung (< 95% unter
vaginaler Ausfluss	Raumluft)
Wundinfektion	schlechte periphere Perfusion (kapilläre Füllungszeit
	> 2 Sekunden)
	Blässe
	feuchtkalte Haut
	Verwirrung
	marmorierter Haut
	Oligurie (< 0.5 ml/kgKG/h)

Risikofaktoren

Viele Frauen, bei denen die Diagnose Sepsis gestellt wird, haben keine
Risikofaktoren. Die Risikofaktoren für die Sepsis sind in Box 7.2 dargestellt,
mögliche Ursachen einer Sepsis in Box 7.3. Bei einer postpartalen Patientin
mit einer möglichen Sepsis sollte die Vorgeschichte eines vorzeitigen
Blasensprungs oder unvollständigen Plazenta erfragt werden und die
Patientin auf eine uterine Druckdolenz oder Uterusvergrößerung hin
untersucht werden.

Management

Die Surviving Sepsis Campaign ist eine gobale Initiative, die auf
eine Reduzierung der Mortalität durch Sepsis abzielt, in dem sie ein
Bewusstsein schafft, die Diagnose verbessert, die Anwendung der richtigen
Behandlung erhöht, Angehörige von Gesundheitsberufen weiterbildet
und Behandlungsleitlinien entwickelt. Weiterführende Informationen zur
Surviving Sepsis Campaign können unter www.survivingsepsis.org bezogen
werden.[5]

Box 7.2 Risikofaktoren für mütterliche Sepsis

- Reste von Schwangerschaftsprodukten (nach Fehlgeburt, Schwangerschaftsabbruch oder Entbindung)
- Kaiserschnitt (eine Notsektio hat ein höheres Risiko als eine elektive oder geplante Operation)
- länger bestehender vorzeitiger Blasensprung
- Frühgeburt
- Wundhämatom
- Z.n. invasivem intrauterinen Eingriff (z.B. Amniozentese, Chorionzottenbiopsie)
- Cerclage
- Adipositas
- Immunschwäche (z.B. Immunsuppressiva, hoch dosierte Steroide, HIV-Infektion)
- Diabetes mellitus
- mit kleinen Kindern zu arbeiten oder welche zu haben

Box 7.3 Potentielle schwangerschafts- und nicht-schwangerschafts-assoziierte Gründe für eine mütterliche Sepsis

schwangerschafts-assoziiert	nicht-schwangerschafts-assoziiert
Chorioamnionitis (Reste von Schwangerschaften, lang bestehender vorzeitiger Blasensprung, Kaiserschnitt, intrauterine invasive Eingriffe) Postoperativ (Kaiserschnitt, Cerclage, Hämatom, Amniocentese) Brustabszess	Appendizitis (kann in der Schwangerschaft atypisch verlaufen) Pyelonephritis (häufiger in der Schwangerschaft) Cholezystitis Darmperforation (häufiger bei entzündlichen Darmerkrankungen) Meningitis Pneumonie Zellulitis

Die Therapie der mütterlichen Sepsis stellt eine Herausforderung dar, aber besseres Training, eine strukturierte Herangehensweise, eine frühere Erkennung und gute Behandlung sowohl in der Gemeinde als auch unter

Krankenhausbedingungen können helfen, Leben zu retten. Eine sofortige Untersuchung und Behandlung, insbesondere sofortige intravenöse Antibiotika, intravenöse Flüssigkeit und das frühe Einbeziehen erfahrener Ärzte ist entscheidend.

Das Management der schweren mütterlichen Sepsis erfordert die rasche Initiierung multipler überlappender Handlungen. Die genaue Sequenz ergibt sich aus den Bedürfnissen der individuellen Mutter sowie den verfügbaren Ressourcen. Ein Überblick über das initiale Management der Sepsis ist in Abbildung 7.2 wiedergegeben. Das Management wird detailliert im nächsten Abschnitt beschrieben.

Rufe um Hilfe

Die frühe Einbeziehung erfahrener Hebammen, Geburtshelfer, Anästhesisten und Intensivmedizin-Oberärzten ist entscheidend.

Unterstütze: Atemwege, Atmung, Kreislauf

Beobachte und halte die Atemwege offen und achte auf Atmung und Kreislauf mit oberster Priorität. Wenn die Frau kollabiert ist, achte darauf, dass die Atemwege offen sind und sie atmet. Verabreiche high-flow Sauerstoff über eine Gesichtsmaske mit einem Reservebeutel und stelle sicher, dass die Frau in einer Linksseitenlage gelagert wird. Lege so früh wie möglich intravenöse Zugänge.

Sofortige frühe intravenöse Antibiotikabehandlung

Die umgehende hoch dosierte Breitspektrum intravenöse Antibiotikatherapie, z.B. 1,5 g Cefuroxim und 500 mg Metronidazol, in Übereinstimmung mit den lokalen Verschreibungsleitlinien und bekannten Medikamentenallergien der Patientin, sollte so früh wie möglich begonnen werden.[4] Der Beginn der antibiotischen Behandlung sollte nicht bis zum Eintreffen mikrobiologischer Untersuchungen verzögert werden. Wenn möglich sollten vor Beginn der Antibiose Blutkulturen entnommen werden, der Beginn der antibiotischen Behandlung sollte nicht verzögert werden

Ein Mikrobiologe sollte frühzeitig um Rat gefragt werden. Wenn die Frau schon sehr krank ist, sich verschlechtert oder sich nicht innerhalb von 24 h seit Beginn der Behandlung verbessert, sollten zusätzliche oder alternative intravenöse Antibiotika verwendet werden wie z.B. Gentamycin, Clindamycin oder Piperacillin/Tazobactam (Tazocin, Wyeth).

In jedem Fall sollte frühzeitig die jeweils geltende AWMF-Sepsis-Leitlinie beachtet werden.[6]

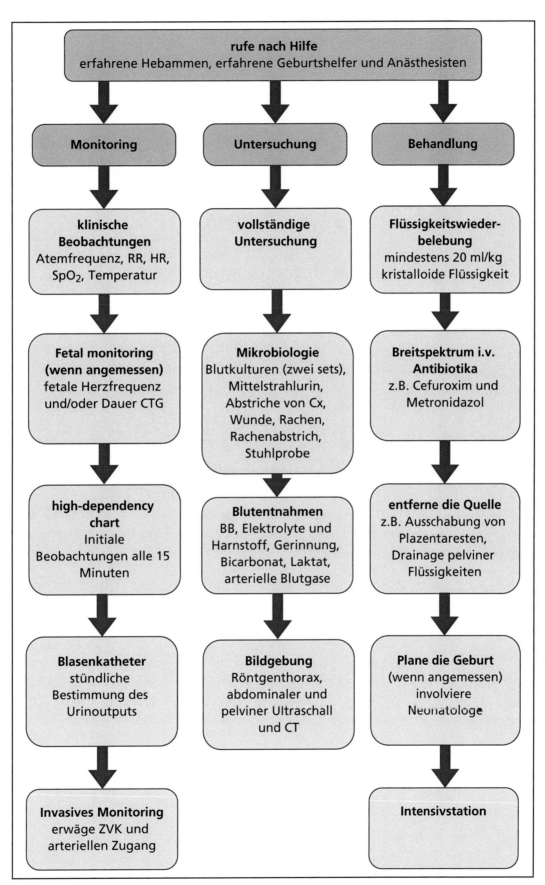

Abbildung 7.2 Algorithmus für das initiale Management der mütterlichen Sepsis

Wiederbelebung durch Flüssigkeit

Eine Hypotension und/oder ein erhöhter Serum-Laktatspiegel (> 4 mmol/l) sollte mit intravenöser Flüssigkeit behandelt werden. Die Frauen sollten initial mindestens 20 ml/kg einer intravenösen Kristalloidlösung verabreicht bekommen.[4] Dies bedeutet, dass eine 75 kg schwere Patientin mit Sepsis mindestens 1500 ml einer intravenösen Kristalloidlösung erhalten sollte. Wenn sich die Hypotension und/oder der Serum-Laktatspiegel nach dem Flüssigkeitsbolus nicht verbessert, sollte die Patientin auf eine Intensivstation verlegt werden, wo Vasopressoren verabreicht werden können, um den arteriellen Mitteldruck über 65 mmHg zu halten.

Vollständige klinische Untersuchung

Eine vollständige klinische Untersuchung sollte mit dem Ziel durchgeführt werden, die Ursache der Sepsis zu identifizieren. Diese Untersuchung sollte vom Scheitel bis zur Sohle, einschließlich einer vaginalen Untersuchung, um verbliebende Tampons oder Tupfer auszuschließen, durchgeführt werden.

Monitore

Frauen mit mütterlicher Sepsis können sich sehr rasch verschlechtern. Besondere Wachsamkeit in der Beobachtung und wiederholten Untersuchung sind gefordert und die Vitalzeichen sollten auf einem MOEWS chart festgehalten werden. Dies kann bei der frühen Erkennung einer sich verschlechternden Patientin helfen.

■ Atemfrequenz, Puls, Blutdruck und Sauerstoffsättigung: alle 15 Minuten bis zur Stabilisierung, dann alle 30 Minuten.

■ Temperatur mindestens alle 4 h.

■ Urinausscheidung stündlich, Blasenkatheter mit Urometer.

■ Blutproben alle 4–12 h in Abhängigkeit vom klinischen Zustand: Blutbild, Gerinnung, Elektrolyte und Harnstoff, Leberwerte, Bicarbonat und Laktat.

Mikrobiologische Untersuchungen

Abstriche oder Kulturen sollten von allen potentiellen Quellen der Sepsis entnommen werden. Die Proben sollten notfallmäßig an ein mikrobiologisches Labor geschickt werden, wo an ausgewählten Proben ggf. mikroskopiert werden sollte. Die Ergebnisse der mikrobiologischen Untersuchungen sollten umgehend nachgefragt werden und die Antibiose entsprechend umgesetzt werden. Folgende Proben sollten entnommen werden:

- Blutkulturen (mindestens von zwei unterschiedlichen Entnahmestellen, aus allen intravenösen Zugängen, die länger als 48 h gelegen haben)
- vaginale Abstriche
- Urinkulturen
- Wundabstriche
- Rachenabstriche
- Stuhlproben
- Sputumproben
- Plazentaabstriche (wenn unmittelbar postpartal verfügbar).

Die häufigsten mit Tod durch Genitaltrakt Sepsis assoziierte Erreger im Vereinigten Königreich sind Gruppe A beta-hämolysierende Streptokokken, auch als puerperale Sepsis, Kindbettfieber oder Strep A bekannt. Andere Pathogene, die häufig Genitaltrakt Sepsis verursachen, sind *Escherichia coli*, Gruppe B beta-hämolysierende Streptokokken, *Staphylokokkus aureus*, coagulase-negative Staphylokokken, Pseudomonas und gemischte anaerobe/Bacteroides species. Viele Frauen mit Genitaltraktsepsis werden eine gemischte Infektion mit zwei oder mehr Organismen haben.

Blutuntersuchungen

Blutbild

Bei der Sepsis sind die Leukozyten meist erhöht (> 14) mit einem hohen Anteil an Neutrophilen und Granulozyten. Die Leukozyten können jedoch auch verringert sein (< 4), was auf eine schwere Sepsis hinweist. Die Thrombozyten können niedrig oder erhöht sein.

Nieren- und Leberfunktion

Eine akute tubuläre Nekrose kann sich entwickeln, die zu Niereninsuffizienz mit erhöhten Harnstoff-, Kreatinin- und Kaliumspiegeln führen kann. Der pro-inflammatorische Status der Sepsis kann auch zu Hyperbilirubinämie und Gelbsucht führen.

Gerinnung

Die disseminierte intravaskuläre Koagulation (DIC) ist eine
potentielle Komplikation der schweren Sepsis. Die aktivierte partielle
Thromboplastinzeit (APTT), die Prothrombinzeit und das Fibrinogen sollten
untersucht werden. Achte zusätzlich auf klinische Hinweise für Blutung
oder blaue Flecken. Wenn eine der Untersuchungen abnormal sein
sollte, erwäge eine Behandlung mit Thrombozyten, fresh frozen plasma
(FFP) und/oder Kryopräzipitat und schließe dich mit einem klinischen
Hämatologen kurz.

Serum-Laktat

Patientinnen mit schwerer Sepsis oder septischem Schock haben
typischerweise ein hohes Laktat, welches sekundär als Folge eines anaeroben
Metabolismus bei schlechter Gewebeperfusion auftritt. Ein Laktatspiegel
über 4 mmol/l weist auf eine schlechte Prognose hin.[7] Die Bestimmung des
Laktatspiegels ist essentiell für die Feststellung einer Gewebehypoperfusion
bei Patientinnen, die noch nicht hypotensiv sind, aber ein erhöhtes Risiko für
einen septischen Schock aufweisen.

Das Blutgasanalysegerät im Kreißsaal oder auf der neonatologischen
Intensivstation kann häufig den Laktatspiegel messen.

Wegen des hohen Risikos eines septischen Schocks empfiehlt die Surviving
Sepsis Campaign, dass jeder Patientin mit einem erhöhten Serum-
Laktatspiegel (> 4 mmol/l) initial ein Minimum von 20 ml/kgKG einer
kristalloiden Flüssigkeit erhält, unabhängig von ihrem Blutdruck. Wenn
sich das Serum-Laktat nach dem Flüssigkeitsbolus nicht verbessert, sollte
die Patientin auf eine Intensivstation verlegt werden, um inotropische
Unterstützung zu erhalten.

Arterielle Blutgase

Eine arterielle Blutgasanalyse ist bei jeder Patientin, die sich nicht wohl fühlt,
eine sehr sinnvolle Untersuchung.

Wahrscheinlich wird als Folge der Laktatproduktion eine metabolische
Azidose gefunden (arterieller pH 7, 35), wie bereits weiter oben aufgeführt.
Eine respiratorische Kompensation kann durch Hyperventilation mit
einem niedrigen $PaCO_2$ auftreten, was jedoch nie vollständig den
niedrigen pH korrigieren können wird. Das Serum-Bicarbonat ist meist

niedrig (normal: 24–33 mmol/l), da Bicarbonat durch das Puffern von Wasserstoffionen konsumiert wird und das Serum-Laktat steigt. Wenn der Schock fortschreitet, verschlechtert sich die metabolische Azidose, die Kompensationsmechanismen sind erschöpft und der Blut pH sinkt weiter (< 7, 2). Eine frühe Ateminsuffizienz kann zu Hypoxie mit einem PaO_2 < 8 kPa führen.

Beseitige die Ursache der mütterlichen Sepsis

Wenn möglich, sollte die Quelle der Sepsis entfernt werden. Wenn eine Chorioamnionitis auftritt, sollte die Entbindung beschleunigt werden. Eine schwere mütterliche Infektion kann zusätzlich den Fetus betreffen und daher sollte neonatologischer Rat gesucht werden.

Alle verbliebenen Reste von Schwangerschaftsprodukten sollten, sobald der mütterliche Zustand wieder stabil ist, entfernt werden. Eine Laparotomie und gelegentlich eine Hysterektomie können notwendig werden.

Bildgebung

Eine Bildgebung kann dabei helfen, die Quelle der Sepsis zu identifizieren:

- abdominaler Ultraschall mit Suche nach Resten von Plazenta/Eihäuten oder freier Flüssigkeit
- Röntgenthorax
- CT von Brustkorb, Abdomen und Becken.

Prophylaktische Behandlung

Frauen mit Sepsis haben ein erhöhtes Risiko einer venösen Thromboembolie. Eine Prophylaxe der tiefen Venenthrombose mit niedrig-molekularem Heparin und/oder Kompressionsstrümpfe sollten erwogen werden.

Multi-professioneller Ansatz

Es sollte frühzeitig der Rat von Spezialisten wie Anästhesisten, Intensivmedizinern, Hämatologen und Mikrobiologen sowie Geburtshelfern eingeholt werden. Kritisch kranke Patientinnen sollten auf einer Intensivstation behandelt werden.

Es besteht die Notwendigkeit, das Bewusstsein bei Müttern und Medizinberufen für die antenatale, intrapartale und puerperale Sepsis zu verbessern. Lokale Leitlinien und Protokolle sollten für alle Mitarbeiter von geburtshilflichen Abteilungen sowie Intensivstationen verfügbar sein, jedoch auch für Hausärzte und Familienhebammen, damit die mütterliche Sepsis zeitnah erkannt und gemanagt werden kann.[1]

Literaturstellen

1. Centre for Maternal and Child Enquiries. *CMACE Emergent Theme Briefing #1: Genital Tract Sepsis. Saving Mothers' Lives 2006–08: Briefing on Genital Tract Sepsis.* London: CMACE; 2010.

2. Betrán AP, Wojdyla D, Posner SF, Gülmezoglu AM. National estimates for maternal mortality: an analysis based on the WHO systematic review of maternal mortality and morbidity. *BMC Public Health* 2005;5:131.

3. Sumbul M, Parapia LA. Handwashing and hygiene: lessons from history. *J R Coll Physicians Edinb* 2008;38:379.

4. Lewis G (Hrsg.). The Confidential Enquiry into Maternal and Child Health (CEMACH). *Saving Mothers' Lives: Reviewing Maternal Deaths to Make Motherhood Safer 2003–2005. The Seventh Report on Confidential Enquiries into Maternal Deaths in the United Kingdom.* London: CEMACH; 2007.

5. Surviving Sepsis Campaign; 2011 [www.survivingsepsis.org].

6. AWMF LL 079/001 S2k, Prävention, Diagnose, Therapie und Nachsorge der Sepsis, abgelaufen.

7. Weil MH, Afifi AA. Experimental and clinical studies on lactate and pyruvate as indicators of the severity of acute circulatory failure (shock). *Circulation* 1970;41:989–1001.

Modul 8
Schwere geburtshilfliche Blutung

Wichtige Lerninhalte

- Die wesentlichen Risikofaktoren und Gründe der schweren geburtshilflichen Blutung zu verstehen.

- Die Wichtigkeit der Früherkennung der geburtshilflichen Blutung zu verstehen.

- Mit dem unmittelbaren Management und der speziellen Behandlung der schweren vorgeburtlichen, intrapartalen und postpartalen Blutung vertraut zu sein.

- Die Bedeutung der frühen adäquaten Flüssigkeitswiederbelebung zu unterstreichen.

- Effektiv mit der Patientin und dem multi-professionellen Team zu kommunizieren.

- Details des Managements genau, klar und lesbar zu dokumentieren.

Häufige bei Übungen beobachtete Schwierigkeiten

- Verzögerungen in der Erkennung der Schwere des Problems, bis die Patientin im Schock ist.

- Versagen, sofort eine versteckte Blutung zu erkennen.

- Nicht das Problem klar allen gegenüber zu benennen, die zum Notfall hinzukommen.

- Verzögerungen bei dem Beginn einer adäquaten Flüssigkeitswiederbelebung.

- Verzögerungen in der Erkennung der Notwendigkeit einer operativen Intervention.

■ Unsicherheiten, wie schnell Blutprodukte herangeschafft werden können.

■ Unüberlegter Einsatz von Misoprostol.

Einführung

Die massive geburtshilfliche Blutung ist die führende mütterliche Todesursache weltweit, die in einigen Studien für mindestens 50% der Todesfälle verantwortlich ist.[1]

Im Vereinigten Königreich ist die Häufigkeit der schweren geburtshilflichen Hämorrhagie 3,7/1000 Geburten,[2] mit einer mütterlichen Mortalität von 3,9/Million Mutterschaften.[3] Über 50% der verstorbenen Frauen hatten eine schwerwiegende 'substandard care' erhalten, was nahelegt, dass wenn die Betreuung besser gewesen wäre, die Frauen wahrscheinlich überlebt hätten.[3] Insbesondere gab es Defizite in folgenden Bereichen: fehlende frühe Einbeziehung erfahrener multi-professioneller Berufsgruppen, fehlendes engmaschiges postoperatives Monitoring, Versagen, auf Zeichen und Symptome adäquat zu reagieren und unzureichende Verwendung und Interpretation des modifizierten geburtshilflichen 'early warning score (MOEWS) charts'.

Definition der Hämorrhagie

Die **antepartale Hämorrhagie** (APH) wird als Blutung aus dem Genitaltrakt nach 24 Schwangerschaftswochen definiert. Sie kann jederzeit bis zum Geburtsbeginn auftreten.

Die **intrapartale Hämorrhagie** wird als Blutung aus dem Genitaltrakt zu jedem Zeitpunkt der Geburt bis zum Abschluss der Austreibungsphase definiert.

Die **primäre postpartale Hämorrhagie** (PPH) wird traditionell als Blutverlust von 500 ml oder mehr innerhalb der ersten 24 h nach der Geburt definiert. Die meisten gesunden Frauen können jedoch mit einem Blutverlust dieser Größenordnung ohne Probleme zurecht kommen. Eine schwere PPH ist als Blutverlust von mehr als 1000 ml definiert.[4]

Die **sekundäre PPH** wird als Blutverlust von 500 ml oder mehr ab 24 h postpartal bis 12 Wochen postpartal definiert.[4]

Pathophysiologie

Das normale Blutvolumen von Erwachsenen ist etwa 70 ml/kgKG, was etwa einem totalen Blutvolumen von ungefähr 5 l entspricht. Die gesunde schwangere Frau hat ein totales Blutvolumen von 6–7 l in der späten

Schwangerschaft. Dieses erhöhte Blutvolumen, in Verbindung mit erhöhten Spiegeln von Gerinnungsfaktoren wie Fibrinogen und Gerinnungsfaktoren VII, VIII und X, liefert einen physiologischen Schutz gegen Blutung.

Ein Blutverlust kann schwer zu schätzen sein, eine Blutung kann auch innerhalb des Uterus, des Ligamentum latum oder der Uterushöhle versteckt ablaufen. Ein normaler Blutverlust (< 500 ml) nach einer vaginalen Geburt oder einer Sektio wird den mütterlichen Puls oder Blutdruck nicht verändern, ein weiterführender Blutverlust wird dies jedoch sicher tun. In Tabelle 8.1 sind die klinischen Zeichen des Schocks in Abhängigkeit von der Menge des Blutverlustes dargestellt.

Tabelle 8.1 Klinische Zeichen des Schocks durch schwangerschafts-assoziierten Blutverlust

Blutverlust (ml)	Klinische Zeichen	Ausprägung des Schocks
500–1000	normaler Blutdruck Tachykardie Palpitationen, Schwindel	kompensiert
1000–1500	Hypotension systolisch 90–80 mmHg Tachykardie Tachypnoe (21–30 Atemzüge/Minute) Blässe, Schwitzen Schwäche, Mattigkeit, Durst	mild
1500–2000	Hypotension 80–60 mmHg schneller schwacher Puls > 110 Schläge/Minute Tachypnoe (> 30 Atemzüge/Minute) Blässe, kalte feuchte Haut Oligurie < 30 ml/h Unruhe, Angst, Verwirrtheit	moderat
2000–3000	schwere Hypotension < 50 mmHg Blässe, kalte feuchte Haut, periphere Zyanose Atemnot Anurie Verwirrtheit oder Bewusstlosigkeit, Kollaps	schwer

Eine Gerinnungsstörung kann sich als Folge eines schweren Blutverlustes entwickeln. In der disseminierten intravaskulären Koagulation (DIC) wird das Blut einer exzessiven Menge an Gerinnungsfaktoren einschließlich Thromboplastin ausgesetzt. Die Gerinnungsfaktoren werden rasch verbraucht und das fibrinolytische System wird aktiviert, was eine Störung der Kontrolle der Gerinnungsbalance und Fibrinolyse hervorruft. Dies kann so lange weiter entgleisen, bis eine Hämostase nicht mehr möglich ist.

Protokoll für die schwere geburtshilfliche Blutung

Alle geburtshilflichen Abteilungen sollten ein Protokoll für eine schwere geburtshilfliche Blutung besitzen und das multi-professionelle Team sollte dieses Protokoll üben und in Zusammenarbeit mit der Hämatologie und den Mitarbeitern der Blutbank regelmäßig auf den neuesten Stand bringen.[3,4]

Wiederbelebung durch Flüssigkeit

> **Die Wiederbelebung durch Flüssigkeit ist eine Priorität jeder schweren geburtshilflichen Blutung, um das zirkulierende Volumen wiederherzustellen.**

Die Flüssigkeitswiederbelebung und Verabreichung von Blutprodukten sind die Schlüsselelemente jeder schweren Blutung. Es sollte daran gedacht werden, dass es weiterhin schwierig ist, den Blutverlust zu quantifizieren und dieser häufig unterschätzt wird. Die Abbildung 8.1 kann als Hilfsmittel zur Abschätzung des Blutverlustes verwendet werden.

Sofortiger großlumiger intravenöser Zugang und Flüssigkeitsersatz

Es sollten mindestens zwei großlumige intravenöse Zugänge gelegt werden (mindestens 14G oder 16G, orange oder grau). Anschließend sollten Blutentnahmen erfolgen: rotes Blutbild, Gerinnung und Kreuzblut. Die erste Wahl für den frühen Flüssigkeitsersatz sind Kristalloidlösungen (z.B. Hartmann'sche Lösung oder 0,9%ige Kochsalzlösung). Warme Flüssigkeiten

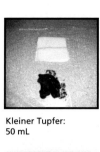 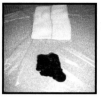 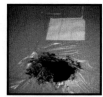 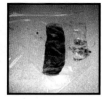 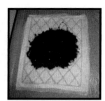

Kleiner Tupfer: Mittlerer Tupfer: Großer Tupfer: Damenbinde: Moltex:
50 mL   100 mL   350 mL   100 mL   250 mL

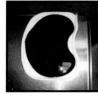 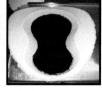 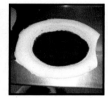 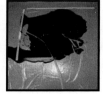 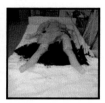

Nierenschale: Bettpfanne: Schüssel: Blut auf dem Fußboden: PPH:
600 mL   500 mL   300 mL   50 x 50 cm (500 mL)   Nur auf dem Bett (1000 mL)
                                        75 x 75 cm (1000 mL)   Auf den Boden geblutet
                                        100 x 100 cm (1500 mL)   (2000 mL)

Abbildung 8.1 Ein Beispiel einer Anleitung zur Schätzung des Blutverlustes (nach dem S Paterson-Brown Modell: Bose P, et al. *BJOG* 2006;113:919–24)

sollten so schnell wie möglich infundiert werden, bis der systolische Blutdruck wiederhergestellt ist.

Zu infundierendes Volumen

Es sollten drei Liter klarer Flüssigkeit verabreicht werden (kristalloide und kolloide Lösungen)[5,6] und es sollten Überlegungen angestellt werden, Blut durch die geeignetsten Produkte zu ersetzen (s.a. unten).

Verabreiche Blut und Blutprodukte

Bei der schweren Blutung müssen sowohl das Blutvolumen als auch die Sauerstoff tragende Kapazität wiederhergestellt werden. Die Entscheidung Blut zu transfundieren sollte stets wohl überlegt sein, bei der schweren Blutung sollte jedoch kompatibles Blut so früh wie möglich transfundiert werden, z.B. über einen Blutwärmer oder rapid infuser. Es sollte die gleiche Blutgruppe wie bei der Mutter verabreicht werden. Wenn jedoch gekreuztes Blut nicht verfügbar ist oder bereits drei Liter intravenöser Flüssigkeiten gegeben worden sind oder die Blutung massiv und nicht nachlassend ist, sollte O Rh negatives oder blutgruppenkompatibles Blut gegeben werden.

Mobile Laborgeräte, welche nahe einem Patienten einsetzbar sind, z.B. das Hämoglobinmessgerät mit dem HemoCue® (HemoCue AB, Ängelholm,

Schweden) und die Thromboelastographie, sind in Fällen von massiver, rascher Blutung vital, da es häufig zu unvermeidbaren Verzögerungen dabei kommt, die Ergebnisse eines roten Blutbildes oder Gerinnungsstatus aus dem Labor zu bekommen.

Es sollte daran gedacht werden, dass die Transfusion eines Blutbeutels nur rote Blutzellen ersetzt, nicht jedoch Gerinnungsfaktoren oder Blutplättchen. Daher sollten bei der schweren Blutung früh Überlegungen angestellt werden, fresh frozen plasma (FFP), Kryopräzipitat (welches eine konzentriertere Quelle von Fibrinogen als FFP darstellt) und Thrombozytenkonzentrate zu transfundieren, die alle vitale Komponenten der Gerinnung enthalten. Es ist nicht nötig, auf die Gerinnungsanalyse zu warten, bevor begonnen wird, Blutprodukte zu transfundieren. Von vitaler Bedeutung ist, dass ein Hämatologe frühzeitig um Rat gefragt wird.

Das RCOG empfiehlt, dass bis zu 1 Liter FFP und zwei Packungen Kryopräzipitat (10 Einheiten) verabreicht werden können, während auf die Gerinnungsergebnisse gewartet wird.

Das Ziel ist, die Prothrombinzeit und aktivierte partielle Thromboplastinzeit (APTT) auf unterhalb von 1,5 x der mittleren Kontrolle zu halten. Die Dosierung von FFP ist 12–15 ml/kgKG, was im Allgemeinen 4 Einheiten FFP auf 6 verabreichte Erythrozytenkonzentrate entspricht.[4]

Zellrettung (cell salvage)

Die intraoperative Zellrettung (ein Prozess, bei dem bei einer Operation verlorenes Blut gesammelt, filtriert, gewaschen und dann zurück in den Patienten transfundiert wird) wird in der Allgemeinchirurgie häufig angewendet und reduziert die Notwendigkeit für Spenderbluttransfusionen signifikant. Dieser Prozess wird nun zunehmend in der Geburtshilfe angwendet, insbesondere bei Frauen, die keine Einwilligung für Blut oder Blutprodukte erteilen, oder wo ein massiver Blutverlust erwartet wird (Plazenta percreta oder accreta).[4]

Bei der Zellrettungstechnik kann es bei Rh negativen Frauen potentiell durch eine Kontamination mit fetalen roten Zellen zu einer Immunisierung kommen, weshalb eine Standard anti-D Dosis verabreicht werden sollte und ein Kleihauer-Test eine Stunde nach Beendigung der Zellrettung durchgeführt werden sollte, um zu bestimmen, ob weitere anti-D Gaben erforderlich sind.[4] Es sollte auch besondere Aufmerksamkeit darauf gelegt werden, sicherzustellen, dass das rückgewonnene Blut nicht mit Fruchtwasser kontaminiert ist.

Antenatales Risikoassessment für Blutung

Anämie

Eine Anämie vergrößert die Auswirkungen einer geburtshilflichen Blutung, da Frauen, die anämisch sind, weniger in der Lage sind, einen Blutverlust zu tolerieren. Daher stellt das antenatale Screening der Hämoglobinspiegel und die Behandlung der Anämie einen wichtigen Aspekt der Schwangerenvorsorge dar.

Gerinnungsstörungen

Mütter mit angeborenen Gerinnungsstörungen, wie der Hämophilie und dem von Willebrand-Syndrom, haben ein erhöhtes Blutungsrisiko und benötigen daher die Hilfe eines Spezialisten während der gesamten Schwangerschaft, mit klaren individualisierten Plänen für die Geburt und Nachgeburtsperiode, welche in der Krankenakte der Frau hinterlegt sind.

Eine Präeklampsie oder ein HELLP-Syndrom (hemolysis, elevated liver enzymes, low platelets) kann die Mutter anfälliger für Blutungen machen.

Plazenta praevia und accreta

Eine Plazenta praevia, besonders bei Müttern mit einer Narbe des Uterus, kann bei der Geburt zu einer unkontrollierbaren uterinen Blutung führen, was eine Sektiohysterektomie notwendig machen kann. Sowohl erfahrene Geburtshelfer als auch Anästhesisten sollten den Kaiserschnitt planen und durchführen. Die Einbeziehung und Planung der Zellrettung und interventionellen Radiologie wird außerdem empfohlen.

Frauen, die Blutprodukte ablehnen

Frauen, die Blutprodukte ablehnen, sollten in der Antenatalperiode identifiziert werden. In der mütterlichen Krankengeschichte sollte ein klarer Management Plan einer potentiellen Blutung dokumentiert werden. Dieser Plan sollte spezifische Produkte und Behandlungen identifizieren, die für die Frau akzeptabel wären, einschließlich der Zellrettung. Die Prinzipien des Managements der Blutungen in diesen Fällen sind, Verzögerungen zu vermeiden, sicherzustellen, dass frühzeitig erfahrene Hilfe herbeigezogen wird und dass frühzeitig auf pharmakologische, radiologische und chirurgische Interventionen zurückgegriffen werden kann.[3]

Die Verwendung des 'modifizierten geburtshilflichen early warning score (MOEWS) charts'

Es ist wichtig, bei Frauen, die ein Blutungsrisiko haben, besonders wachsam zu sein und Zeichen und Symptome der Blutung so früh wie möglich zu erkennen. Das Versagen, die Zeichen und Symptome der intraabdominalen Blutung zu erkennen, insbesondere nach einem Kaiserschnitt, wird durch CMACE unterstrichen, es wird daher die Verwendung der MOEWS-Charts (Abbildung 8.2) empfohlen, um dieses Problem anzusprechen.[3]

Die Verwendung der MOEWS-Charts sollte Hebammen, Schwestern und Ärzte bei Auftreten abnormaler Trends alarmieren. Solche 'trigger charts' sind jedoch nur dann hilfreich, wenn die Messungen genau eingetragen werden und angemessene Maßnahmen nach einem Alarm ergriffen werden.

Antepartale Hämorrhagie

Die antepartale Hämorrhagie (APH) tritt bei 2–5% aller Schwangerschaften auf.[7] Eine APH ist meist unvorhersehbar und der Zustand der Frau kann sich rasch verschlechtern, während oder nach dem Beginn der Blutung.

Ursachen der APH

Die häufigsten Ursachen der APH sind Plazenta Randblutungen, Blutungen aus einer Zervixektopie oder blutiger Ausfluss.

Die häufigsten Ursachen einer schweren APH sind die vorzeitige Plazentalösung und die Plazenta praevia. Die Uterusruptur als Folge der unter der Geburt auftretenden Kräfte oder eines abdominalen Traumas, z.B. eines Verkehrsunfalls, können auch zu einer massiven Blutung führen.

Rupturierte Vasa praevia können eine für den Fetus katastrophale APH verursachen. Obgleich rupturierte Vasa praevia nicht mit einem schweren mütterlichen Blutverlust verbunden sind, stellen sie einen geburtshilflichen Notfall dar, da sich sehr schnell eine akute fetale Anämie entwickelt.

Klinik der schweren APH

Eine Frau mit APH hat meist eine offensichtliche vaginale Blutung. Die Blutung kann jedoch versteckt ablaufen und eine Blutung sollte daher bei jeder Schwangeren mit Zeichen oder Symptomen des Schocks oder Kollapses ausgeschlossen werden.

Tabelle 8.2 listet die offensichtlichen Zeichen und Ursachen der APH.

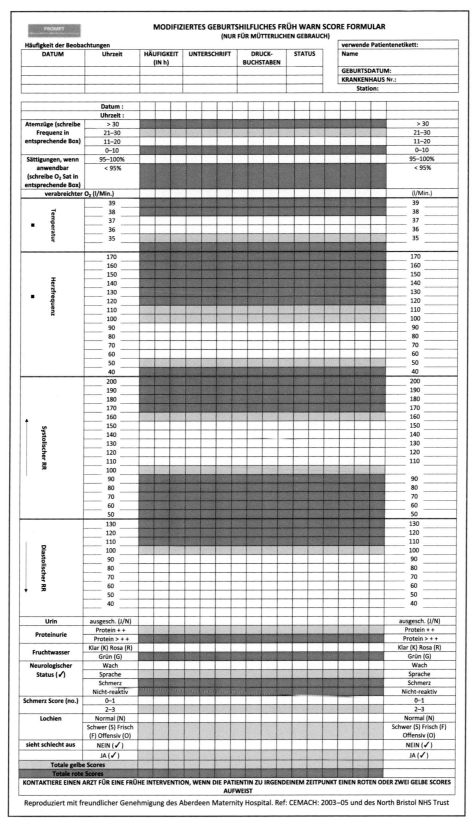

Abbildung 8.2 Ein Beispiel eines MOEWS-Charts und Anleitung für die Benutzung

Tabelle 8.2 Zeichen, Merkmale und Ursachen der APH

Ursache	mögliche Merkmale	Zustand des Uterus	Zustand des Fetus	Risikofaktoren/beitragende Faktoren
Plazenta praevia	schmerzlose vaginale Blutung hoch stehender vorangehender Teil oder Querlage, Schock	nicht gespannt und weich, oder irritabler Uterus	abhängig vom Blutverlust	frühere Uteruschirurgie, z.B. Sektio, tief sitzende Plazenta im pränatalen Ultraschall
Abruptio placentae	Blutung (kann versteckt sein) anhaltender Schmerz Schock fetale Gefährdung pathologisches CTG	gespannter, hölzerner, harter Uterus irritabler Uterus	abhängig vom Blutverlust und Zeitspanne seit Ereignis der Abruptio	frühere Abruptio (bis zu 25% Wiederholungsrate, wenn zwei frühere Abruptiones)[8] Präeklampsie Hypertension fetale Wachstumsretardierung Kokainkonsum Rauchen abdominales Trauma höheres mütterliches Alter Mehrgebärende
Uterusruptur	plötzlich einsetzender scharfer anhaltender Schmerz Peritonismus, abnormales/ pathologisches CTG sehr hoher oder unerreichbarer vorangehender Teil, Blutung (ggf. versteckt), Schock, Hämaturie	Kontraktionen, können aufhören	wahrscheinlich abnormales/ pathologisches CTG Fetus ex utero palpierbar	vorangehende Uteruschirurgie (Sektio, Myomektomie, kornuale Eileiterschwangerschaft) ≥ 4 Para Trauma Oxytocininfusion
Vasa praevia	variable frische vaginale Blutung nach Blasensprung, akute fetale Bedrohung kein mütterlicher Schock	normal	akute fetale Bedrohung – sinusoidales/bradykardes CTG, fetale Mortalität 33–100%	tiefer Plazentasitz, Nebenplazenta

Initiales Management der schweren APH

Eine schwere APH ist ein ernstzunehmender geburtshilflicher Notfall. Der Blutverlust kann sintflutartig mit rascher Verschlechterung des mütterlichen und fetalen Zustands ablaufen. Denke daran, dass der Blutverlust häufig unterschätzt wird und versteckt ablaufen kann, insbesondere bei der Uterusruptur oder Abruptio placentae.

Das Management der schweren APH erfordert die unmittelbare Initiierung multipler gleichzeitig ablaufender Handlungen. Eine schnelle Untersuchung des fetalen und mütterlichen Wohlbefindens ist erforderlich. Das initiale Management, um den mütterlichen Zustand zu stabilisieren, wird der gleiche sein, unabhängig von der Blutungsursache. Dies sollte spezifische Behandlungsmaßnahmen nach sich ziehen, in Abhängigkeit von der Ursache. Die genaue Sequenz wird durch die individuellen Bedürfnisse der Mutter, den fetalen Zustand und die verfügbaren Ressourcen diktiert.

Eine Skizze des initialen Managements für eine schwere APH wird in Abbildung 8.3 gezeigt. Dies wird mehr im Detail in den folgenden Abschnitten diskutiert werden.

Rufe nach Hilfe

Löse den Notsektioalarm aus, um unmittelbar Hilfe herbeizurufen:

- erfahrene/leitende Hebamme
- erfahrener Geburtshelfer
- erfahrener Anästhesist
- erfahrener Neonatologe
- zusätzliche Unterstützung/Personal.

Alarmiere einen Hämatologen, die Blutbank, operatives Personal und Transporteur, auf 'standby zu sein', da das große geburtshilfliche Blutungsprotokoll aktiviert werden und das Management der Frau im OP erforderlich werden könnte. Der Oberarzt/Bereichsleiter der Geburtshilfe und Anästhesie sollten ebenfalls informiert werden.

Maßnahmen

- Lagere die Frau in einer Linksseitenlage und verabreiche 'high-flow' Sauerstoff.
- Klinische Beobachtung: RR, Puls, capillary refill Test, Atemfrequenz und Sauerstoffsättigung.

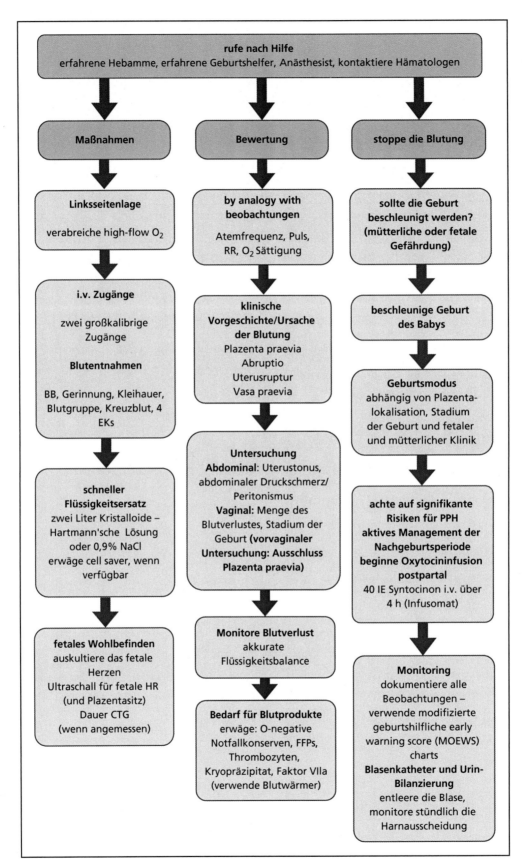

Abbildung 8.3 Algorithmus für das initiale Management der schweren APH

- Lege zwei große i.v. Zugänge.

- Blutentnahmen: Blutbild, Kleihauer-Test, wenn die Patientin Rh negativ ist, Gerinnungsfaktoren einschließlich Fibrinogen, Kreuzblut, 4 EKs kreuzen lassen, ggf. bereits blutgruppenspezifisches Blut schicken lassen und mit der Transfusion warten, bis die Ergebnisse der Kreuzprobe vorliegen.

- Rascher Flüssigkeitsersatz mit 2 l einer kristalloiden Lösung.

- Stelle den Bedarf für Blutprodukte fest.

- Verwende O Rh negatives Blut aus dem Notfalldepot, wenn eine lebensbedrohliche Blutung besteht, und erwäge den Einsatz von Gerinnungsprodukten, insbesondere wenn eine operative Entbindung indiziert ist.

- Überwache den Zustand des Fetus mit Auskultation, Ultraschall und Dauer CTG.

> **Eine Ultraschalluntersuchung kann in bis zu 75% der Fälle die Diagnose einer Abruptio plazentae verpassen, weshalb man keine Zeit verstreichen lassen sollte, ein retroplazentares Hämatom durch Ultraschall zu identifizieren.**

BEWERTUNG – rasche Evaluation des mütterlichen und fetalen Zustandes

Bewerte rasch die Gesamtsituation von Mutter und Fetus. Dies schließt ein:

- überprüfe die relevante geburtshilfliche und klinische Vorgeschichte einschließlich:
  - ☐ Schwangerschaftsalter
  - ☐ frühere Uteruschirurgie/Kaiserschnitte
  - ☐ Lage der Plazenta (gehe die pränatalen Ultraschalluntersuchungen durch)
  - ☐ Bauchschmerzen.
- Untersuchung:
  - ☐ schätze den Blutverlust (s.a. Abbildung 8.1, S. 133)
  - ☐ Tastuntersuchung des Uterus bezüglich Tonus und Druckdolenz
  - ☐ Tastuntersuchung des Abdomens bezüglich Peritonismus und ex utero liegender fetaler Teile
  - ☐ untersuche die Lage der Plazenta mit Ultraschall

☐ nachdem eine Plazenta praevia ausgeschlossen werden konnte, kann eine Spekulumuntersuchung durchgeführt werden, um die Stärke der Blutung und mögliche lokale Ursachen zu identifizieren (Trauma, Polyp, Ektopie). Erwäge eine vaginale Untersuchung, um das Stadium der Geburt festzustellen.

> **Denk dran: führe bei vaginaler Blutung keine vaginale Untersuchung durch, ohne zuvor eine Plazenta praevia ausgeschlossen zu haben.**

STOPPE DIE BLUTUNG – sollte die Geburt beschleunigt werden?

Im Falle einer massiven APH ist die Entbindung des Babys und der Plazenta die effektivste Methode, die Blutung zu kontrollieren, unabhängig von der Ursache, und kann eine lebensrettende Intervention für die Mutter sein.[8]

Wenn eine Plazenta praevia vorliegt, sollte die Entfernung der abnormal lokalisierten Plazenta die Blutung kontrollieren. Das Team sollte sich jedoch bewusst sein, dass die Möglichkeit eines hohen Risikos einer schweren PPH besteht. Die Operation sollte daher durch den erfahrensten verfügbaren Geburtshelfer erfolgen und der Oberarzt/Bereichsleiter sollte beaufsichtigen.

Wenn die APH durch eine Uterusruptur verursacht wird, sollte die Dehiszenz identifiziert und repariert werden.

Dem Zustand der Mutter sollte stets der Vorrang gegeben werden, unabhängig einer vermuteten fetalen Bedrohung. Wenn unabhängig vom Schwangerschaftsalter die Geburt indiziert ist, sollte die Mutter entsprechend wiederbelebt und die Entbindung vorangetrieben werden. Es sollte nicht aus fetalen Gründen, wie dem Abwarten einer Lungenreifungsinduktion bei Frühgeburt, zugewartet werden.

Das neonatologische Team sollte bei schwerer APH früh gerufen werden, damit die Möglichkeit besteht, die Ausrüstung für die neonatale Wiederbelebung vorzubereiten. Eine APH kann eine neonatale Anämie verursachen, insbesondere dann, wenn Vasa praevia oder eine Abruptio plazentae vorliegen.

Bei einer schweren APH ist es wahrscheinlich, dass die Entbindung durch Notsektio beendet wird, es sei denn, die Frau ist unter der Geburt und der Muttermund vollständig. Eine Sektio bei schwerer APH wird wahrscheinlich technisch schwierig sein, ob durch Abruptio plazentae oder Uterusruptur verursacht, und sollte daher durch den erfahrensten Geburtshelfer durchgeführt werden. Wenn nicht bereits anwesend sollte der Oberarzt/ Bereichsleiter der Geburtshilfe so früh wie möglich gebeten werden, anwesend zu sein.[8]

Die Art der Narkose für die Operation wird von den klinischen Umständen und dem mütterlichen Zustand abhängen und sollte durch einen erfahrenen Anästhesist entschieden werden.

Eine APH ist außerdem ein wesentlicher Risikofaktor für eine PPH, weshalb alle Teammitglieder darauf vorbereitet sein sollten, eine anschließende PPH zu managen.

Postpartale Hämorrhagie

Im Vereinigten Königreich sind 1,3% der Entbindungen durch eine PPH (> 1000 ml) kompliziert.[9] Die klinischen Zeichen des Schocks wurden bereits in Tabelle 8.1 beschrieben (S. 131). Die schwere PPH ist ein geburtshilflicher Notfall.

Risikofaktoren für eine schwere PPH

Antenatale und intrapartale Risikofaktoren für eine PPH sind in Box 8.1 wiedergegeben.

Prävention der PPH

Die Evidenz spricht für ein routinemäßiges aktives Management der Nachgeburtsperiode.[10]

Syntometrin (Oxytocin und Ergometrin) ist in Deutschland nicht mehr zugelassen und sollte nicht mehr verwendet werden. Das Oxytocin (Syntocinon®) wird von einigen Gesellschaften als das Mittel der Wahl für Frauen ohne Risikofaktoren für eine PPH angesehen.[4]

Das Syntocinon ist geringfügig weniger bei der Reduktion des initialen Blutverlustes effektiv, wenn es mit einer Dosis von 10 IE i.m. oder 5 IE i.v. verabreicht wird, verglichen mit dem nicht mehr zugelassenen Syntometrin. Es ist nicht mit einer postpartalen Hypertension assoziiert und sollte daher bei mütterlicher Hypertension, oder wenn der mütterliche Blutdruck vor der Entbindung unbekannt ist, gegeben werden.[11]

> **Das Syntometrin sollte nicht bei bekannter Hypertension, oder wenn der RR nicht während der Geburt bestimmt wurde, verabreicht werden.**

Box 8.1 Risikofaktoren für die PPH

Antenatal

Z.n. Plazentaretention oder PPH (Wiederholungsrisiko etwa 8–10%)

Z.n. Sektio (erhöhtes Risiko für Plazenta praevia, accreta und percreta)

Plazenta praevia, accreta oder percreta

antepartale Hämorrhagie – insbesondere durch Abruptio placentae

Uterusüberdehnung (z.B. Mehrlingsschwangerschaft, Polyhydramnion, Makrosomie)

Präeklampsie

Body Mass Index > 35

höheres mütterliches Alter (zusätzlich verkraften ältere Frauen eine schwere Blutung schlechter)

Uterusanomalien (z.B. Myome)

mütterliches Hämoglobin < 9 g/dl zu Beginn der Geburt (höhere Risiken bei Blutung)

Vielgebärende

Intrapartal

Einleitung

protrahierter Verlauf in Eröffnungs-, Austreibungs- und Nachgeburtsperiode

Verwendung von Oxytocin unter der Geburt

Plazentaretention

Sturzgeburt

vaginal operative Entbindung

Sektio, besonders in der Austreibungsperiode

Abruptio placentae

Fieber unter der Geburt

Mit einer Uterusatonie sollte in klinischen Situationen wie einer protrahierten Eröffnungsperiode oder Sektio in der Austreibungsperiode gerechnet werden. Bei Hochrisikofällen sollte erwogen werden, ein länger wirksames Oxytocinderivat nach einer Sektio zu verabreichen wie Carbetocin 100 µg i.v., oder eine Infusion mit Syntocinon 40 IE in 500 ml 0,9% Kochsalzlösung mit 125 ml/h i.v. für bis zu 4 Stunden zu beginnen, wenn keine Kontraindikationen vorliegen.

Die Confidential Enquiry into Maternal and Child Deaths[3] 2005–2008 und das RCOG[4] empfehlen, dass Frauen, die bereits eine Sektio hatten, eine Ultraschalluntersuchung ihrer Plazentaanheftungsstelle erhalten sollten. Bei tiefem Sitz der Plazenta kann sowohl ein MRI als auch eine Ultraschalluntersuchung erfolgen, um zu versuchen, zu bestimmen, ob eine Plazenta accreta oder percreta vorliegt. Sollte sich eines von beiden bestätigen, kann eine vorausschauende Planung in der Antenatalperiode sowie die Einbeziehung eines erfahrenen multidisziplinären Teams bei der Geburt das Risiko einer intrapartalen oder postpartalen Hämorrhagie verhindern oder verringern.[3,4]

Ursachen der PPH

Eine schwere PPH tritt meist innerhalb der ersten Stunde nach der Geburt auf. Die häufigste Ursache ist mit oder ohne Plazentaretention in 70–90% der Fälle eine Uterusatonie.

Eine Verletzung des Genitaltraktes ist die zweithäufigste Ursache der PHH, gefolgt von Gerinnungsstörungen, die selten sind, aber auch sekundär nach signifikanter Blutung auftreten können. In Tabelle 8.3 sind einige der Leitsymptome wiedergegeben, die von Zeichen des Schocks begleitet sein können. Es ist wichtig, daran zu denken, dass eine Blutung auch versteckt sein kann. Eine versteckte Blutung sollte dann vermutet werden, wenn die klinischen Beobachtungen sowie der vermutete Blutverlust nicht übereinstimmen.

Eine Uterusruptur tritt meist vor oder unter der Geburt auf, aber die Diagnose wird meist erst nach der Geburt gestellt.

Eine pathologische Anhaftung der Plazenta an das Myometrium (Plazenta accreta oder percreta) wird meist erst dann diagnostiziert, wenn eine massive Blutung bei dem Versuch auftritt, die Plazenta abzulösen und zu entfernen. Eine case–control Studie zur peripartalen Hysterektomie des United Kingdom Obstetric Surveillance System (UKOSS) fand, dass bei denjenigen Frauen, die peripartal aufgrund einer Blutung eine Hysterektomie benötigten, 39% eine abnormale Anhaftung der Plazenta aufwiesen.[12]

Tabelle 8.3 Führende Merkmale und Ursachen der PPH

führende Merkmale	Zustand des Uterus	mögliche Ursachen
vaginale Blutung, Plazenta vollständig	weich and hoch stehend	Uterusatonie
vaginale Blutung, Plazenta inkomplett	weich und hoch stehend	unvollständige Plazenta
vaginale Blutung, Plazenta vollständig	gut kontrahiert	vaginales/zervikales/perineales Trauma
Schocksymptome, häufig ohne vaginale Blutung	in der Vulva sichtbar/nicht abdominal tastbar	invertierter Uterus
anhaltende Blutung, Blut gerinnt nicht, Sickern aus Wunden	weich oder kontrahiert	Koagulopathie

Initiales Management der schweren PPH

Das Management der schweren PPH erfordert ebenfalls die prompte Initiierung von multiplen gleichzeitigen Handlungen in einer der APH vergleichbaren Sequenz. Die genaue Abfolge wird durch die Bedürfnisse der individuellen Frau sowie die verfügbaren Ressourcen bestimmt.

Eine Übersicht des initialen Managements der schweren PPH ist in Abbildung 8.4 dargestellt. Dies wird in Detail weiter unten diskutiert.

Rufe nach Hilfe

Löse den Notsektio Pieper aus, um unmittelbar Hilfe zu holen, informiere notfallmäßig alle erforderlichen Mitarbeiter:

- erfahrene Hebamme
- erfahrener Geburtshelfer
- zusätzliche Unterstützung/Personal
- Oberarzt/Bereichsleiter Geburtshilfe
- Oberarzt/Bereichsleiter Anästhesie
- Transporteur, um Proben notfallmäßig zu transportieren.

Setze den Hämatologen, MTAs der Blutbank und die OP-Pflege in Alarmbereitschaft, da das 'code red' Protokoll der schweren geburtshilflichen Hämorrhagie ausgelöst werden könnte.

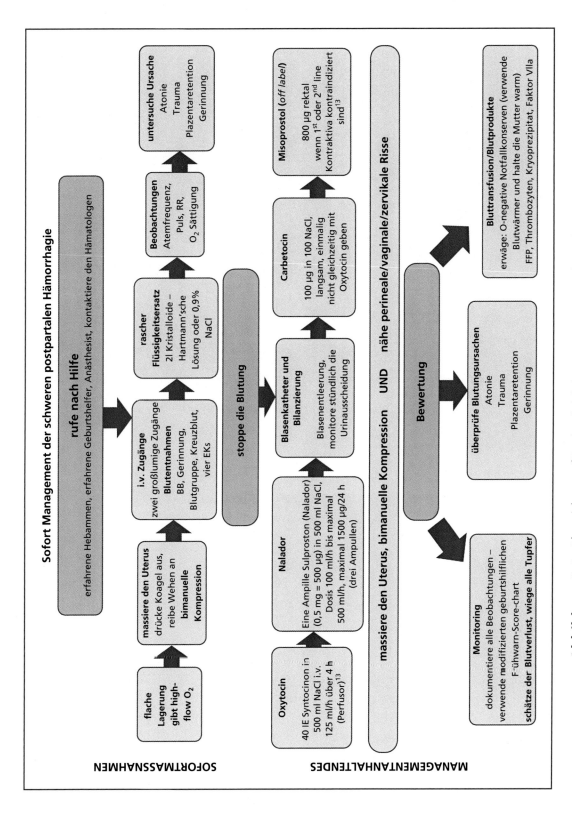

Sofort Management der schweren postpartalen Hämorrhagie

SOFORTMASSNAHMEN

flache Lagerung gibt high-flow O_2

massiere den Uterus drücke Koagel aus, reibe Wehen an **bimanuelle Kompression**

rufe nach Hilfe
erfahrene Hebammen, erfahrene Geburtshelfer, Anästhesist, kontaktiere den Hämatologen

i.v. Zugänge
zwei großlumige Zugänge **Blutentnahmen** BB, Gerinnung, Blutgruppe, Kreuzblut, vier EKs

rascher Flüssigkeitsersatz
2l Kristalloide – Hartmann'sche Lösung oder 0,9% NaCl

Beobachtungen
Atemfrequenz, Puls, RR, O_2 Sättigung

untersuche Ursache
Atonie
Trauma
Plazentaretention
Gerinnung

stoppe die Blutung

MANAGEMENTANHALTENDES

Oxytocin
40 IE Syntocinon in 500 ml NaCl i.v. 125 ml/h über 4 h (Perfusor)[13]

Nalador
Eine Ampulle Sulproston (Nalador) (0,5 mg = 500 µg) in 500 ml NaCl, Dosis 100 ml/h bis maximal 500 ml/h, maximal 1500 µg/24 h (drei Ampullen)

Blasenkatheter und Bilanzierung
Blasenentleerung, monitore stündlich die Urinausscheidung

Carbetocin
100 µg in 100 NaCl, langsam, einmalig nicht gleichzeitig mit Oxytocin geben

Misoprostol (*off label*)
800 µg rektal wenn 1st oder 2nd line Kontraktiva kontraindiziert sind[13]

massiere den Uterus, bimanuelle Kompression UND **nähe perineale/vaginale/zervikale Risse**

Bewertung

Monitoring
dokumentiere alle Beobachtungen – verwende modifizierten geburtshilflichen Frühwarn-Score-chart **schätze der Blutverlust, wiege alle Tupfer**

überprüfe Blutungsursachen
Atonie
Trauma
Plazentaretention
Gerinnung

Bluttransfusion/Blutprodukte
erwäge: O-negative Notfallkonserven (verwende Blutwärmer und halte die Mutter warm) FFP, Thrombozyten, Kryoprezipitat, Faktor VIIa

Abbildung 8.4 Algorithmus für das initiale Management der schweren PPH

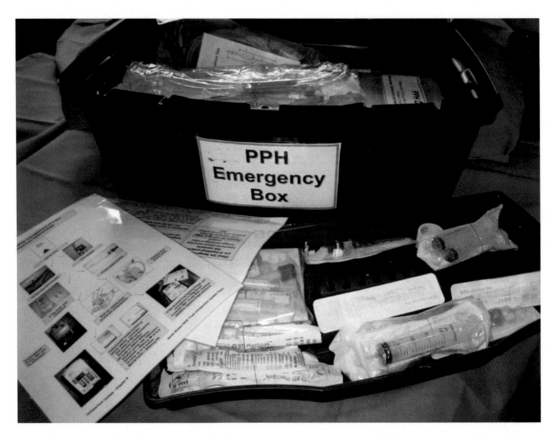

Abbildung 8.5 Die PPH-Notfallbox

PPH-Notfallbox

Viele Abteilungen haben eine PPH-Notfallbox (Abbildung 8.5), die die Notfallausrüstung, den Behandlungsalgorithmus und die benötigten Medikamente für das initiale Management der PHH enthält.

SOFORTMAßNAHMEN – unabhängig von der Ursache

- Lagere die Frau flach und verabreiche 'high-flow' Sauerstoff über eine Gesichtsmaske.

- Reibe eine Wehe an, drücke alle Blutgerinnsel aus dem Uterus heraus.

- Lege zwei große intravenöse Zugänge und verschicke rasch Blutproben: Blutbild, Gerinnung einschließlich Fibrinogen, Kreuzblut, kreuze vier EKs (erwäge, ungekreuzte EKs der passenden Blutgruppe kommen zu lassen, bis gekreuztes Blut verfügbar ist).

- Rasche Flüssigkeitswiederbelebung von mindestens 2 l einer kristalloiden Lösung (z.B. Hartmann'sche Lösung oder Kochsalzlösung).

- Autotransfundiere durch Anheben der mütterlichen Beine und/oder Tieflagerung des Kopfes.

■ Verwende O-negatives Blut (aus dem Notfalldepot) bei Fällen einer lebensbedrohlichen Blutung.

BEWERTUNG – rasche Evaluation

Bewerte rasch die Gesamtverfassung der Mutter. Dies inkludiert:

■ Puls, Blutdruck, Atemfrequenz und Sauerstoffsättigung

■ periphere Infusionen

■ überprüfe den Uterustonus

■ schätze den Blutverlust: wiege Bauchtücher, Vorlagen, Moltex, etc.

Achte auf Zeichen eines Schocks:

■ mütterliche Tachykardie > 100 Schläge/Minute

■ Atemfrequenz > 30 Atemzüge/Minute

■ periphere Vasokonstriktion.

Alle Zeichen weisen auf einen signifikanten Blutverlust mit initialer physiologischer Kompensation hin (s.a. Tabelle 8.1; S. 131). Wenn der systolische Blutdruck unter 100 mmHg fällt, beträgt der Blutverlust wahrscheinlich mindestens 25% des mütterlichen Blutvolumens.

Versuche die Ursache zu identifizieren:

■ überprüfe, ob der Uterus gut kontrahiert ist

■ überprüfe, dass die Plazenta vollständig geboren wurde und komplett ist

■ untersuche Cervix, Vagina und Perineum auf Risse/Verletzungen

■ achte auf Zeichen von Gerinnungsstörungen, z.B. Sickern aus Wunden oder Punktionsstellen.

Stoppe die Blutung

Denke daran, dass es mehrere Gründe für eine Blutung geben kann.

Massiere den Uterus

Die häufigste Ursache der PPH ist Uterusatonie. Überprüfe, dass der Uterus gut kontrahiert ist, er sollte sich wie ein 'cricket ball' anfühlen. Wenn der Uterus schlaff ist, reibe eine Wehe an. Drücke alle im Cavum uteri angesammelten Blutgerinnsel aus dem Uterus aus, da sie eine Kontraktion des Uterus verhindern. Verwende die bimanuelle Kompression wenn die Blutung anhält.

First-line Medikamentenbehandlung

Wenn die Nachgeburtsperiode bisher nicht aktiv gemanagt wurde, verabreiche Oxytocin i.m. oder über Perfusor i.v. nach lokalem Infusionsschema in Abhängigkeit der klinischen Umstände, z.B. zunächst 3–5 IE (eine Ampulle) i.v. in 10 ml NaCl als Bolus/Kurzinfusion (langsam!), gefolgt von 10–40IE in 500–1000 ml Ringer-Laktat als Dauertropfinfusion (Dosis abhängig von uteriner Wirkung), ggf. i.m. (maximaldosis 10 IE).[13] Alternativ kann auch Nalador verabreicht werden.[13] Das Syntometrin (Oxytocin 0,5 IE und Methergin 0,5 mg) ist in Deutschland nicht mehr zugelassen und sollte daher nicht mehr verwendet werden.

Wenn bereits ein Kontraktivum für das aktive Management der Nachgeburtsperiode gegeben worden ist, aber die Blutung anhält, verabreiche eine zweite Gabe von Oxytocin wie oben beschrieben.

> **Bolusgaben von intravenösem Oxytocin sollten mit Vorsicht verabreicht werden, wenn bereits eine extreme mütterliche Hypotension besteht, da dies einen weiteren Blutdruckabfall nach sich ziehen kann.[14]**

Wenn sich der Uterus unter den obigen Maßnahmen kontrahiert, sollte eine Syntocinondauerinfusion begonnen werden (Syntocinon 40 IE in 500 ml physiologische Kochsalzlösung, Infusionspumpe mit 125 ml/h über 4 h),[13] um eine gute Uteruskontraktion weiter aufrechtzuerhalten. Wenn der Uterus jedoch schlaff ist, sind andere Maßnahmen indiziert, wie z.B. das Ausdrücken des Uterus, um alle Koagel zu entfernen, oder die Entfernung einer unvollständige Plazenta, bevor eine Syntocinoninfusion wirksam werden kann.

Katheterisiere die Blase

Eine volle Blase kann eine effektive Kontraktion des Uterus verhindern. Lege einen Blasenkatheter, um die Blase zu entleeren. Quantifiziere die Urinausscheidung als Indikator für die Nierenfunktion.

Versorge alle Risse

Verletzungen des Geburtskanals können eine Quelle eines signifikanten Blutverlustes sein und stellen eine häufige Ursache der PPH dar. Eine initiale Blutstillung kann durch Druckanwendung erzielt werden. Stabilisiere die Mutter und versorge alle Risse unter adäquater Analgesie und guter

Beleuchtung so früh wie möglich. Erwäge den frühzeitigen Transport in den Sektio-OP/OP, da häufig eine vollständige Untersuchung in Vollnarkose erforderlich ist.

Hole frühzeitig eine Rückversicherung ein bzw. suche zusätzliche Hilfe.

Anhaltende Blutung

Die meisten der Blutungen lassen sich erfolgreich durch einfache Maßnahmen, wie weiter oben dargestellt, beherrschen: eine zweite Oxytocingabe, Blasenkatheterismus und Naht von Scheidenverletzungen. In einigen Fällen wird die Blutung jedoch nicht stoppen und weiterführende Maßnahmen sind indiziert. Diese werden dann am besten im OP durchgeführt.

Bimanuelle Kompression des Uterus

Wenn die Blutung andauert, sollte eine bimanuelle Kompression des Uterus durchgeführt werden (Abbildung 8.6), während die Patientin mit einem Krankenwagen in eine Klinik oder in den OP gebracht wird. Die bimanuelle Kompression ist eine exzellente Haltemaßnahme und sollte fortgesetzt werden, bis die Blutungen unter Kontrolle gebracht wurde

Um eine bimanuelle Kompression durchzuführen, sollte eine Hand vorsichtig unter Ausbildung einer Faust in die Scheide eingeführt werden. Dirigiere die Faust in den Fornix anterior und appliziere sanften Druck gegen die Uterusvorderwand.

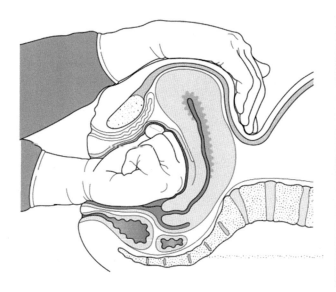
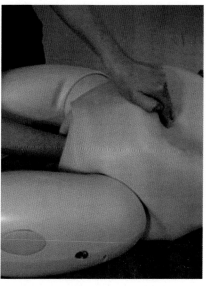

Abbildung 8.6 Bimanuelle Kompression des Uterus

Drücke mit der anderen Hand von extern auf den Uterusfundus und komprimiere den Uterus zwischen den Händen. Halte die Kompression aufrecht, bis die Blutung unter Kontrolle gebracht ist und sich der Uterus kontrahiert.

Bei einer Hausgeburt oder wenn sich die Frau auf einer Wöchnerinnenstation befindet, ist die bimanuelle Kompression eine effektive mechanische Haltemöglichkeit bis zum Eintreffen im Kreißsaal.

Untersuchung in Vollnarkose

Die Schwelle für eine Untersuchung in Vollnarkose sollte niedrig sein.

Manuelle Entfernung verbliebener Produkte

Eine anhaltende Uterusatonie wird häufig durch verbliebene Plazentareste oder Blutgerinnsel verursacht. Eine Exploration und Entleerung des Uterus sollte durchgeführt werden, sobald die Frau wiederbelebt wurde. Dies wird am besten in einem OP durchgeführt und sollte so schnell wie möglich erfolgen. Nachdem der Uterus manuell exploriert und entleert wurde, sollte weiter Oxytocin verabreicht werden, um den Uterus zu kontrahieren.

Naht von zervikalen, vaginalen und perinealen Rissen

Eine angemessene Analgesie, gute Beleuchtung und ein Assistent im OP erleichtern die Identifikation und Versorgung von Rissen im Genitaltrakt. Es sollte ein systematischer Ansatz gewählt werden, um sicherzustellen, dass nicht insbesondere hohe vaginale oder zervikale Risse während des Nähens von der Versorgung ausgenommen wurden.

Behandlung der nicht nachlassenden Blutung

Fast alle Fälle einer Blutung lassen sich durch das entleeren des Uterus, durch die Gabe von Uterotonika und durch die Nahtversorgung von Rissen kontrollieren. Wenn die Blutung jedoch trotz dieser Maßnahmen anhält, sind weiterführende Eingriffe erforderlich, da eine nicht kontrollierbare Blutung eine signifikante Bedrohung für das Leben der Mutter darstellt.

Für den Fall einer anhaltenden Blutung können sowohl die bimanuelle als auch die Aortenkompression eingesetzt werden, um die Blutung aufzuhalten, bis andere Methoden Zeit hatten, wirksam zu werden.

Um eine Aortenkompression zu erzielen, muss die Aorta gegen die Wirbelsäule gedrückt werden. Verwende eine geballte Faust, um Druck abwärts über der abdominellen Aorta gerade oberhalb und leicht links des Nabels durchzuführen (Abbildung 8.7). Der femorale Puls sollte obliteriert sein, wenn die Kompression adäquat ist. Diese Methode ist insbesondere dann hilfreich, wenn die PPH während eines Kaiserschnittes auftritt.

Die Methode um die Blutung zu stoppen wird wesentlich von der zugrunde liegenden Ursache der Blutung abhängen, die verschiedenen Techniken, welche eingesetzt werden können, sind weiter unten beschrieben.

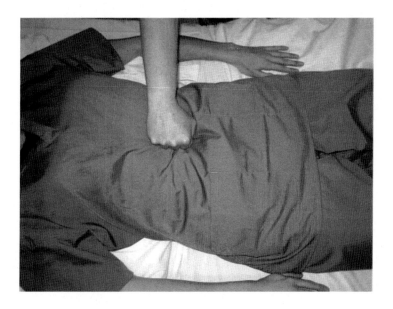

Abbildung 8.7 Aortenkompression

Medikamentenbehandlung

Nalador

Wenn sich der Uterus trotz initialer Maßnahmen nicht kontrahiert, kann Nalador verabreicht werden. Hier kommen verschiedene Dosierungsregimes zum Einsatz:

Sulproston (Nalador) eine Ampulle (0,5 mg = 500 μg) auf 500 ml NaCl (Anfangsdosis 100 ml/h; maximal dosis 500 ml/h) mit einer Maximaldosis von 1000 μg/10 h (zwei Ampullen); Tagesmaximaldosis 1500 μg/24 h (drei Ampullen).[13]

Nebenwirkungen des Naladors sind selten, aber es kann zu Spasmen im Ober- und Mittelbauch, Bronchokonstriktion, pulmonale Hypertension bis zum Lungenödem, Bradykardien oder RR-Abfall, in Einzelfällen Myokardischämien mit nachfolgendem Myokardinfarkt und Störungen des

Wasser- und Elektrolythaushaltes kommen. Das Nalador ist bei Müttern mit kardiovaskulären Risikofaktoren kontraindiziert.[13]

> **Verabreiche Nalador nach Leitlinien und senke die Dosis, sobald klinisch möglich, ohne jedoch eine erneute Blutung durch Atonie in Kauf zu nehmen.**

Carbetocin

Das Carbetocin ist ein synthetisches Oxytocinanalogon, welches derzeit für die Anwendung bei der Atonie im Rahmen der Sectio in Leitungsanästhesie nach Entwicklung des Kindes zugelassen ist. Da es eine erheblich längere Halbwertszeit als das kurz wirksame Oxytocin besitzt, führt es zu einer nachhaltigeren Uteruskontraktion. Zum Einsatz kommen Carbetocin 100 μg (eine Ampulle) in 100 ml NaCl i.v. (langsam) zur ausschließlich einmaligen Anwendung.[13,15]

Misoprostol

Die Applikation von rektalem Misoprostol (800–1000 μg) oder oral 600 μg ist als *off label use* beschrieben worden.[13] Misoprostol ist ein synthetisches Analogon des Prostaglandin E1 und hat den Vorteil, thermostabil und billig zu sein.

Ein systematischer Review des prophylaktischen Einsatzes des oralen Misoprostols für das Management der Nachgeburtsperiode hat gezeigt, dass Misoprostol 600 μg weniger wirksam als konventionelle Uterotonika war.[16,17]

In einer Situation, in der konventionelle Uterotonika verfügbar sind, sollten diese daher dem Misoprostol vorgezogen werden. Misoprostol kann jedoch Einsatz finden, wenn first- und second-line Uterotonika (z.B. Oxytocin) nicht verfügbar sind oder kontraindiziert sind.[4]

Tranexamsäure

Die Tranexamsäure ist ein Antifibrinolytikum, welches bei nicht geburtshilflichen Patientinnen eine weite Verbreitung zur Prävention und Behandlung der Blutung besitzt. Ein systematischer Review aus dem Jahre 2010 kam zu dem Ergebnis, dass 0,5 g oder 1 g Tranexamsäure i.v. den Blutverlust nach einer vaginalen Geburt oder einem Kaiserschnitt senkt.[18] Es sind jedoch weitere Untersuchungen nötig, um die Wirksamkeit und Sicherheit dieses Protokolls zu bestätigen. Das World Maternal Antifibrinolytic

(WOMAN) Trial wird gegenwärtig mit dem Ziel durchgeführt, verlässliche Evidenz bezüglich einer Reduktion der Mortalität, Hysterektomie und anderer Morbidität bei Frauen mit klinisch diagnostizierter PPH zu erheben.[19]

Rekombinanter Faktor VIIa

Der rekombinante Faktor VIIa (rFVIIa) wurde ursprünglich für Patienten mit Hämophilie entwickelt. Faktor rFVIIa induziert durch eine vermehrte Thrombin Bildung und die Herbeiführung der Bildung eines stabilen Fibringerinnsels, der gegenüber einer vorzeitigen Fibrinolyse resistent ist, eine Hämostase. Es ist daher bei massiven intraoperativen Blutungen eingesetzt worden.

Faktor rFVIIa ist in der Geburtshilfe erfolgreich eingesetzt worden, um Blutungen zu kontrollieren. Allerdings ist rFVIIa mit einer hohen Rate thrombembolischer Ereignisse bei Patientinnen, die es erhalten haben, assoziiert worden. Es sollte daher vorsichtig bzw. unter Vorbehalt und nur nach Rücksprache mit einem Oberarzt der Hämatologie eingesetzt werden.

Die empfohlene Dosis ist zwischen 40 und 90 μg/kg.[20] Faktor rFVIIa ist nicht effektiv, wenn die Thrombozyten und Fibrinogen sehr niedrig sind, da dies die wesentlichen Bestandteile der Gerinnselbildung sind. Daher müssen die Thrombozyten und Fibrinogen überprüft werden und sollten jeweils über 20 $\times 10^9$/l und 1 g/l sein, bevor rFVIIa verabreicht wird.

Mechanische und chirurgische Maßnahmen

Laparotomie

Wenn der Bauch nicht schon offen ist und die Blutung anhält, kann eine Laparotomie notwendig werden, damit chirurgische Methoden in dem Versuch zum Einsatz kommen können, die Blutung zu stoppen. Die NICE intrapartum care Leitlinie kommt zu dem Schluss, dass keiner bestimmten chirurgischen Methode der Vorzug für die Behandlung der PPH gegeben werden sollte.[21]

B-Lynch Naht und andere Kompressionsmaßnahmen

Die B-Lynch Nahttechnik ist einfach und effektiv mit in einigen Fallberichten erfolgreichen Outcomes.[22] Sie ist jedoch keine Wundermittel, in der UKOSS-Untersuchung ging bei 16% der peripartalen Hysterektomien, die im Vereinigten Königreich durchgeführt worden waren, eine nicht erfolgreiche B-Lynch oder andere Kompressionsnaht voraus.[12]

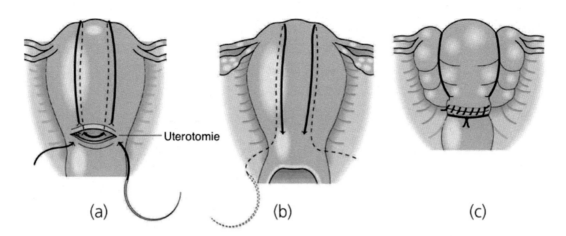

Abbildung 8.8 Die B-Lynch Naht: (a) und (b) zeigen die anterioren und posterioren Ansichten des Uterus mit der Anlage der Kompressionsnaht; (c) zeigt die anatomische Ansicht nach der kompletten Nahtanlage (originale Illustration von Mr Philip Wilson FMAA AIMI, basierend auf der Video-Aufzeichnung der Operation, reproduziert mit Erlaubnis aus dem *BJOG* 1997;104:374)

Ein einfaches Diagramm der B-Lynch Technik ist in Abbildung 8.8 dargestellt. Die originale Beschreibung der Technik erfordert, dass die Uterushöhle eröffnet und exploriert wird und ein bimanueller Kompressionstest vor der Anlage der Naht durchgeführt wird. Wenn die bimanuelle Kompression nicht die Blutung reduziert, ist die Wahrscheinlichkeit gering, dass die B-Lynch Naht erfolgreich ist.

In jüngerer Zeit wurde eine Reihe von Modifikationen der B-Lynch Naht beschrieben. Sie alle folgen dem gleichen Prinzip der Uteruskompression, um die Blutung zu stoppen. Einige Techniken erfordern nicht die Eröffnung des Uteruscavums, während andere Techniken parallele oder vertikale Nähte beschreiben, welche die Uterusvorderwand gegen die Uterushinterwand komprimieren.[4] Die meisten veröffentlichten Serien haben einen günstigen Ausgang mit Berichten über Schwangerschaften nach dem Eingriff. Veröffentlichungen über schwerwiegende Komplikationen schließen die Uterusnekrose[23] und Uterusruptur in einer Folgeschwangerschaft[24] ein.

Uterines Packing/Tamponade

Das uterine Packing bedeutet, dass das Uteruscavum vollständig mit einem langen Gazestreifen austamponiert wird. Die Packung kann in einer sterilen Plastikhülle eingeführt werden, die die Entfernung erleichtert. Die Evidenz aus vielen Fallberichten über mehrere Jahrzehnte legt den Schluss nahe, dass das uterine Packing für die Kontrolle einer Blutung hilfreich sein kann mit wenigen Berichten über Infektion oder ungünstige Ereignisse.[25]

Die Uterusballontamponade (z.B. Bakri [© Cook Medical] oder Rusch balloon) sollte der Gazetamponade vorgezogen werden. Der Ballonkatheter wird in das Uteruscavum eingeführt und mit etwa 500 ml einer warmen Kochsalzlösung aufgefüllt. Eine Oxytocininfusion kann verwendet werden, um die Uteruskontraktionen aufrechtzuerhalten. Diese Methode ist als 'tamponade test' beschrieben worden.[26] Wenn der Tamponadetest nach einer Spontangeburt keine Blutstillung erzielen kann, ist eine Laparotomie indiziert.

Der Ballon kann für 24 h vor Ort belassen werden. Er sollte idealerweise während normaler Arbeitszeit am Tage entfernt werden, damit erfahrene Mitarbeiter verfügbar sind, für den Fall, dass die Blutung erneut beginnt.[4]

Interventionelle Radiologie

Eine interventionelle Radiologie sollte bei Hochrisikofällen erwogen werden, z.B. bei Fällen von Plazenta accreta, bei der ein intra-arterieller Ballon unmittelbar vor einer geplanten Sektio platziert werden kann.[4] Die Methode ist jedoch häufig schwierig in einer Notfallsituation anzuwenden, was auf die spezialisierte Ausrüstung und das erforderliche Personal zurückzuführen ist. Daher sind ggf. andere Methoden wie die uterine Ballontamponade oder Kompressionsnähte besser geeignet.

Die interventionelle Radiologie kann insbesondere dann hilfreich sein, wenn eine verlängerte oder anhaltende Blutung besteht, nachdem die initiale Behandlung durchgeführt worden ist und die Mutter stabil genug für eine Verlegung ist.

Ligatur der A. uterina und A. iliaca interna

Die uterinen und ovariellen Gefäße und die A. iliaca interna können alle in dem Versuch ligiert werden, die Uterusblutung aufzuhalten. Dies sind potentiell schwierige Maßnahmen und die Assistenz eines Gefäßchirurgen sollte von denjenigen angefordert werden, die in der Technik unerfahren sind.

Es ist unmöglich zu bewerten, welche der verschiedenen chirurgischen hämostatischen Techniken die effektivste ist. Jedoch deuten verfügbare Beobachtungen darauf hin, dass die Ballontamponade und hämostatische Nähte (z.B. B-Lynch) effektiver und einfacher durchführbar sind, als die Ligatur der A. iliaca interna.[4]

Hysterektomie

Eine Hysterektomie kann erforderlich werden, wenn die Blutung anhält. Die Inzidenz der peripartalen Hysterektomie im Vereinigten Königreich zwischen 2005 und 2006 war 41/100.000 Geburten.[12] Es entspricht einer guten medizinischen Praxis für die Entscheidung zur Hysterektomie einen erfahrenen Arzt hinzuzuziehen (Oberarzt, Bereichsleiter),[4] was jedoch nicht zu einer unnötigen Verzögerung führen sollte. Außerdem sollte dieser Therapieansatz nicht durch Versuche mit anderen wenig vertrauten Techniken in die Länge gezogen werden.

Eine unstillbare Blutung ist wahrscheinlich eine der herausforderndsten Situationen für alle beteiligten Berufsgruppen. Während die Entscheidung zu einer Hysterektomie nie leichtfertig getroffen wird, sollte diese Entscheidung nicht verzögert werden, bis die Mutter todkrank oder die Gerinnung entgleist ist.

anhaltende Management-Schlüsselpunkte

- Oxytocin oder Nalador über Perfusor, ggf. Carbetocin, ggf. Misoprostol[13,15]
- halte den Uterus, während weitere Behandlungsschritte organisiert werden
- invasives Monitoring
- frühzeitiger Einsatz einer chirurgischen Intervention
- achte auf die Verbrauchskoagulopathie
- die Hysterektomie ist lebensrettend und sollte nicht verzögert werden
- Nachbehandlung auf einer Intensivstation

Dokumentation und Intensivpflichtigkeit

Es ist wichtig, dass das klinische Ansprechen der Frau auf Maßnahmen, um die Blutung zu kontrollieren, und den Flüssigkeitsersatz, regelmäßig überprüft, dokumentiert und bewertet wird. Das kontinuierliche Monitoring von Atmung, Herzfrequenz, Blutdruck und Oxygenierung sollte begonnen werden. Das Volumen und die Art des Flüssigkeitsersatzes sollte dokumentiert werden, so dass die Flüssigkeitsbilanz einfach gemonitort werden kann. Die mütterliche Temperatur sollte regelmäßig gemessen werden, da sich leicht eine Hypothermie durch die Gabe nicht erwärmter Blutprodukte entwickeln kann.

Die klinischen Beobachtungen und die Flüssigkeitsbilanz sollten auf einen Intensivbogen geplottet werden, der den modifizierten geburtshilflichen 'early warning score' für die frühzeitige Erkennung einer Zustandsverschlechterung enthält.[3]

Intensivpflichtigkeit (high-dependency care)

Frauen, die ante- oder post-partum eine schwere geburtshilfliche Blutung erfahren haben, welche eine mütterliche Gefährdung ausgelöst hat, müssen intensivmedizinisch betreut werden (high-dependency care).

Das Monitoring des zentralen Venendrucks in einem sehr frühen Stadium, um den Flüssigkeitsersatz zu leiten, wurde durch die Confidential Enquiries into Maternal Deaths hervorgehoben.[3] Dies ist insbesondere dann hilfreich, wenn eine schwere Blutung bei einer Frau mit Präeklampsie auftritt, bei der die Balance zwischen Flüssigkeitsersatz und Flüssigkeitsüberladung auf einem schmalen Grat verläuft.

Einige Frauen benötigen eine Verlegung auf eine Intensivstation (intensive therapy unit, ITU), entweder da sie ein Monitoring/Therapie durch Spezialisten benötigen oder weil das Personal im Kreißsaal nicht in der Lage ist, unterstützend zu versorgen. Es ist für das multi-professionelle Team wichtig, Intensivmediziner in einem frühen Stadium einzubeziehen, um eine Verzögerung bei der Verlegung auf eine ITU zu vermeiden. Die Verwendung des mütterlichen SBAR-Formulars kann für den Kommunikationsprozess zwischen dem Kreißsaal und der ITU für die Verlegung hilfreich sein (s.a. **Modul 1**, Abbildung 1.1, S. 5 als Beispiel eines mütterlichen SBAR-Formulars).

Literaturstellen

1. Khan KS, Wojdyla D, Say L, Gülmezoglu AM, Van Look PF. WHO analysis of causes of maternal death: a systematic review. *Lancet* 2006;367:1066–74.

2. Brace V, Kernaghan D, Penney G. Learning from adverse clinical outcomes: major obstetric haemorrhage in Scotland, 2003–05. *BJOG* 2007;114:1388–96.

3. Centre for Maternal and Child Enquiries. Saving Mothers' Lives: reviewing maternal deaths to make motherhood safer: 2006–08. The Eighth Report in Confidential Enquiries into Maternal Deaths in the United Kingdom. *BJOG* 2011;118 Suppl 1:1–203.

4. Royal College of Obstetricians and Gynaecologists. *Prevention and Management of Postpartum Haemorrhage*. Green-top Guideline No. 52. London: RCOG; 2009 [www.rcog.org.uk/womens-health/clinical-guidance/prevention-and-management-postpartum-haemorrhage-green-top-52].

5. Schierhout G, Roberts I. Fluid resuscitation with colloid or crystalloid solutions in critically ill patients: a systematic review of randomised trials. *BMJ* 1998;316:961–4.

6. Mittermayr M, Streif W, Haas T, Fries D, Velik-Salchner C, Klingler A, et al. Hemostatic changes after crystalloid or colloid fluid administration during major orthopedic surgery: the role of fibrinogen administration. *Anesth Analg* 2007;105:905–17.

7. James DK, Steer PJ, Weiner CP, Gonik B, Crowther C, Robson S. *High Risk Pregnancy: Management Options*. 4. Auflage. St Louis: Elsevier; 2010.

8. Royal College Obstetricians and Gynaecologists. *Antepartum Haemorrhage*. Green-top Guideline No. 63. London; 2011 [www.rcog.org.uk/womens-health/clinical-guidance/antepartum-haemorrhage-green-top-63].

9. Stones RW, Paterson CM, Saunders NJ. Risk factors for major obstetric haemorrhage. *Eur J Obstet Gynecol Reprod Biol* 1993;48:15–18.

10. McDonald S, Prendiville WJ, Elbourne D. Prophylactic ergometriene–oxytocin versus oxytocin for the third stage of labour. *Cochrane Database Syst Rev* 2004;(1):CD000201.

11. Lewis G (Hrsg.). The Confidential Enquiry into Maternal and Child Health (CEMACH). *Saving Mothers' Lives: Reviewing Maternal Deaths to Make Motherhood Safer 2003–2005. The Seventh Report on Confidential Enquiries into Maternal Deaths in the United Kingdom.* London: CEMACH; 2007.

12. Knight M, Kurinczuk JJ, Spark P, Brocklehurst P; United Kingdom Surveillance System Steering Committee. Cesarean delivery and peripartum hysterectomy. *Obstet Gynecol* 2008;111:97–105.

13. AWMF-015/063 S2k, Peripartale Blutungen, Diagnostik und Therapie, März 2016.

14. Lewis G (Hrsg.). The Confidential Enquiry into Maternal and Child Health (CEMACH). *Why Mothers Die 2000–2003. The Sixth Report on Confidential Enquiries into Maternal Deaths in the United Kingdom.* London: RCOG Press; 2004.

15. Schneider H, Husslein P, Schneider KTM. *Die Geburtshilfe*. 5. Auflage. Heidelberg: Springer; 2016.

16. Gülmezoglu AM, Forna F, Villar J, Hofmeyr GJ. Prostaglandins for prevention of postpartum haemorrhage. *Cochrane Database Syst Rev* 2004;(1):CD000494.

17. Mousa HA, Alfirevic Z. Treatment for primary postpartum haemorrhage. *Cochrane Database Syst Rev* 2007;(1):CD003249.

18. Novikova N, Hofmeyr GJ. Tranexamic acid for preventing postpartum haemorrhage. *Cochrane Database Syst Rev* 2010;(7):CD007872.

19. Shakur H, Elbourne D, Gülmezoglu M, Alfirevic Z, Ronsmans C, Allen E, et al. The WOMAN Trial (World Maternal Antifibrinolytic Trial): tranexamic acid for the treatment of postpartum haemorrhage: an international randomised, double blind placebo controlled trial. *Trials* 2010;11:40.

20. Franchini M, Lippi G, Franchi M. The use of recombinant activated factor VII in obstetric and gynaecological haemorrhage. *BJOG* 2007;114:8–15.

21. National Collaborating Centre for Women's and Children's Health. *Intrapartum Care: Care of Healthy Women and Their Babies during Childbirth*. London: RCOG; 2007.

22. B-Lynch C, Coker A, Lawal AH, Abu J, Cowen MJ. The B-Lynch surgical technique for the control of massive postpartum haemorrhage: an alternative to hysterectomy? Five cases reported. *BJOG* 1997;104:372–5.

23. Treloar EJ, Anderson RS, Andrews HS, Bailey JL. Uterine necrosis following B-Lynch suture for primary postpartum haemorrhage. *BJOG* 2006;113:486–8.

24. Pechtor K, Richards B, Paterson H. Antenatal catastrophic uterine rupture at 32 weeks of gestation after previous B-Lynch suture. *BJOG* 2010;117:889–91.

25. Maier RC. Control of postpartum hemorrhage with uterine packing. *Am J Obstet Gynecol* 1993;169:317–21; Diskussion, S. 321–3.

26. Frenzel D, Condous GS, Papageorghiou AT, McWhinney NA. The use of the "tamponade test" to stop massive obstetric haemorrhage in placenta accreta. *BJOG* 2005;112:676–7.

Modul 9
Schulterdystokie

Wichtige Lerninhalte

- Die Schulterdystokie ist unvorhersehbar.
- Dass nur eine **routinemäßige axiale Traktion** angewendet werden sollte.
- Die Manöver zu verstehen, die für die Geburt bei Schulterdystokie nötig sind.
- Die Wichtigkeit einer klaren und genauen Dokumentation zu verstehen.
- Das Bewusstsein für die potentiellen Komplikationen der Schulterdystokie.

Häufige bei Übungen beobachtete Schwierigkeiten

- Nicht den Neonatologen zu rufen.
- Unterlassen, das Problem klar zu benennen.
- Unfähigkeit, einen ausreichenden inneren vaginalen Zugang zu erreichen.
- Verwirrung bezüglich innerer Rotationsmanöver.
- Anwendung exzessiver Traktion um die Geburt herbeizuführen.
- Anwendung von Fundusdruck.

Einführung

Definition

Eine Schulterdystokie besteht dann, wenn zusätzliche Manöver wie das McRoberts-Manöver und suprasymphysärer Druck erforderlich sind, um die Geburt des Babys zu vervollständigen, nachdem der routinemäßige Zug bei einer normalen Geburt nicht zur Entwicklung der Schultern geführt hat.[1]

Inzidenz

Für die berichtete Inzidenz der Schulterdystokie besteht eine breite Variation.[2] In Studien mit den größten Fallzahlen vaginaler Entbindungen ist die Inzidenz zwischen 0,58% und 0,7%.[3–8]

Pathophysiologie

Bei einer Schulterdystokie trifft nach der Geburt des Kopfes die anteriore Schulter auf die mütterliche Symphyse, was die Geburt des Körpers verhindert (Abbildung 9.1). Weniger häufig trifft die posteriore fetale Schulter auf das mütterliche sacrale Promontorium.

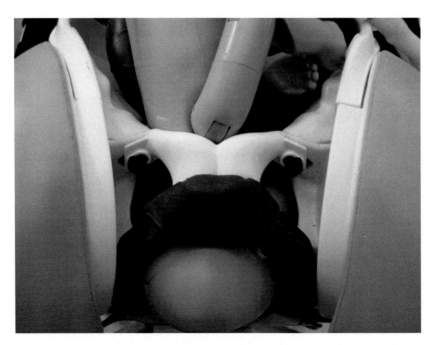

Abbildung 9.1 Bei der Schulterdystokie trifft die anteriore fetale Schulter auf die mütterliche Symphysis pubis

Risikofaktoren der Schulterdystokie

Eine Reihe von antenatalen und intrapartalen Charakteristika sind in Zusammenhang mit der Schulterdystokie berichtet worden (Box 9.1), aber selbst eine Kombination dieser Faktoren hat eine geringe Prädiktion.[9,10] Konventionelle Risikofaktoren konnten nur 16% der Fälle von Schulterdystokie vorhersagen, die in kindlicher Erkrankung resultierten.[11]

Box 9.1 Risikofaktoren für die Schulterdystokie	
antepartal	**intrapartal**
vorausgegangene Schulterdystokie	protrahierte Eröffnungsperiode
Makrosomie	protrahierte Austreibungsperiode
mütterlicher Diabetes mellitus	Kontraktiva
mütterliche Adipositas	vaginal operative Entbindung

Eine vorausgegangene Schulterdystokie stellt ein Wiederholungsrisiko für eine erneute Schulterdystokie dar. Die Häufigkeit einer Schulterdystokie bei Frauen, die bereits in einer früheren Geburt eine Schulterdystokie hatten, ist 10fach höher als in der allgemeinen Bevölkerung.[12] Dies ist vermutlich unterschätzt, da die Sektiorate, bei vorausgegangener schwerer Schulterdystokie, erhöht ist.

Makrosomie

Je größer und je schwerer der Fetus ist, desto höher auch das Risiko einer Schulterdystokie. Ein Review von 14.721 Geburten berichtete eine Häufigkeit der Schulterdystokie bei nicht-diabetischen Schwangeren von 1% bei Kindern unter 4000 g, 10% bei einem Gewicht von 4000–4499 g und 23% bei einem Gewicht von mehr als 4500 g.[13] Die fetale Makrosomie ist jedoch ein schwacher Prädiktor der Schulterdystokie. Die große Mehrheit der Kinder mit einem Geburtsgewicht von über 4500 g entwickelt keine Schulterdystokie und bis zu 50% der Fälle von Schulterdystokie treten bei einem Kindsgewicht von unter 4000 g auf.[4] Zusätzlich ist die antenatale Detektion der Schulterdystokie gering, Ultraschalluntersuchungen im dritten Trimester haben mindestens eine 10%ige Fehlerquote für das aktuelle Geburtsgewicht und erkennen nur 60% der Kinder, die über 4500 g wiegen.[14]

Mütterlicher Diabetes mellitus

Ein mütterlicher Diabetes mellitus erhöht das Risiko einer Schulterdystokie.[9] Kinder von diabetischen Müttern haben ein zwei- bis vierfach erhöhtes Risiko von Schulterdystokie im Vergleich zu Kindern des gleichen Geburtsgewichtes von nicht-diabetischen Müttern.[9,15] Dies ist vermutlich auf die unterschiedliche Körperform der Kinder diabetischer Mütter zurückzuführen.

Instrumentelle Entbindung

Nach einer vaginal operativen Entbindung ist die Häufigkeit der Schulterdystokie im Vergleich zu einer normalen vaginalen Geburt erhöht.[16]

Adipositas

Frauen mit einem erhöhten body mass index (BMI) haben ein höheres Risiko für Schulterdystokie als solche mit einem normalen BMI.[17] Jedoch haben Frauen mit Adipositas häufiger große Babys, weshalb die Assoziation zwischen mütterlicher Adipositas und Schulterdystokie wahrscheinlich eher auf die fetale Makrosomie als auf die mütterliche Adipositas selbst zurückzuführen ist.[18]

Schlüsselpunkte

- Die Mehrheit der Fälle von Schulterdystokie tritt bei Frauen ohne Risikofaktoren auf.
- Die Schulterdystokie ist daher ein unvorhersehbares und größtenteils unvermeidbares Ereignis.
- Kliniker sollten sich der existierenden Risikofaktoren bewusst sein, aber sollten stets an die Möglichkeit einer Schulterdystokie bei jeder Geburt denken.

Prävention

Einer Schulterdystokie kann nur durch eine Sektio caesarea vorgebeugt werden. Jedoch selbst wenn eine fetale Makrosomie vermutet wird, wird eine Sektio nicht empfohlen, um eine mögliche Morbidität durch die

Schulterdystokie zu reduzieren. Schätzungen haben ergeben, dass etwa 2345 Kaiserschnitte durchgeführt werden müssten, um eine anhaltende Verletzung durch Schulterdystokie zu vermeiden.[14]

Eine Sektio wird dann empfohlen, wenn Diabetes vorliegt und das geschätzte Fetalgewicht über 4500 g liegt, oder das Schätzgewicht 5000 g bei einer Frau ohne Diabetes überschreitet.[19] Dies wird mit der höheren Inzidenz der Schulterdystokie und brachialer Plexusparese in dieser Subgruppe begründet.

In Deutschland wird bereits ab einem sonographischen Schätzgewicht von > 4500 g, auch ohne Diabetes, im allgemeinen davon ausgegangen, dass eine alternative Aufklärung zum Kaiserschnitt angemessen ist.[20]

Management

Es gibt zahlreiche Manöver, die für die Befreiung einer Schulterdystokie verwendet werden können. Der Algorithmus des RCOG für das Management der Schulterdystokie wird in Abbildung 9.2 wiedergegeben. Dies wird im Detail weiter unten diskutiert.

Es gibt keine Evidenz dafür, dass eine Intervention der anderen überlegen ist. Daher beginnt der Algorithmus mit einfachen Maßnahmen, die häufig effektiv sind, und führt schrittweise zu Manövern, die mehr invasiv sind. Variationen in der Reihenfolge der Handlungen könnten angemessen sein.

In Deutschland wird zwischen allgemeinen und speziellen Maßnahmen unterschieden.[20]

Allgemeine Maßnahmen

- McRoberts-Manöver – mehrmaliges Überstrecken und Beugen der maternalen Beine in Kombination mit suprasymphysärem Druck
- Abstellen eines evtl. laufenden Oxytocintropfes, Wehenhemmung mittels Tokolyse zur Vermeidung einer fortschreitenden Schulterverkeilung durch übermäßige Wehen, ggf. großzügige Erweiterung der Episiotomie

Spezielle Maßnahmen

- Suprasymphysärer Druck mit der Faust bei gebeugten maternalen Beinen
- Woods-Manöver – Eingehen der Hand zur Rotation der hinteren Schulter von der Brust (Analgesie erforderlich)
- Lösung des in Sakralhöhle stehenden hinteren Arms

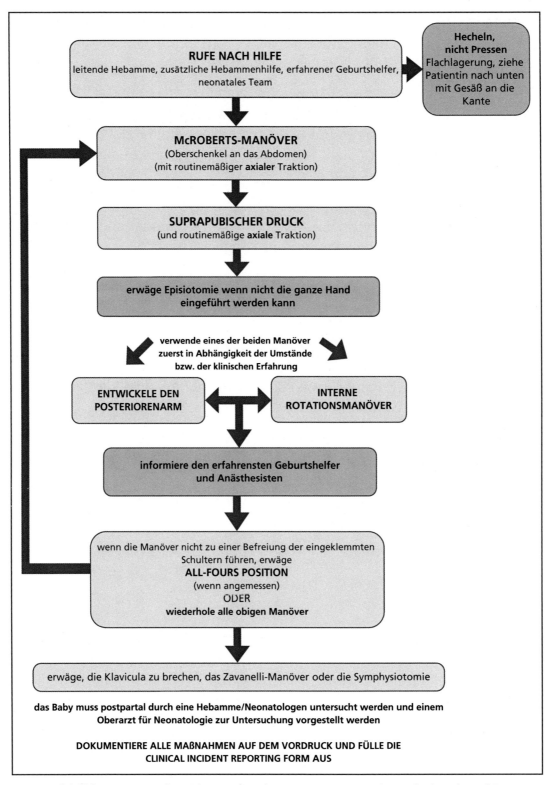

Abbildung 9.2 Algorithmus für das Management der Schulterdystokie

Vom RCOG werden die Entwicklung des posterioren Arms und innere Rotationsmanöver in ihrer Wertigkeit gleichgesetzt. In Deutschland folgt die Lösung des in der Sakralhöhle stehenden Arms nach dem Rotationsmanöver (Woods).

Vom RCOG wird die Erweiterung einer Episiotomie nur dann angestrebt, wenn nicht die ganze Hand eingeführt werden kann. In Deutschland wird die Anlage/Erweiterung einer Episiotomie favorisiert.

Wenn vorsichtige Traktion ausgeübt wird, dann nach nur axial, keinesfalls laterale Traktionskräfte auf den Plexus ausüben (RCOG).

Für Deutschland ist die Leitlinie zur Schulterdystokie zu beachten.[20]

Erkennung der Schulterdystokie

- Die Geburt des Gesichts und Kinns kann schwierig sein.
- Nachdem der Kopf geboren wurde, bleibt er der Vulva fest aufgepresst.
- Das Kinn zieht sich zurück und drückt das Perineum ein – das 'turtleneck' Zeichen.
- Die vordere Schulter kommt bei mütterlichem Pressen und/oder wenn axial gezogen wird nicht frei.

Rufe um Hilfe

- Löse den Notfallsektiopieper aus.
- Rufe:
  - ☐ eine erfahrene Hebamme
  - ☐ zusätzliche Hebammen
  - ☐ den erfahrensten verfügbaren Geburtshelfer
  - ☐ einen Neonatologen.
- Denk dran, den Neonatologen zu rufen, da dies häufig vergessen wird.
- Erwäge, den Professor für Geburtshilfe oder einen Anästhesisten zu rufen.

Benenne klar das Problem. Rufe 'Schulterdystokie' aus, wenn Hilfe eintrifft.

Notiere die Zeit, wenn der Kopf geboren wurde (starte die Stoppuhr am Resuscitaire oder markiere das CTG, wenn laufend).

Bitte die Mutter nicht mehr zu pressen. Das Pressen sollte vermieden werden, da es den Druck auf die Schulter erhöht und somit das Risiko neurologischer und orthopädischer Komplikationen erhöht und die Schulterdystokie nicht befreien wird.

McRoberts-Manöver

Das McRoberts-Manöver ist eine effektive Intervention, für die Erfolgsraten von bis zu 90% beschrieben wurden.[19] Es besitzt niedrige Komplikationsraten und ist eine der am wenigsten invasiven Manöver, es sollte daher, wenn möglich, als erstes angewendet werden.

Lagere die Mutter flach und entferne alle Kissen unter dem Rücken. Lagere sie an der unteren Kante des Kreißbettes/Bettes. Entferne das Bettende wenn vorhanden, um den vaginalen Zugang zu vereinfachen. Ein Assistent steht auf jeder Seite, es werden nun die Beine der Patientin gegen das mütterliche Abdomen geführt, in einer überbeugten Position, so dass die Knie in Richtung der Ohren der Mutter zeigen (Abbildung 9.3). Wenn sich die Mutter in Steinschnittlagerung befindet, müssen die Beine aus den Beinschalen genommen werden, um das McRoberts-Manöver durchführen zu können.

Das McRoberts-Manöver erhöht den relativen anterio-posterioren Diameter des Beckeneingangs, indem das mütterliche Becken nach vorn und kranial

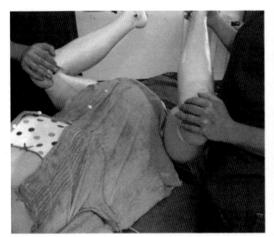 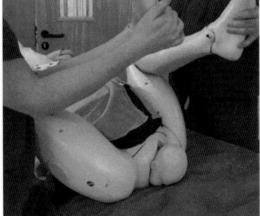

Abbildung 9.3 McRoberts-Manöver

rotiert wird und das Sakrum relativ gegenüber der lumbalen Wirbelsäule gestreckt wird.

Routinemäßige axiale Traktion – der gleiche Grad an Zug wie bei einer normalen Geburt, in einer axialen Richtung, d.h. in einer Linie mit der Achse der fetalen Wirbelsäule (Abbildung 9.4) sollte dann auf den Kopf des Babys ausgeübt werden, um zu überprüfen, ob die Schultern freigegeben wurden.

Wenn die vordere Schulter durch das McRoberts-Manöver nicht frei gekommen ist, gehe auf das nächste Manöver über. Setze den Zug am Kopf des Babys nicht fort.

> **Denke daran: die Schulterdystokie ist ein 'knöchernes Problem', bei dem die Schulter des Babys durch das Becken der Mutter blockiert wird. Wenn die Einklemmung nicht durch das McRoberts-Manöver befreit wird, müssen andere Manöver zur Anwendung kommen (kein Zug), um die Schulter zu befreien und die Geburt zu erreichen.**

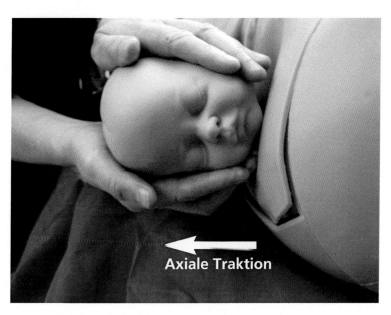

Abbildung 9.4 Routinemäßige axiale Traktion

Ein McRoberts-Manöver vor der Geburt des kindlichen Kopfes, in der Antizipation einer Schulterdystokie, sollte nicht als prophylaktisches Manöver durchgeführt werden, da es ineffektiv ist.

Suprapubischer Druck

Der suprapubische Druck zielt darauf ab, den bi-akromialen Diameter (Schulter bis Schulter) zu verringern und somit die vordere fetale Schulter in den größeren schrägen Diameter des Beckens zu rotieren. Die vordere Schulter ist befreit, um mithilfe der routinemäßigen axialen Traktion unter die Symphyse zu gleiten.[21]

Ein Assistent sollte suprapubischen Druck von der Seite des fetalen Rückens aus anwenden, sofern diese bekannt ist. Der Druck wird nach abwärts und lateral ausgeübt, gerade oberhalb der mütterlichen Symphyse, um den posterioren Anteil der vorderen Schulter in Richtung des fetalen Brustkorbs zu drücken (Abbildung 9.5). Wenn Unsicherheit bezüglich des fetalen Rückens besteht, sollte der suprasymphysäre Druck von derjenigen Seite aus ausgeübt werden, an der der fetale Rücken am Wahrscheinlichsten steht. Sollte dies nicht erfolgreich bei der Befreiung der Schulterdystokie sein, kann auch suprasymphysärer Druck von der anderen Seite versucht werden.

Es liegt keine Evidenz dafür vor, dass ruckartiger Druck besser als kontinuierlicher Druck für die Anwendung des suprasymphysären Drucks ist, oder dass er für 30 Sekunden ausgeübt werden sollte, um effektiv zu sein. Es sollte nur ein routinemäßiger axialer Zug am fetalen Kopf erfolgen, um herauszufinden, ob das Manöver erfolgreich war. Wenn die vordere Schulter durch suprasymphysären Druck und routinemäßige axiale

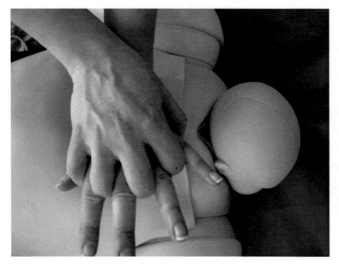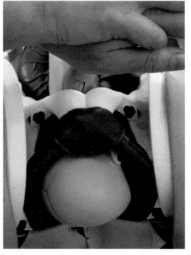

Abbildung 9.5 Anwendung des suprasymphysären Drucks

Traktion nicht befreit werden konnte, sollte das nächste Manöver versucht werden.

Evaluiere die Notwendigkeit einer Episiotomie

Eine Episiotomie wird nicht die knöcherne Obstruktion der Schulterdystokie lösen, kann jedoch notwendig sein, um dem Geburtshelfer den Raum zu geben, um interne vaginale Manöver durchführen zu können, wie z.B. die Entwicklung des posterioren Arms oder die innere Rotation der Schultern. Häufig ist es bereits zu einem Dammriss gekommen oder eine Episiotomie ist bereits vor der Geburt des Kopfes angelegt worden. Mit der richtigen Technik ist nahezu immer ausreichend, Platz um einen inneren Zugang zu erreichen, ohne eine Episiotomie durchzuführen.[22]

Die früher häufig durchgeführte äußere Überdrehung des kindlichen Köpfchens ist nicht mehr empfohlen, da in der Vergangenheit falsche Anwendungen des Manövers zu kindlichen Schäden geführt haben.[23]

Interne Manöver

Wenn das McRoberts-Manöver mit suprasymphysärem Druck nicht erfolgreich war, können zwei Arten von internen vaginalen Manövern durchgeführt werden: innere Rotationsmanöver sowie die Entwicklung des posterioren Arms. Es liegt keine Evidenz dafür vor, dass eines der Manöver dem anderen überlegen ist oder dass eines vor dem anderen versucht werden sollte. Alle internen Manöver beginnen jedoch mit der gleichen Maßnahme, der posterioren Einführung der gesamten Hand in die Sakralhöhle.

Inneren vaginalen Zugang zu erzielen

Wenn die Schulterdystokie auftritt, besteht das Problem in der Regel am Beckeneingang, die vordere Schulter ist oberhalb der Symphyse eingeklemmt. Es besteht daher die Versuchung zu versuchen, anterior einen vaginalen Zugang zu erzielen, um Manöver durchzuführen. Der Raum unterhalb des Schambeinbogens ist jedoch klein, weshalb es extrem schwierig sein kann, irgendwelche Manöver zu versuchen (Abbildung 9.6).

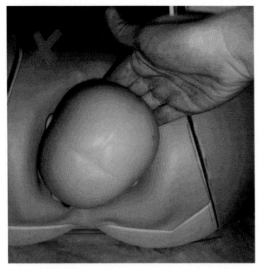

a. Versuch des anterioren Zugangs

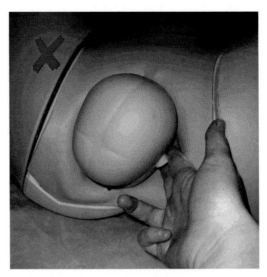

b. Versuch des lateralen Zugangs

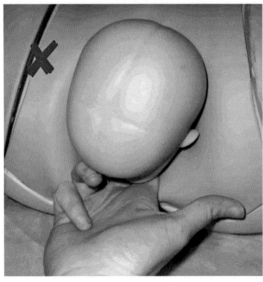

c. Eingehen in die vagina wie bei
einer routinemäßigen vaginalen
Untersuchung

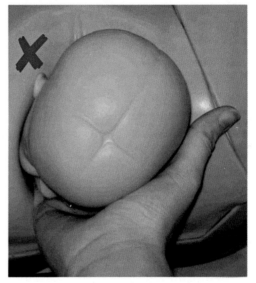

d. Der Daumen bleibt außerhalb
der Vagina

Abbildung 9.6 Nicht-korrekte Versuche einen vaginalen Zugang zu erzielen

Der geräumigste Teil des Beckens ist die Sakralhöhle. Daher kann ein vaginaler Zugang leichter posterior über die Sakralhöhle erreicht werden. Wenn der Geburtshelfer seine Hand spitzt, als ob er ein enges Armband anlegen würde oder nach dem letzten Pringles® Chip am Boden des Rohrs greifen würde, kann die interne Rotation oder Entwicklung des posterioren Arms unter Einsatz der gesamten Hand versucht werden (Abbildung 9.7).

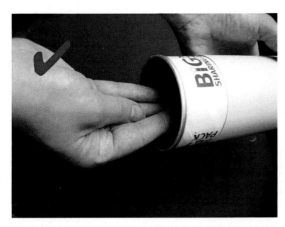 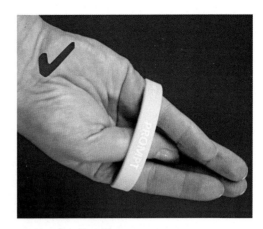

Abbildung 9.7 Richtiger vaginaler Zugang

Entwicklung des posterioren Arms

Die Entwicklung des posterioren Arms reduziert den Diameter der fetalen Schultern um die Breite des Arms. Dies liefert in der Regel ausreichend Platz, um die Schulterdystokie zu lösen.

Häufig liegen Babys mit ihren Armen vor der Brust gekreuzt, so dass wenn die Hand posterior in die Vagina eingeführt wird, der Unterarm und die Hand erfühlt werden können (Abbildung 9.8). Ergreife in diesem Fall mit deinen Fingern und Daumen das kindliche Handgelenk und führe den hinteren Arm in einer gestreckten Linie sanft nach außen (Abbildung 9.9). Diese Bewegung des fetalen Arms ist einer Bewegung vergleichbar, bei der die Hand in ein Glas gestreckt wird. Nachdem der hintere Arm entwickelt wurde (Abbildung 9.10), wende sanfte axiale Traktion am kindlichen Kopf an. Wenn sich die Schulterdystokie gelöst hat, kann das Baby nun leicht entbunden werden.

Wenn sich trotz der Entwicklung des hinteren Arms die Schulterdystokie nicht gelöst hat, unterstütze den Kopf und hinteren Arm und rotiere das Baby sanft um 180°. Die posteriore Schulter wird nun zur neuen anterioren Schulter und sollte unterhalb der Symphyse stehen und somit die Schulterdystokie gelöst haben.

Wenn der posteriore Arm, statt eines gebeugten posterioren Arms, dem Körper vor dem fetalen Abdomen gerade anliegt, ist dies viel schwieriger zu entwickeln. In dieser Situation sind innere Rotationsmanöver erfolgversprechender. Um einen gestreckten posterioren Arm zu entwickeln, muss der Arm gebeugt werden, damit das Handgelenk gefasst werden kann. Der Geburtshelfer folgt dem geraden posterioren Arm nach unten bis zum Ellenbogen, der Daumen wird nun in der Fossa antecubitalis platziert, die Finger auf der Hinterseite des Unterarms gerade unterhalb des

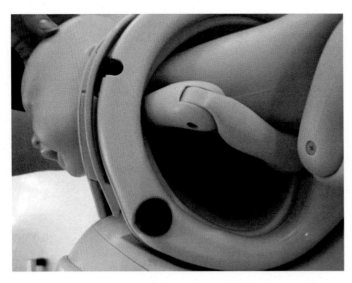

Abbildung 9.8 Lokalisation des posterioren Arms

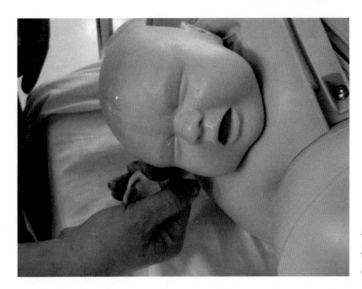

Abbildung 9.9 Sanfter Zug am posterioren Arm in einer geraden Linie

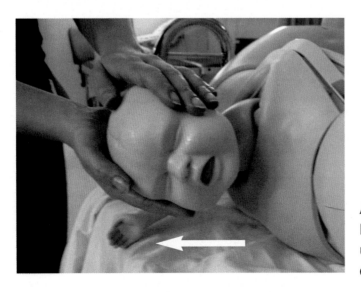

Abbildung 9.10 Routinemäßige axiale Traktion, um den Rest des Körpers zu entbinden

Ellenbogens üben nun einen leichten Druck aus. Diese Maßnahme sollte den hinteren Arm in Beugung bringen. Das Handgelenk kann dann gefasst werden und der Arm wie weiter oben beschrieben entwickelt werden. Wenn du das Handgelenk nicht erreichen kannst, ziehe nicht am Oberarm, da dies wahrscheinlich in einer Humerusfraktur endet.

> **Denk dran, den suprasymphysären Druck zu unterbrechen, während du dir internen vaginalen Zugang verschaffst und innere Manöver versuchst.**

Interne Rotationsmanöver

Die Ziele der internen Rotationsmanöver sind:

- die fetalen Schultern (den bi-akromialen Diameter) aus dem engsten Diameter des mütterlichen Beckens (anterio-posterioren Diameter) in einen weiteren Beckendurchmesser (den schrägen oder transversen) zu bringen

- die Anatomie des mütterlichen Beckens zu verwenden: während die fetale Schulter innerhalb des mütterlichen Beckens rotiert wird, tritt die fetale Schulter durch das Becken aufgrund der knöchernen Architektur des Beckens tiefer.

Die inneren Rotationsmanöver wurden erstmalig von Woods und Rubin beschrieben. Eine Rotation kann am einfachsten erreicht werden, in dem auf den anterioren (vorderen) oder posterioren (hinteren) Teil der hinten stehenden (niedrigsten) Schulter gedrückt wird (Abbildung 9.11). Druck auf den posterioren Teil der posterioren Schulter hat den zusätzlichen Vorteil der Reduktion des Schulterdiameters durch eine Adduktion der Schultern (die Schulter werden einwärts gedrückt). Eine Rotation hat zum Ziel, die Schultern in den größeren schrägen Diameter zu überführen, was die Schulterdystokie löst, so dass eine Entbindung mit routinemäßiger Traktion möglich ist. Wenn die Geburt nicht stattfindet, fahre mit dem Druck fort und rotiere die Schulter komplett um 180°, in dem die Hand gewechselt wird. Dieses Manöver, so wie die Rotation des hinteren Arms nach der Geburt, ersetzt die vordere durch die hintere Schulter und wird die Dystokie beheben.

Wenn Druck in eine Richtung keine Wirkung zeigt, versuche die Schultern in die entgegengesetzte Richtung zu rotieren, in dem auf die andere Seite der fetalen posterioren Schulter gedrückt wird. Mit anderen Worten wechsele von Druckausübung auf die Vorderseite der hinteren Schulter zur

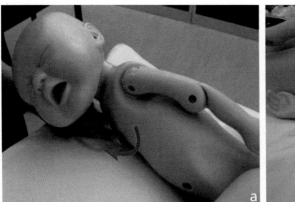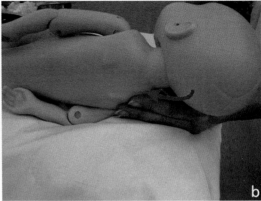

Abbildung 9.11 Interne Rotationsmanöver: (a) Druck auf den anterioren Teil der posterioren Schulter, um eine Rotation zu erreichen; (b) Druck auf den posterioren Teil der posterioren Schulter, um eine Rotation zu erreichen

Druckausübung auf die Hinterseite der hinteren Schulter, oder umgekehrt. Wenn du nicht zurecht kommst, versuche die Hände zu wechseln, die du einsetzt.

Wenn Druck auf die posteriore Schulter nicht erfolgreich ist, wende Druck auf die anteriore fetale Schulter an. Dies ist schwieriger, da es schwerer ist, die anteriore Schulter zu erreichen. Folge dem fetalen Rücken von der Sakralhöhle aus bis zur anterioren Schulter. Drücke auf den posterioren Teil der anterioren Schulter, um die Schultern in den schrägen Diameter zu adduzieren und zu rotieren.

Während der Versuche, die fetalen Schultern von innerhalb des Beckens zu rotieren, kann ein Kollege instruiert werden, suprapubischen Druck auszuüben, um bei der Rotation zu helfen. Stelle sicher, dass beide in die gleiche Richtung, nicht gegeneinander, drücken.

Auf allen Vieren

Für die 'all-fours' Position wurde in kleinen Fallserien eine Erfolgsrate von 83% beschrieben.[24] Die Entscheidung des Geburtshelfers für 'all-fours' vor oder nach dem Versuch innerer Rotationsmanöver und der Entwicklung des hinteren Arms sollte auf der Basis individueller Umstände getroffen werden. Bei einer schlanken beweglichen Frau ohne Periduralanästhesie, mit einer einzigen geburtshilflichen Begleiterin, ist das 'all-fours' Manöver wahrscheinlich angemessen, sicher stellt es jedoch eine hilfreiche Option bei einer Hausgeburt dar. Bei einer weniger mobilen Frau mit Epiduralanästhesie sind interne Manöver besser geeignet.

Rolle die Mutter auf ihre Hände und Knie, so dass sich das mütterliche Gewicht gleichmäßig auf alle vier Extremitäten verteilt. Diese einfache Gewichtsverlagerung kann die anteriore Schulter dislozieren, die Frau mag spontan pressen oder routinemäßige axiale Traktion kann auf den fetalen Kopf angewendet werden, um sicherzustellen, dass die Schulterdystokie überwunden wurde. Wenn die Dystokie anhält, gewährt die 'all-fours' Position leichteren Zugang zu der posterioren Schulter, um innere Manöver durchzuführen.

> **Denk dran, dass bei einer Frau in 'all-fours' Position sowohl die mütterliche Sakralhöhle als auch die fetale posteriore Schulter am höchsten Stehen.**

Zusätzliche Manöver

Es sind für Fälle, für die sich alle Standardmaßnahmen als therapieresistent gezeigt haben, letzte Rettungsversuche beschrieben worden. Es ist sehr selten, dass sie benötigt werden, wenn die o.g. Manöver richtig durchgeführt worden sind.

Das Zurückschieben des Kopfes in die Scheide (Zavanelli-Manöver) und anschließende Entbindung durch Sektio ist beschrieben worden,[25,26] mit variablen Erfolgen.[27] Die mütterliche Sicherheit dieser Maßnahme ist jedoch unbekannt. Dies sollte man im Bewusstsein haben, da ein hoher Anteil der Feten zu diesem Zeitpunkt bereits irreversible Hypoxie und Azidose hat. Da sich der Uterus nach der Entwicklung des kindlichen Kopfes zusammenzieht, sollte vor dem Versuch den Kopf zurück zu schieben eine Wehenhemmung verabreicht werden, um das Risiko der Uterusruptur zu senken (z.B. eine Ampulle (1 ml) Partusisten intrapartal (= 25 µg Fenoterol) in 4 ml Glukose 5%; Bolusapplikation von 2–4 ml langsam i.v. (= 10–20 µg Fenoterol mit 10 µg/Min). Die Einzeldosis kann nach 3 Minuten noch einmal wiederholt werden[21] oder sublinguales Glyceryltrinitrat.

Die Symphysiotomie, d.h. die partielle chirurgische Durchtrennung des mütterlichen Symphysenbandes, ist als potentiell sinnvolle Maßnahme diskutiert worden. Es besteht jedoch eine hohe Inzidenz schwerer mütterlicher Erkrankung und eines schlechten neonatalen Outcomes.[28] Andere Techniken einschließlich einer posterioren Axillarschlinge wurden berichtet, jedoch mit wenig verfügbaren Daten.[29,30]

Wieviel Zeit habe ich?

Es ist nicht möglich, ein absolutes Zeitlimit für das Management der Schulterdystokie anzugeben, da das Kopf-zu-Körper Geburtsintervall, dem jeder individuelle Fetus ohne Hypoxie widerstehen kann, von den klinischen Umständen abhängen wird. Der Zustand des Babys bei der letztendlichen Geburt hängt sowohl von dem Kopf-zu-Körper Geburtsintervall als auch von dem fetalen Zustand zu Beginn der Dystokie ab.

Ein Review schwerwiegend verlaufener Fälle von Schulterdystokie im Vereinigten Königreich berichtete, dass 47% der gestorbenen Babys innerhalb von 5 Minuten nach der Entwicklung des Kopfes verstarben. Es bestand jedoch ein hoher Anteil von Fällen bei denen die Feten ein pathologisches CTG vor der Schulterdystokie gehabt hatten.[31] Ein kürzlicher Review berichtete, dass die Häufigkeit der hypoxisch ischämischen Verletzung sehr niedrig ist, wenn die Kopf-zu-Körper Entbindungszeit unter 5 Minuten ist.[32] Die Festlegung von Zeitlimits kann den Geburtshelfer dazu verleiten, dann eine forcierte Traktion anzuwenden, wenn das 5 Minuten-Zeitlimit näher kommt, weshalb es wichtiger ist, das Problem so effizient und sorgfältig wie möglich zu managen, um Hypoxien und unnötige Traumen zu vermeiden.

Was zu vermeiden ist

Traktion

Eine instinktive Reaktion ist, am Kopf des Kinds zu ziehen, um zu versuchen, bei der Geburt des Babys zu helfen. Zug allein wird jedoch nicht die Dystokie überwinden und **exzessive Traktion sollte vermieden werden**.

Zusätzlich ist Zug in abwärts gerichteter Richtung am kindlichen Kopf häufig mit geburtshilflichen Verletzungen des Plexus brachialis vergesellschaftet. Daher sollte ein **Abwärtszug am kindlichen Kopf** für das Management aller Geburten vermieden werden.

Es liegen einige Hinweise dafür vor, dass ein ruckartig anstatt eines langsam durchgeführten Zugs für die Nerven des Plexus brachialis schädigender ist.[33] Stelle dir vor ein Stück Baumwolle zu zerreißen; es geht viel leichter mit einem raschen Ruck statt langsam.

> **Eine routinemäßige Traktion sollte immer langsam und sanft in axialer Richtung erfolgen, nicht mit plötzlicher Krafteinwirkung oder in abwärts gerichteter Richtung.**

Fundusdruck

Der Fundusdruck ist häufig mit einer Verletzung des Plexus brachialis sowie der Uterusruptur vergesellschaftet. Er sollte daher während der Schulterdystokie **nicht angewendet** werden.[31]

Dokumentation

Eine genaue Dokumentation einer schwierigen und potentiell traumatischen Entbindung ist wesentlich. Es ist sehr wichtig, die vorgenommenen Maßnahmen klar zu beschreiben, sodass jemand anderes, der dies liest, diese Handlungen reproduzieren könnte. Die Namen der Manöver müssen hierbei nicht unbedingt benannt werden. Es kann hilfreich sein, ein Formular zu verwenden, um genaue Aufzeichnungen zu führen. Ein Beispiel ist in Abbildung 9.12 dargestellt.

Folgende Aufzeichnungen sind wichtig:

- die Uhrzeit bei der Geburt des Kopfes
- die durchgeführten Manöver, das Timing und die Reihenfolge
- der angewendete Zug
- die Uhrzeit bei der Geburt des Rumpfes
- die anwesenden Mitarbeiter und ihre Ankunftszeit
- der Zustand des Babys
- der Nabelschnur Arterien/Venen pH Wert bzw. BE, Laktat, etc.
- die anteriore fetale Schulter zum Zeitpunkt der Dystokie.

Eltern

Die Schulterdystokie ist eine beängstigende und potentiell traumatische Erfahrung für die Mutter und anwesende Familie. Es ist wichtig, den Eltern zu erläutern, was passiert und der Mutter während des Notfalls klare Instruktionen zu geben. Sowohl die Geburt als auch die Gründe für die Anwendung von Manövern sollten nach der Geburt diskutiert werden.

Jedes Baby mit vermuteter Verletzung nach einer Schulterdystokie sollte sofort durch einen Neonatologen untersucht werden. Die 'Erb's Palsy Group' ist eine sehr gute Informationsquelle und unterstützt Familien und Angehörige von Medizinberufen, die sich um Kinder mit Plexus-brachialis-Verletzungen kümmern (www.erbspalsygroup.co.uk).

PROMPT
Making Childbirth Safer, Together

SCHULTERDYSTOKIE DOKUMENTATION

Datum .... **Uhrzeit**..........................
ausfüllende Person .... **Position**........................
Unterschrift ....

Name der Mutter:
Geburtsdatum:
Krankenhaus No.:
Oberarzt:

Ruf nach Hilfe (Uhrzeit):				
Personal z. Zeitpunkt des Kopfdurchtritts:		**zusätzliches Personal, das der Befreiung der Schultern beiwohnt**		
Name	**Rolle**	**Name**	**Rolle**	**Ankunftszeit**

Maßnahmen, um der Geburt zu assistieren	**durch wen**	**Uhrzeit**	**Anordnung**	**Details**	**Grund, wenn nicht durchgeführt**
McRoberts-Manöver:					
suprapubischer Druck:				von mütterlicher **linker/rechter Seite** (kreise ein)	
Episiotomie:				nicht nötig, da ausreichend Platz für Zugang/ Dammriss liegt vor/bereits für Kopfdurchtritt erfolgt (kreise ein)	
Entwicklung des posterioren Arms:				**linker/rechter** Arm (kreise ein)	
interne Rotationsmanöver:					
Beschreibung d. Rotation:					
Beschreibung d. Traktion:	Routine axial (wie normale vag. Geburt)	andere		Grund, wenn nicht routinemäßig	
andere verw. Manöver:					

Geburtsmodus d. Kopfes:	**spontan**		**instrumentell – Vakuum/Forceps**		
Uhrzeit Kopfentwicklung:		**Uhrzeit Geburt des Körpers:**		**Kopf-zu-Körper Geburtsintervall**	
Fetale Position während Dystokie:	Gesicht kuckt zur mütterlichen **Linken** **linke** fetale Schulter ant.		Gesicht kuckt zur mütterlichen **Rechten** **rechte** fetale Schulter ant.		
Gewicht kg	**APGAR 1 Min.:**		**5 Min.:**	**10 Min.:**	
NS Blutgase:	**Arterieller pH:**	**Arterieller BE:**	**Venöser pH:**	**Venöser BE:**	
Erklärung an Eltern	Ja	durch	**AIMS Form. ausgef.**	Ja	

Neonatologe gerufen: Ja/Nein Uhrzeit eingetroffen: .... **Name des Neonatologen:** ....

Untersuchung des Babys bei Geburt (durch Hebamme?):			**wenn irgendeine der Fragen Ja: review und organisiere follow-up durch Oberarzt Neonatologie**
Zeichen von Schwäche des Arms?	Ja	Nein	
Zeichen einer potentiellen knöchernen Fraktur?	Ja	Nein	
Baby in Neonatal Intensive Care Unit verlegt?	Ja	Nein	
Untersuchung durch:			

reproduziert mit freundlicher Genehmigung des North Bristol NHS Trust

Abbildung 9.12 Ein Beispiel eines Formulars zur Dokumentation der Schulterdystokie

Eine Frau mit vorausgegangener Schulterdystokie sollte in einer Folgeschwangerschaft in einer Geburtsmodussprechstunde durch einen erfahrenen Oberarzt gesehen werden, es sollten die Schwangerenvorsorge und der Geburtsmodus diskutiert werden.

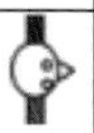

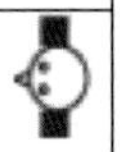

Konsequenzen der Schulterdystokie

Die Schulterdystokie besitzt eine hohe perinatale Morbidität und Mortalität.[5] Die mütterliche Morbidität ist ebenfalls erhöht (Box 9.2).

Box 9.2 Perinatale Morbidität und Mortalität	
Perinatal	**Mütterlich**
Totgeburt	Postpartale Hämorrhagie
Hypoxie	III°/IV°-ige Dammrisse
Plexus-brachialis-Verletzung	Uterusruptur
Frakturen (Humerus, Clavicula)	psychologisches Leid

Azidose

Eine Schulterdystokie ist ein akutes lebensbedrohliches Ereignis. Ein gesunder Fetus kann eine Schulterdystokie kompensieren, jedoch nur für eine begrenzte Zeitspanne. Die Babys können mit einer schweren metabolischen Azidose geboren werden oder hypoxisch-ischämische Enzephalopathie (HIE) mit oder ohne neurologischen Langzeitschäden entwickeln. Die erforderliche Ausrüstung zur Wiederbelebung sollte daher vorgehalten werden und neonatologische Mitarbeiter so früh wie möglich nach der Diagnose Schulterdystokie für den Fall gerufen werden, dass eine neonatale Wiederbelebung nötig ist.

Plexus-brachialis-Parese

Die Plexus-brachialis-Parese ist eine der häufigsten Komplikationen der Schulterdystokie und etwa 1:2300 Geburten im Vereinigten Königreich sind davon betroffen.[34] Der vermutete primäre Mechanismus der Plexus-brachialis-Verletzung ist die exzessive Traktion am fetalen Kopf während der Schulterdystokie, obgleich auch andere Mechanismen vorgeschlagen wurden. Die Plexus-brachialis-Verletzung kann eine Komplikation der normalen Geburt sein und wurde sogar nach Kaiserschnitt berichtet.

Verletzungen können in die obere (Erb'sche Lähmung), untere (Klumpke'sche Lähmung) oder totale Plexus-brachialis-Verletzung unterteilt werden:

- Die **Erb'sche Lähmung** ist die häufigste Verletzung. Der Oberarm ist schlaff und der Unterarm gestreckt und zum Körper hin rotiert, die Hand wird in der klassischen 'waiter's tip' Haltung (gebeugt nach hinten außen) gehalten. Bis zu 90% der Erb'schen Paresen erholen sich nach 12 Monaten.

- Die **Klumpke'sche Lähmung** ist seltener. Die Hand ist schlaff, ohne Fingerbewegungen. Die Erholungsrate ist niedriger, etwa 40% erholen sich nach 12 Monaten.

- Die **totale Brachialis**-Verletzung macht etwa 20% der Plexus-brachialis-Verletzungen aus. Es besteht ein totales sensorisches und motorisches Defizit des gesamten Arms, der komplett gelähmt ist, ohne Gefühl. Ein Horner-Syndrom, welches sich durch eine Pupillenkontraktion und Ptose des Augenlids auszeichnet und auf einer Verletzung des Sympathikus beruht, kann ebenfalls vorliegen. Ohne chirurgische Intervention ist eine vollständige funktionelle Erholung selten. Die Prognose ist schlechter, wenn ein Horner-Syndrom vorliegt.

Humerus- und Claviculafrakturen

Nach einer Schulterdystokie können auch Humerus- und Claviculafrakturen auftreten. Diese Frakturen heilen meist schnell und haben eine gute Prognose.

Die Schulterdystokie ist ein unvorhersehbarer geburtshilflicher Notfall	
Problem	benenne klar das Problem
Pädiater	rufe sofort den Pädiater/Neonatologen
Position	McRoberts' oder 'all fours'
Pressure	suprapubisch (NICHT FUNDUS) Druck
Posterior	vaginalen Zugang posterior erzielen
Pringle®	führe die ganze Hand ein
Pull	ziehe nicht weiter, wenn ein Manöver nicht funktioniert hat
Pro forma (Formular)	die Dokumentation sollte kurz und klar sein
Parents (Eltern)	Kommunikation und Erläuterungen sind wesentlich

Literaturstellen

1. Resnick R. Management of shoulder girdle dystocia. *Clin Obstet Gynecol* 1980;23:559–64.

2. Gherman RB. Shoulder dystocia: an evidence-based evaluation of the obstetric nightmare. *Clin Obstet Gynecol* 2002;45:345–62.

3. McFarland M, Hod M, Piper JM, Xenakis EM, Langer O. Are labor abnormalities more common in shoulder dystocia? *Am J Obstet Gynecol* 1995;173:1211–14.

4. Baskett TF, Allen AC. Perinatal implications of shoulder dystocia. *Obstet Gynecol* 1995;86:14–17.

5. Gherman RB, Ouzounian JG, Goodwin TM. Obstetric maneuvers for shoulder dystocia and associated fetal morbidity. *Am J Obstet Gynecol* 1998;178:1126–30.

6. McFarland MB, Langer O, Piper JM, Berkus MD. Perinatal outcome and the type and number of maneuvers in shoulder dystocia. *Int J Gynaecol Obstet* 1996;55:219–24.

7. Ouzounian JG, Gherman RB. Shoulder dystocia: are historic risk factors reliable predictors? *Am J Obstet Gynecol* 2005;192:1933–5.

8. Smith RB, Lane C, Pearson JF. Shoulder dystocia: what happens at the next delivery? *BJOG* 1994;101:713–15.

9. Nesbitt TS, Gilbert WM, Herrchen B. Shoulder dystocia and associated risk factors with macrosomic infants born in California. *Am J Obstet Gynecol* 1998;179:476–80.

10. Bahar AM. Risk factors and fetal outcome in cases of shoulder dystocia compared with normal deliveries of a similar birthweight. *Br J Obstet Gynaecol* 1996;103:868–72.

11. Gross TL, Sokol RJ, Williams T, Thompson K. Shoulder dystocia: a fetal–physician risk. *Am J Obstet Gynecol* 1987;156:1408–18.

12. Mehta SH, Blackwell SC, Chadha R, Sokol RJ. Shoulder dystocia and the next delivery: outcomes and management. *J Matern Fetal Neonatal Med* 2007;20:729–33.

13. Acker DB, Sachs BP, Friedman EA. Risk factors for shoulder dystocia in the average-weight infant. *Obstet Gynecol* 1986;67:614–18.

14. Rouse DJ, Owen J. Prophylactic cesarean delivery for fetal macrosomia diagnosed by means of ultrasonography: a Faustian bargain? *Am J Obstet Gynecol* 1999;181:332–8.

15. Acker DB, Sachs BP, Friedman EA. Risk factors for shoulder dystocia. *Obstet Gynecol* 1985;66:762–8.

16. Benedetti TJ, Gabbe SG. Shoulder dystocia. A complication of fetal macrosomia and prolonged second stage of labor with midpelvic delivery. *Obstet Gynecol* 1978;52:526–9.

17. Sandmire HF, O'Halloin TJ. Shoulder dystocia: its incidence and associated risk factors. *Int J Gynaecol Obstet* 1988;26:65–73.

18. Usha Kiran TS, Hemmadi S, Bethel J, Evans J. Outcome of pregnancy in a woman with an increased body mass index. *BJOG* 2005;112:768–72.

19. Royal College of Obstetricians and Gynaecologists. *Shoulder dystocia*. Green-top Guideline No. 42. London: RCOG; 2011 [www.rcog.org.uk/womens-health/clinical-guidance/shoulder-dystocia-green-top-42].

20. AWMF LL 015/024 (S1) Empfehlungen zur Schulterdystokie: Erkennung, Prävention und Management. Abgelaufen.

21. Lurie S, Ben-Arie A, Hagay Z. The ABC of shoulder dystocia management. *Asia Oceania J Obstet Gynaecol* 1994;20:195–7.

22. Hinshaw K. Shoulder dystocia. In: Johanson R, Cox C, Grady K, Howell C (Hrsg.). *Managing Obstetric Emergencies and Trauma. The MOET Course Manual*. London: RCOG Press; 2003:165–74.

23. Schneider H, Husslein P, Schneider KTM. *Die Geburtshilfe*. 5. Auflage. Heidelberg Springer; 2016.

24. Bruner JP, Drummond SB, Meenan AL, Gaskin IM. All-fours maneuver for reducing shoulder dystocia during labor. *J Reprod Med* 1998;43:439–43.

25. Sandberg EC. The Zavanelli maneuver: a potentially revolutionary method for the resolution of shoulder dystocia. *Am J Obstet Gynecol* 1985;152:479–84.

26. Vaithilingam N, Davies D. Cephalic replacement for shoulder dystocia: three cases. *BJOG* 2005;112:674–5.

27. Spellacy WN. The Zavanelli maneuver for fetal shoulder dystocia: three cases with poor outcomes. *J Reprod Med* 1995;40:543–4.

28. Goodwin TM, Banks E, Millar LK, Phelan JP. Catastrophic shoulder dystocia and emergency symphysiotomy. *Am J Obstet Gynecol* 1997;177:463–4.

29. Gherman R. Posterior axillary sling traction: another empiric technique for shoulder dystocia alleviation? *Obstet Gynecol* 2009;113:478–9.

30. Hofmeyr GJ, Cluver CA. Posterior axilla sling traction for intractable shoulder dystocia. *BJOG* 2009;116:1818–20.

31. Maternal and Child Health Research Consortium. *Confidential Enquiry into Stillbirths and Deaths in Infancy: 5th Annual Report, 1 January–31 December 1996.* London: Maternal and Child Health Research Consortium; 1998.

32. Leung TY, Stuart O, Sahota DS, Suen SS, Lau TK, Lao TT. Head-to-body delivery interval and risk of fetal acidosis and hypoxic ischaemic encephalopathy in shoulder dystocia: a retrospective review. *BJOG* 2011;118:474–9.

33. Metaizeau JP, Gayet C, Plenat F. [Brachial plexus birth injuries. An experimental study (übersetzt vom Verfasser)]. *Chir Pediatr* 1979;20:159–63. Artikel auf Französisch.

34. MacKenzie IZ, Shah M, Lean K, Dutton S, Newdick H, Tucker DE. Management of shoulder dystocia: trends in incidence and maternal and neonatal morbidity. *Obstet Gynecol* 2007;110:1059–68.

Modul 10
Nabelschnurvorfall

Wichtige Lerninhalte

- Die Risikofaktoren für Nabelschnurvorfall zu erkennen.
- Die nötige Hilfe zu rufen.
- Maßnahmen durchzuführen, um die Nabelschnurkompression zu verringern.
- Effektiv mit der Frau und dem Team zu kommunizieren.
- Die Wichtigkeit einer angemessenen Dokumentation zu verstehen.

Häufige bei Übungen beobachtete Schwierigkeiten

- Erkennung des okkulten Nabelschnurvorfalls.
- Falscher Umgang mit der Nabelschnur.
- Verzögerungen, die Frau so zu lagern, dass die Nabelschnur dekomprimiert wird.
- Nicht die erforderliche Hilfe zu rufen.
- Schwierigkeiten mit der Ausrüstung, um die Blase zu füllen.
- Vergessen, postpartal pH und Blutgase zu bestimmen.

Einführung

Der Nabelschnurvorfall kann als das Tiefertreten der Nabelschnur durch die Cervix, entweder neben (okkult) oder über den vorangehenden Teil (manifest), bei bestehendem Blasensprung definiert werden.

Die Inzidenz des Nabelschnurvorfalls reicht von 0,1% bis 0,6% aller Geburten,[1–3] bei Beckenendlage ist sie etwa 1%.[4]

Risikofaktoren des Nabelschnurvorfalls

Der Nabelschnurvorfall tritt am Häufigsten auf, wenn die Fruchtblase spontan oder artifiziell gesprungen ist und der vorangehende Teil des Fetus kaum auf der mütterlichen Cervix aufsitzt. Die Nabelschnur kann dann unter den vorangehenden Teil treten und kann anschließend komprimiert werden, was die kindliche Blutversorgung gefährdet.

Die Anwesenheit von Risikofaktoren (Box 10.1) sollte das Bewusstsein dafür schärfen, das Auftreten eines Nabelschnurvorfalls ist jedoch unvorhersehbar. Ein gemeinsames Merkmal aller Risikofaktoren ist ein hoch stehender vorangehender Teil.

Box 10.1 Risikofaktoren des Nabelschnurvorfalls

Antenatal	Intrapartal
Beckenendlage	Amniotomie (insbesondere bei hoch stehendem vorangehenden Teil)
mobile Lage	Frühgeburt
Schräg- oder Querlage	Beckenendlage
Polyhydramnion	innere Wendung auf den Fuß
äußere Wendung	zweiter Zwilling
konservatives Management des vorzeitigen Blasensprungs	Kontaktverlust des fetalen Kopfs während einer Entbindung mit assistierter Rotation
vorausgegangener Nabelschnurvorfall	Anlage einer fetalen Skalpelektrode

---

Prävention

Das RCOG empfiehlt, dass Frauen mit querer, schräger oder instabiler Lage das Angebot einer elektiven Aufnahme ins Krankenhaus nach 37 SSW vor einer elektiven Sektio am Termin erhalten sollten, oder bereits früher, wenn Zeichen des Geburtsbeginns oder der Verdacht eines vorzeitigen Blasensprungs bestehen.[5] Eine elektive Aufnahme kann den Nabelschnurvorfall nicht verhindern, wenn er jedoch auftritt, während die Patientin im Krankenhaus ist, kann eine sofortige Diagnose und Behandlung erfolgen, was das neonatale Outcome verbessert.

Wenn die Nabelschnur während der vaginalen Untersuchung unter der Geburt unterhalb des vorangehenden Teils getastet werden sollte, ist eine Amniotomie zu vermeiden.[5]

Jede geburtshilfliche Intervention, nachdem ein Blasensprung eingetreten ist, wie z.B. die Anlage einer Skalpelektrode, die manuelle Rotation des vorangehenden Teils und die innere Wendung auf den Fuß, birgt das Risiko eines Nabelschnurvorfalls, ein Hochschieben des vorangehenden Teils sollte daher nach einem Blasensprung möglichst vermieden werden.

Eine Amniotomie sollte vermieden werden, solange der vorangehende Teil nicht fest dem Becken aufsitzt oder mobil ist. Wenn eine Amniotomie absolut notwendig ist, sollte sie in oder nahe einem OP stattfinden, damit die Möglichkeit einer Notsektio besteht, falls nötig. Zusätzlich kann Fundusdruck und/oder die Stabilisierung in einer Längslage das Risiko eines Nabelschnurvorfalls unter diesen Umständen verringern.

Perinatale Komplikationen

Die mütterliche Mortalität bei Nabelschnurvorfall ist im letzten Jahrhundert gefallen. Die perinatale Mortalität bei Nabelschnurvorfall bleibt jedoch hoch und beträgt etwa 9%[2] und Fälle von Nabelschnurvorfall werden in perinatalen Mortalitätsuntersuchungen konstant erwähnt.

Das Intervall zwischen der Diagnose und der Geburt ist signifikant mit Totgeburten und perinatalem Tod assoziiert. Ein Nabelschnurvorfall außerhalb eines Krankenhauses hat eine signifikant schlechtere Prognose. Verzögerungen, die durch den Transport in das Krankenhaus entstehen, sind als mitwirkende Faktoren identifiziert worden, wenn ein Nabelschnurvorfall eine Hausgeburt kompliziert.[2,9–11]

Die Kinder können eine Geburtsasphyxie erleiden, was der Kompression der Nabelschnur und/oder einem arteriellen Vasospasmus der Nabelschnur sekundär nach Exposition gegenüber Scheidenflüssigkeit oder Luft geschuldet wird. Dies kann in hypoxisch-ischämischer Enzephalopathie, infantiler Zerebralparese oder neonatalem Tod resultieren.[7] Ein perinataler Tod nach Nabelschnurvorfall hängt jedoch eher mit den Komplikationen durch Frühgeburt und geringem Geburtsgewicht zusammen, nämlich prädisponierenden Faktoren, als mit intrapartaler Asphyxie.[2,8]

Initiales Management des Nabelschnurvorfalls

Eine Zusammenfassung des Managements des Nabelschnurvorfalls ist in Abbildung 10.1 dargestellt. Dies wird im Detail weiter unten dargestellt.

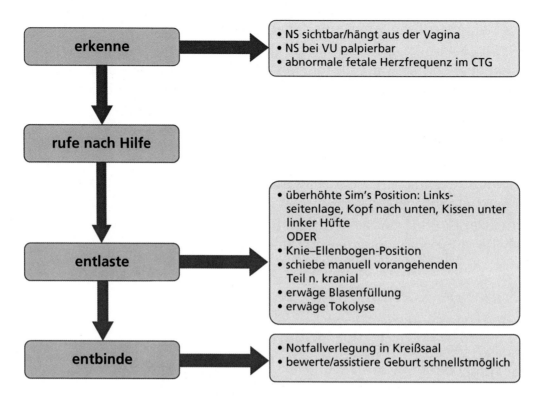

Abbildung 10.1 Zusammenfassung des Managements des Nabelschnurvorfalls

ERKENNE – Nabelschnurvorfall

Die frühe Diagnose ist wichtig. Ein Nabelschnurvorfall ist offensichtlich, wenn sich eine Nabelschnurschlinge durch die Vulva vorwölbt. Ein Vorfall ist jedoch nicht immer erkennbar und kann ggf. nur durch eine vaginale Untersuchung festgestellt werden. Ein Nabelschnurvorfall sollte vermutet werden, wenn nach Blasensprung ein pathologisches CTG auftritt, z.B. Bradykardie oder Dezelerationen, insbesondere wenn sie unmittelbar nach dem Blasensprung auftreten. Eine Spekulumeinstellung und/oder vaginale Untersuchung sollte unabhängig vom Schwangerschaftsalter erfolgen, wenn ein Nabelschnurvorfall vermutet wird. Das falsche Management eines abnormalen Herzfrequenzmusters ist einer der häufigsten Aspekte von 'substandard care', der in Zusammenhang mit Nabelschnurvorfall und peripartalem Tod identifiziert wurde.[5]

Rufe nach Hilfe

Sobald ein Nabelschnurvorfall diagnostiziert wurde, sollte notfallmäßig Hilfe gerufen werden einschließlich einer erfahrenen Hebamme, zusätzlichen Hebammen, dem erfahrensten verfügbaren Geburtshelfer, einem Anästhesisten, den OP-Schwestern und dem neonatologischen Team.

Sollte der Nabelschnurvorfall außerhalb eines Krankenhauses erfolgen, sollte sofort ein Krankenwagen gerufen werden, um die Frau in die nächst gelegenste Geburtsklinik zu bringen. Selbst wenn die Geburt unmittelbar bevorstehen sollte, sollte ein Krankenwagen gerufen werden, falls unter der Geburt eine kindliche Gefährdung eintreten sollte.

Wenn Hilfe eintrifft, sollte 'Nabelschnurvorfall' klar ausgerufen werden, so dass alle Anwesenden sofort das Problem verstehen. Medizinisches Personal außerhalb der geburtshilflichen Abteilung, z.B. Hebammen, Sanitäter des Krankenwagens und Hausärzte, sollten die geburtshilfliche Abteilung direkt kontaktieren und ankündigen, dass eine Frau mit Nabelschnurprolaps eingeliefert wird. Auch sollte die vermutete Ankunftszeit am Krankenhaus mitgeteilt werden. Dies stellt sicher, dass die benötigten Mitarbeiter unterrichtet sind und Vorbereitungen getroffen werden können, um eine zeitgerechte Entbindung bei Eintreffen im Krankenhaus durchführen zu können.

ENTLASTE – Nabelschnurkompression

Sobald ein Nabelschnurvorfall erkannt wurde, sollte die Nabelschnurkompression durch Hochschieben des führenden Teils minimiert werden. Dies kann durch Hochschieben des führenden Teils mit den Fingern, Hochlagerung des mütterlichen Beckens oder Füllung der Harnblase erreicht werden. Eine Wehenhemmung sollte zusätzlich versucht werden, um Uteruskontraktionen zu verringern.

Mütterliche Lagerung

Traditionell wurde für die Lagerung bei Nabelschnurvorfall die Knie–Ellenbogen-Lagerung empfohlen. Diese Position ist für den Transport jedoch weniger geeignet, weshalb stattdessen eine andere Position empfohlen wird: die übertriebene 'Sim's Position' (Linksseitenlage mit Kissen unter der linken Hüfte) mit oder ohne Trendelenburg (schräg, so dass der Kopf der Frau niedriger als das Becken ist) (Abbildung 10.2).

Digitales Hochschieben des vorangehenden Teils

Wenn der Nabelschnurvorfall während des Blasensprungs erkannt wird, sollten die Finger in der Vagina bleiben, um den führenden Teil hochzuschieben. Dies reduziert die Kompression auf die Nabelschnur, insbesondere während der Kontraktionen. Von Repositionsversuchen wird abgeraten.[12]

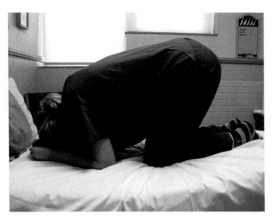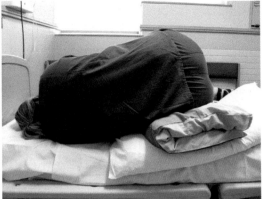

Abbildung 10.2 Mütterliche Lagerung, um die Anhebung des vorangehenden Teils zu unterstützen: (a) Knie–Brust; (b) übersteigerte 'Sim's Position'

Es liegt keine Evidenz dafür vor, dass die Praxis des Bedeckens der vorgefallenen Nabelschnur mit sterilen Kompressen in warmer Kochsalzlösung Vorteile hat.

Verringere Wehen

Eine laufende Oxytocininfusion sollte sofort gestoppt werden.

Eine Wehenhemmung wurde bei Nabelschnurvorfall eingesetzt, um die Wehen zu verringern und eine fetale Bradykardie zu verbessern. Fenoterol 10–20 μg sollte langsam i.v. appliziert werden.[12–15]

Blasenauffüllung

Wenn das Entscheidungs–Entwicklungsintervall vermutlich verlängert sein wird, insbesondere bei Verlegung durch einen Krankenwagen in ein Krankenhaus, kann die Anhebung des vorangehenden Teils durch eine Blasenauffüllung erwogen werden.

Eine Blasenauffüllung wurde erstmalig von Vago[16] in den 1970iger Jahren als eine Methode vorgeschlagen, die Kompression der Nabelschnur zu entlasten. Eine Blasenauffüllung hebt den vorangehenden Teil des Fetus für eine längere Zeit von der komprimierten Nabelschnur an, was die Notwendigkeit für einen Untersucher, den vorangehenden Teil mit seinen Fingern hochzuschieben, entbehrlich macht.[17]

In die Harnblase wird ein Blasenkatheter gelegt. Die Blase wird über den Katheter mit steriler physiologischer 0,9%iger Kochsalzlösung mittels eines i.v. Infusionssets aufgefüllt. Der Katheter sollte nach etwa 500–750 ml abgeklemmt werden. Direkt vor jedem Versuch der Entbindung sollte die Blase wieder entleert werden.

> **Jede der oben beschriebenen Maßnahmen kann während der Vorbereitung zur Geburt des Fetus hilfreich sein. Die Entbindung sollte jedoch nicht bei dem Versuch verzögert werden, diese Methoden anzuwenden.**

Untersuchung des fetalen Wohlbefindens

Es sollte ein Dauer CTG angelegt werden. Wenn sich keine hörbaren fetalen Herzaktionen aufzeichnen lassen, sollte ein Ultraschall durchgeführt werden.

ENTBINDE – transportiere und assistiere bei der Geburt

Ein Nabelschnurvorfall sollte in einer Abteilung mit vollständigem anästhesiologischem und neonatologischem Service erfolgen. Wenn der Nabelschnurvorfall außerhalb eines Kreißsaals auftritt, ist ein sofortiger Transport wesentlich.

Eine gute Kommunikation ist erforderlich, damit die entsprechenden Berufsgruppen die Mutter bei Ankunft empfangen können, der OP sollte im Stand-by sein.

Wenn kein intravenöser Zugang liegt, sollte ein großlumiger Zugang gelegt werden (14/16 G) und Blut für Blutgruppe, Kreuzblut und Blutbild entnommen werden.

Untersuchung für die Geburt

- Bei nicht vollständigem MM sollte eine Sektio durchgeführt werden.

- Wenn der MM vollständig ist, sollte eine assistierte vaginale Entbindung erwogen werden, solange davon ausgegangen werden kann, dass sie schnell und sicher durchführbar ist. Ein Vakuum oder eine Zange sollte nur Verwendung finden, wenn die Voraussetzungen für eine operative Geburt vorliegen.

- Eine ganze Extraktion bei Beckenendlage kann unter bestimmten Umständen durchgeführt werden, z.B. nach einer inneren Wendung auf den Fuß für den zweiten Zwilling. Bei Beckenendlage sind jedoch die Risiken eines vaginalen Entbindungsversuchs nur schwer abschätzbar, sodass die Schnittentbindung das Verfahren der Wahl darstellt.[12]

Es sollte daran gedacht werden, dass jede Verzögerung dazu führen kann, dass dann eine Sektio notwendig wird, wenn der Versuch der instrumentellen Entbindung fehlgeschlagen ist.

Der Versuch vorübergehender Maßnahmen, wie weiter oben beschrieben, um den Druck auf die Nabelschnur zu entlasten, können den Versuch einer Regionalanästhesie, wie eine Spinalanästhesie oder ein epidurales Top-up, rechtfertigen. Verlängerte und wiederholte Versuche sollten jedoch vermieden werden.

Der vorangehende Teil sollte hochgeschoben bleiben, während die Spinalanästhesie gelegt wird. Die Kommunikation, bezüglich der Dringlichkeit des Notfalls und des Timings der Geburt, sollte zwischen Geburtshelfer, Hebamme und anästhesiologischem Team klar ablaufen, um sowohl für die Mutter als auch für das Kind die sicherste Anästhesiemethode anzuwenden.

Neonatale Wiederbelebung

Ein erfahrenes neonatologisches Team muss bei der Entbindung anwesend sein, um sicherzustellen, dass für den Neonaten eine volle kardiorespiratorische Unterstützung gewährleistet ist, falls erforderlich. Postpartal sollte Blut für Blutgasbestimmungen sowohl aus der Nabelschnurarterie als auch aus der Nabelvene entnommen werden, um den Zustand des Neonaten zu bestimmen.

Dokumentation

Die Dokumentation sollte den Zeitpunkt des Nabelschnurvorfalls, das Rufen und Eintreffen von Hilfe, die Methoden, die für die Entlastung der Nabelschnurkompression verwendet wurden, den Zeitpunkt der Entscheidung zur Geburtsbeendigung und die Methode sowie den Zeitpunkt der Entbindung enthalten. Ein Formular kann bei der Dokumentation hilfreich sein, ein Beispiel ist in Abbildung 10.3 wiedergegeben.

Eltern

Ein Nabelschnurvorfall ist eine für die Eltern beängstigende Erfahrung. Es ist wichtig zu erklären, was passiert und der Mutter klare Instruktionen zu geben. Die Eltern werden Unterstützung und eine Nachbesprechung benötigen. Die Kliniker sollten ermutigt werden, die Eltern am nächsten Tag zu besuchen und anschließend, falls nötig, die Ereignisse zu diskutieren, alle Fragen zu beantworten und Besorgnisse anzusprechen.

PROMPT
Making Childbirth Safer. Together

Name..
Geburtsdatum....................................
Krankenhaus No...............................

Nabelschnurvorfall Dokumentation

bitte hake ab:

erfahrene Hebamme gerufen:	Ja ☐	Nein ☐

Uhrzeit des Anrufs:.....................   Uhrzeit des Eintreffens:....................   Name:...........................

erfahrener Geburtshelfer gerufen:	Ja ☐	Nein ☐

Uhrzeit des Anrufs:.....................   Uhrzeit des Eintreffens:....................   Name:...........................
Position des Geburtshelfers:...

Neonatologe gerufen:	Ja ☐	Nein ☐

Uhrzeit des Anrufs:.....................   Uhrzeit des Eintreffens:....................   Name:...........................

zuhause oder im Krankenhaus diagnostiziert: zuhause ☐   Krankenhaus ☐

Uhrzeit der Diagnosestellung:............................
MM Weite bei Diagnosestellung:................cm

Maßnahmen, die für das Management des Nabelschnurvorfalls verwendet wurden				
Hochschieben des vorangehenden Teils	Ja	☐	Nein	☐
Auffüllen der Harnblase	Ja	☐	Nein	☐
Linksseitenlage, Kopf nach unten geneigt/Knie–Brust-Position			(kreise ein)	
Tokolyse mit Fenoterol i.v.	Ja	☐	Nein	☐

Geburtsmodus		Anästhesiemodus	
normal	☐	ITN	☐
Zange	☐	Spinale	☐
Vakuum	☐	Peridurale	☐
Sektio c.	☐		
andere	☐		

Diagnose-bis-Entbindungsintervall:...............................Minuten

Neonatales Outcome

APGAR Score:	Gewicht:...............................kg	
1 Min:	Nabelschur pH	Base Excess
5 Min:	Venös:	
10 Min:	Arteriell:	

Verlegung auf NICU:

Ja ☐   Nein ☐   Grund:...

AIMS Form ausgefüllt: Ja ☐

bekannte Risikofaktoren? benenne bitte:...

Mutter informiert Ja ☐ Nein ☐	Follow-up Termin angeboten?

Unterschrift:..   Druckbuchstaben:..

Bezeichnung: ....   Datum:..

Abbildung 10.3 Beispiel eines Formulars zur Dokumentation des Nabelschnurvorfalls

Training

Durch regelmäßiges Training können die Manöver, um die Nabelschnurkompression zu entlasten, effizient durchgeführt werden, ohne die Geburt zu verzögern. Eine retrospektive Studie hat die Auswirkungen von Probeläufen im Team untersucht. Die Einführung eines regelmäßigen Trainings war sowohl mit häufigeren Maßnahmen, um die Nabelschnurkompression zu entlasten, als auch einem kürzeren Diagnose-bis-Geburtsintervall assoziiert. Ausschlaggebenderweise war es auch mit einem anhaltend besseren neonatalen Outcome vergesellschaftet.[18]

Schlüsselpunkte

- Ein Nabelschnurvorfall ist für das Baby lebensbedrohlich.
- Wenn der Nabelschnurvorfall erkannt wurde:
  - ☐ entlaste den Druck auf die Nabelschnur,
  - ☐ verlege die Mutter an eine geeignete Einrichtung für die Entbindung,
  - ☐ entwickle das Baby mit der sichersten und geeignetsten Methode.
- Dokumentiere deine Handlungen klar und lesbar.
- Diskutiere die Ereignisse mit den Eltern.

Literaturstellen

1. Critchlow CW, Leet TL, Benedetti TJ, Daling JR. Risk factors and infant outcomes associated with umbilical cord prolapse: a population-based case–control study among births in Washington State. *Am J Obstet Gynecol* 1994;170:613–18.

2. Murphy DJ, MacKenzie IZ. The mortality and morbidity associated with umbilical cord prolapse. *BJOG* 1995;102:826–30.

3. Lin MG. Umbilical cord prolapse. *Obstetrical & Gynecological Survey* 2006;61:269–77.

4. Panter KR, Hannah ME. Umbilical cord prolapse: so far so good? *Lancet* 1996;347:74.

5. Royal College of Obstetricians and Gynaecologists. *Management of Cord Prolapse*. Green-top Guideline (draft). London: RCOG; 2008.

6. Phelan JP, Boucher M, Mueller E, McCart D, Horenstein J, Clark S. The nonlaboring transverse lie: a management dilemma. *J Reprod Med* 1986;31:184–6.

7. MacLennan A. A template for defining a causal relation between acute intrapartum events and cerebral palsy: international consensus statement. *BMJ* 1999;319:1054–9.

8. Ylä-Outinen A, Heinonen PK, Tuimala R. Predisposing and risk factors of umbilical cord prolapse. *Acta Obstet Gynecol Scand* 1985;64:567–70.

9. Breech Presentation at Onset of Labour. Confidential Enquiries into Stillbirths and Deaths in Infancy. 7th Annual Report. London: Maternal and Child Health Consortium; 2000.

10. Beard RJ, Johnson DA. Fetal distress due to cord prolapse through a fenestration in a lower segment uterine scar. *J Obstet Gynaecol Br Commonw* 1972;79:763.

11. Johnson KC, Daviss BA. Outcomes of planned home births with certified professional midwives: large prospective study in North America. *BMJ* 2005;330:1416.

12. Schneider H, Husslein P, Schneider KTM. *Die Geburtshilfe*. 5. Auflage. Heidelberg: Springer; 2016.

13. Gruese ME, Prickett SA. Nursing management of umbilical cord prolaspe. *J Obstet Gynecol Neonatal Nurs* 1993;22:311–15.

14. Katz Z, Shoham Z, Lancet M, Blickstein I, Mogilner BM, Zalel Y. Management of labor with umbilical cord prolapse: a 5-year study. *Obstet Gynecol* 1988;72:278–81.

15. Siassakos D, Fox R, Draycott TJ, for the Guidelines and Audit Committee of the Royal College of Obstetricians and Gynaecologists. *Umbilical Cord Prolapse*. Green-top Guideline No. 26. London: RCOG, 2008.

16. Vago T. Prolapse of the umbilical cord: a method of management. *Am J Obstet Gynecol* 1970;107:967–9.

17. Caspi E, Lotan Y, Schreyer P. Prolapse of the cord: reduction of perinatal mortality by bladder instillation and cesarean section. *Isr J Med Sci* 1983;19:541–5.

18. Siassakos D, Hasafa Z, Sibanda T, Fox R, Donald F, Winter C, et al. Retrospective cohort study of diagnosis–delivery interval with umbilical cord prolapse: the effect of team training. *BJOG* 2009;116:1089–96.

Modul 11
Vaginale Beckenendlagengeburt

Wichtige Lerninhalte

- Stelle ein Dauer CTG während der Geburt sicher, das auch nach der Entscheidung zu einer Sektio fortgeführt werden sollte.
- Lasse erst dann pressen, wenn der Muttermund vollständig ist.
- Stelle soweit wie möglich einen 'hands off' Ansatz sicher.
- Warte das Einschneiden des Steißes in das Perineum ab, bevor zum aktiven Pressen angeleitet wird.
- Vermeide Zug am Steiß.
- Verstehe die Manöver, die für die Unterstützung einer Beckenendlagengeburt erforderlich sein können.

Häufige bei Übungen beobachtete Schwierigkeiten

- Widerstreben, dem Steiß zu erlauben, ohne Intervention tiefer zu treten.
- Zu frühzeitiger Beginn assistierender Beckenendlagenmanöver.
- Druck auf nicht knöcherne Prominenzen während dieser Manöver.

Einführung

Die Inzidenz der Beckenendlage am Termin im Vereinigten Königreich ist 3–4%, obgleich die Häufigkeit früher in der Schwangerschaft viel höher ist, z.B. 20% um 28 SSW.

Die Beckenendlage ist mit einer höheren perinatalen Morbidität und Mortalität als die Schädellage assoziiert, insbesondere bei einer vaginalen

Geburt. Die Häufigkeit von Frühgeburt, angeborenen Fehlbildungen, Geburtsasphyxie und Trauma ist erhöht.[1] Diese Risikofaktoren sollten das antenatale, intrapartale und neonatale Management bestimmen.

Definition

Eine Beckenendlage besteht dann, wenn der vorangehende Teil des Fetus der Steiß oder die Füsse sind, die Steißlage kann gestreckt, gebeugt oder mit den Füssen voraus vorkommen (Abbildung 11.1).

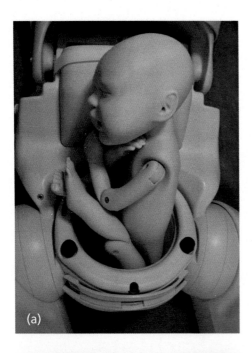
(a)

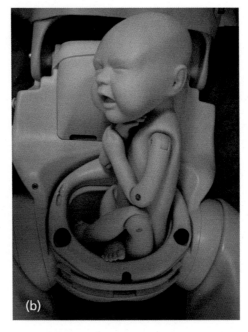
(b)

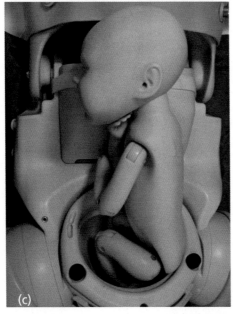
(c)

Abbildung 11.1 Formen der Beckenendlage und Inzidenz: (a) gestreckt (65%): Hüften gebeugt, Knie gestreckt; (b) gebeugt (10%): Hüften gebeugt, Knie gebeugt, aber die Füsse nicht unterhalb des Steißes; (c) Füsse voraus (25%): Füsse oder Knie sind am tiefsten, entweder ein oder beide Füsse sind zutiefst

Prädisponierende Faktoren

Faktoren, die für eine Beckenendlage prädisponieren, werden in Box 11.1 dargestellt.

Box 11.1 Faktoren, die mit einer Beckenendlage assoziiert sind

vorausgehende Beckenendlage	Uterusanomalien
Frühgeburt	Beckentumor, Myome
Vielgebärende	Plazenta praevia
Mehrlingsschwangerschaft	Hydrozephalus, Anenzephalie
Polyhydramnion	Fetale neuromuskuläre Störungen
Oligohydramnion	Fetale Kopf- und Halstumore

Die Häufigkeit der vaginalen Beckenendlagengeburt ist in den letzten Jahren von 1,2% im Jahre 1980 auf 0,3% im Jahre 2001 gefallen und ist als Folge des Term Breech Trial weiter gesunken.[2–4] Diese Studie hat die Outcomes nach geplanter vaginaler Geburt und geplantem Kaiserschnitt bei Beckenendlage verglichen und konnte zeigen, dass nach geplanter Sektio die Häufigkeit der perinatalen Morbidität und Mortalität signifikant reduziert werden konnte. Insbesondere die Mortalität konnte um 75% gesenkt werden. Außerdem zeigte sich keine signifikante Erhöhung der mütterlichen Morbidität oder Mortalität nach geplanter Sektio. Das Zweijahresfollow-up dieses Trials konnte jedoch keine statistisch signifikanten Unterschiede für die neurologische Entwicklung zwischen beiden Gruppen zeigen. Es ist daher ungewiss, ob der Langzeitnutzen für die Kinder nach geplanter Sektio bei Beckenendlage die mütterlichen Risiken des zusätzlichen Kaiserschnittes überwiegen.

Der optimale Geburtsmodus für Frauen mit Frühgeburt oder fortgeschrittener Geburt mit Beckenendlage bleibt ungewiss, eine vaginale Geburt sollte als eine Option für eine fortgeschrittene Geburt, eine Frühgeburt und einen zweiten Zwilling erwogen werden. Es ist daher für Geburtshelfer essentiell, dass sie ihre Fähigkeiten für eine assistierte vaginale Beckenendlagengeburt beibehalten und üben. Die Empfehlungen des RCOG für den Geburtsmodus sind in Box 11.2 dargestellt.

Management der vaginalen Beckenendlagengeburt

Typen der vaginalen Beckenendlagengeburt

Spontane Beckenendlagengeburt:
Der Fetus darf ohne Assistenz oder Manipulation geboren werden. Dies kommt bei einem kleinen Teil der Entbindung vor, die meisten davon frühe Frühgeburten.

Assistierte Beckenendlagengeburt:
Die häufigste Methode der vaginalen Beckenendlagengeburt. Der Fetus tritt tiefer, der Geburtshelfer folgt dem 'hands off' Ansatz. Anerkannte Manöver stehen jedoch zur Verfügung, um die Geburt zu assistieren, wenn erforderlich.

Beckenendlagenextraktion:
Im Wesentlichen für die Assistenz der Geburt des nicht in Schädellage liegenden zweiten Zwillings. Eine Beckenendlagenextraktion bedeutet, dass ein oder beide Füsse aus der Uterushöhle gefasst werden und nach unten in die Vagina geführt werden, bevor mit den Manövern fortgesetzt wird, welche für die assistierte Beckenendlagengeburt Verwendung finden. Dies sollte bei Einlingsschwangerschaften nicht versucht werden, da es mit einer hohen Rate von Geburtsverletzungen (25%) und Mortalität (10%) vergesellschaftet ist.

> **Box 11.2 Zusammenfassung der RCOG-Empfehlungen bezüglich des Geburtsmodus aus Beckenendlage (aus der RCOG Green-top Guideline No. 20b angepasst)[1]**
>
> ■ Die neonatale Morbidität und Mortalität sind nach geplantem Kaiserschnitt bei Beckenendlage am Termin reduziert.
>
> ■ Es liegt keine Evidenz dafür vor, dass eine Sektio für den ersten oder zweiten Zwilling mit Beckenendlage einen Nutzen besitzt.
>
> ■ Es liegt keine Evidenz dafür vor, dass eine Sektio für eine Beckenendlage in der Frühgeburt einen Nutzen besitzt.
>
> ■ Es liegt keine Evidenz dafür vor, dass eine Sektio für eine Beckenendlage unter der Geburt einen Nutzen besitzt.
>
> ■ Es liegt keine Evidenz dafür vor, dass eine äußere Wendung bei Beckenendlage in der Frühgeburt einen Nutzen besitzt.
>
> ■ Es liegt keine Evidenz dafür vor, dass eine Sektio wegen Beckenendlage einen langzeitvorteil für das perinatale Outcome besitzt.

Management der Eröffnungsperiode

Es wird empfohlen, dass eine vaginale Beckenendlagengeburt in einem Krankenhaus mit der Möglichkeit zur Notfallsektio durchgeführt wird. Es gibt keine robuste Evidenz bezüglich der Komplikationen der Beckenendlagengeburt außerhalb eines Krankenhaus.[1]

Vorbereitung

Informiere eine erfahrene Hebamme, einen erfahrenen Geburtshelfer, einen Anästhesisten und die OP-Schwestern und stelle sicher, dass der Teamleader den Eltern vorgestellt wurde.

Diskutiere erneut den Geburtsmodus mit der Frau und vergewissere dich, dass sie weiterhin die vaginale Beckenendlagengeburt wünscht. Diskutiere frühzeitig Methoden der Analgesie. Für eine routinemäßige Anlage einer Periduralanästhesie gibt es keine Evidenz, es steht jedoch eine Reihe analgetischer Verfahren für die Beckenendlagengeburt zur Verfügung.[1] Sollte keine Periduralanästhesie dabei liegen, kann ein Pudendusblock erwogen werden.

Erkläre alle Techniken der Entbindung und erläutere, dass ein Neonatologe routinemäßig zur einer vaginalen Beckenendlagengeburt hinzukommt.

Lege einen i.v. Zugang, nimm Blut ab für Blutgruppe, Blutbild und Kreuzblut.

Der Kreißsaal und der neonatologische Reanimationsraum sollten vorbereitet sein. Stelle sicher, dass die Vorbedingungen für eine assistierte vaginale Beckenendlagengeburt vorbereitet sind: instrumentelles Geburtspaket, Zange, Schere und Lokalanästhesie.

Elektronisches fetales Monitoring

Ein Dauer CTG sollte bei Frauen mit Beckenendlage während der Eröffnungsperiode und Geburt angelegt werden. Der siebte jährliche Bericht der Confidential Enquiry into Stillbirth and Death in Infancy (CESDI) untersuchte 56 Todesfälle von Einlingsschwangerschaften mit Beckenendlagengeburten und fand klinische Evidenz für Hypoxie vor der Geburt in allen bis auf einen Fall.[2] Die Schlussfolgerung war, dass 'die Bewertungen und Entscheidungen durch Angehörige von Gesundheitsberufen unter der Geburt, insbesondere solche die Überwachung des Fetus betreffend, die kritischen Faktoren vermeidbarer Todesfälle waren'.

Eine fetale Skalpelektrode kann wenn nötig am kindlichen Steiß angelegt werden, aber eine Fetalblutanalyse wird nicht empfohlen.[5]

Fortschritt der Geburt

Eine Wehenverstärkung durch Oxytocin wird nicht empfohlen. Eine Amniotomie zur Wehenaugmentation sollte mit Vorsicht durchgeführt werden, kann aber für die Anwendung eines internen 'fetal heart rate monitorings' notwendig sein. Nach spontanem Blasensprung sollte eine vaginale Untersuchung durchgeführt werden, um einen Nabelschnurvorfall auszuschließen.

Management der Austreibungsperiode

Wenn es zu irgend einem Zeitpunkt zu einer Verzögerung des Tiefertretens des Steißes kommt, sollte eine Sektio erwogen werden, da dies ein Zeichen eines relativen feto-pelvinen Missverhältnisses sein kann.[1]

Eine Beckenendlage sollte durch einen Geburtshelfer begleitet werden, der adäquate Erfahrung und die Fähigkeiten besitzt, um die Geburt zu unterstützen, wenn erforderlich. Anwesend sein sollten eine erfahrene Hebamme, die wertvolle Erfahrungen von vaginalen Beckenendlagengeburten haben kann, ein Geburtshelfer und ein Neonatologe. Ein Anästhesist sollte zum Geburtszeitpunkt im Kreißsaal sein und die OP-Schwestern auf Stand-by.

Die Frau sollte darüber informiert werden, dass die bei weitem meiste Erfahrung mit der vaginalen Beckenendlagengeburt aus Steinschnittlage besteht, weshalb diese Lagerung routinemäßig für die Entbindung empfohlen werden sollte. Es wurden jedoch auch andere Positionen beschrieben.[1] Wenn der Steiß erst einmal am Damm sichtbar geworden ist, sollte die Patientin zum Pressen angeleitet werden.

> **Denk dran: beschränke die Interventionen auf ein Minimum.**

Vaginale Beckenendlagengeburt: assistierende Manöver

■ Eine Episiotomie sollte gezielt verwendet werden, um die Geburt zu erleichtern, dies kann jedoch von erfahrenen Geburtshelfern restriktiv gehandhabt werden.[1,7]

■ Die Spontangeburt der Extremitäten und des Rumpfes ist anzustreben (Abbildung 11.2a), aber es kann nötig werden, die Beine durch Druckausübung in den Kniekehlen zu befreien (Abbildung 11.2b).

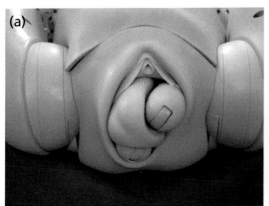 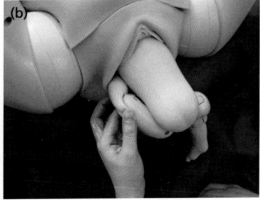

Abbildung 11.2 (a) spontane Geburt der Extremitäten und des Rumpfes; (b) übe Druck auf die Kniekehlen aus

■ Wenn das Baby angefasst wird, ist es wichtig, sicherzustellen, dass Unterstützung über die knöchernen Vorsprünge der Beckenkämme gewährt wird, um das Risiko von inneren Weichgewebeverletzungen zu verringern.

■ Stelle sicher, dass der kindliche Rücken vorne bleibt. Eine kontrollierte Rotation kann erforderlich werden, wenn der Rumpf in eine sacroposteriore Position zu rotieren scheint, aber das Baby sollte nur über die knöchernen Vorsprünge angefasst werden.

■ Vermeide, die Nabelschnur anzufassen, da dies das Risiko eines Vasospasmus erhöht.

■ Ermutige die Spontangeburt, bis die Scapulae sichtbar werden.

■ Das Ziehen am Rumpf des Kindes kann das Hochschlagen des Arms in den Nacken verursachen und sollte daher vermieden werden.

■ Wenn die Arme nicht spontan herausfallen, verwende das Løvsett'sche Manöver, wie in Abbildung 11.3 dargestellt. Einfacher noch und leichter zu erlernen ist das Manöver nach Bickenbach, bei dem zunächst der hinten in der Sakralhöhle stehende Arm und anschließend der vorne unter der Symphyse stehende gelöst wird.

Eintreten des nachfolgenden Kopfes in das Becken

Nach der Armlösung unterstütze das Baby bis die Haargrenze des Nackens sichtbar wird, verwende das Gewicht des Babys um eine Flexion zu erzeugen (Abbildung 11.4). Wenn eine Spontangeburt des Kopfes nicht erfolgt, kann ein Assistent suprasymphysären Druck ausüben, um die Beugung des Kopfes zu verstärken.

Veit–Smellie-(Mauriceau–Smellie–Veit)-Manöver

Das Veit–Smellie Manöver kann erforderlich werden, um die Geburt des nachfolgenden Kopfes zu erleichtern (Abbildung 11.5). Wenn dieses Manöver durchgeführt wird, sollte der Körper des Babys auf der Innenseite des Unterarms des Geburtshelfers reiten. Der erste und dritte Finger des Geburtshelfers sollten auf den Oberkieferknochen platziert werden, nicht mehr wie in der Vergangenheit im Mund des Babys, da Verletzungen berichtet worden sind. Wende Druck mit der anderen Hand auf dem Occiput des Babys an, platziere den Mittelfinger auf dem Occiput und die anderen Finger simultan auf den fetalen Schultern, um sie in eine Beugung zu bringen, mit dem Kinn auf der Brust (Abbildung 11.6).

Burns–Marshall-Technik

Ein weitere Weg, um bei der Geburt des Kopfes zu helfen ist, den Körper vertikal anzuheben, ein Assistent hält dabei die Füsse (Burns–Marshall-Technik). Dies führt gelegentlich zur spontanen Geburt des Kopfes (Abbildung 11.7). Diese Technik wird in Deutschland selten durchgeführt.

Zange, um der Geburt des Kopfes zu assistieren

Alternativ kann die Geburt des kindlichen Köpfchens durch Forceps herbeigeführt werden. Ein Assistent sollte das Baby halten und die Forceps sollten von unterhalb des kindlichen Körpers angewendet werden. Die Traktionsaxe sollte darauf abzielen, den Kopf zu beugen (Abbildung 11.8).

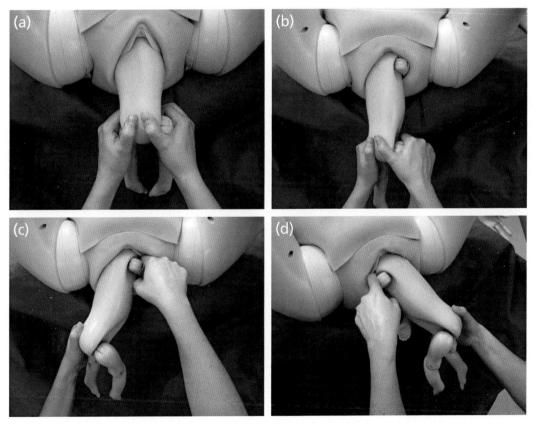

Abbildung 11.3 Das Løvsett'sche Manöver: (a) halte das Baby sanft an den knöchernen Vorsprüngen der Hüften und des Sakrums und rotiere das Baby, sodass ein Arm nach oben kommt (anterior); (b und c) um den oben stehenden Arm frei zu geben, sollte ein Zeigefinger über der Schulter des Babys platziert werden und dem kindlichen Arm zur Ellenbeuge folgen (der Arm sollte zur Geburt gebeugt werden); (d) nach der Entwicklung des ersten Armes rotiere das Baby um 180°, wobei der Rücken oben behalten wird, sodass nun der zweite Arm oben ist. Befreie den Arm wie in (b) beschrieben.

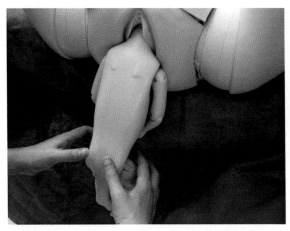

Abbildung 11.4 Haaransatz des Nackens sichtbar: verwende das Gewicht des Babys, um eine Beugung zu ermutigen

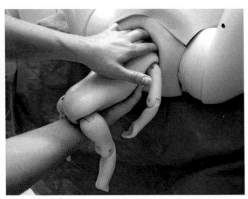

Abbildung 11.5 Das Veit–Smellie-(Mauriceau–Smellie–Veit)-Manöver zur Entwicklung des nachfolgenden Kopfes

Es gibt Diskussionen darüber, welcher Typ von Zange für diese Prozedur verwendet werden sollte: Kielland-, Rhodes-, Piper's und Wrigley's Forceps sind alle berichtet worden. Die Verwendung einer Zange ist selten nötig und in Deutschland wenig praktiziert.

Es liegen keine experimentellen Daten vor, die darauf hinweisen, welche der obigen Techniken vorzuziehen ist. Frühere Erfahrungen des Geburtshelfers können einen wichtigen Faktor in der Entscheidungsfindung darstellen, welche Methode gewählt werden soll. Es wurden jedoch bezüglich der Burns–Marshall-Methode Besorgnisse geäußert, falls sie inkorrekt angewendet wird, da dies zu einer Überstreckung des kindlichen Nackens führen kann.[1]

Komplikationen und potentielle Lösungen

Versagen, der Geburt des nachfolgenden Kopfes zu assistieren

Wenn konservative Methoden und Forceps den kindlichen Kopf nicht entwickeln können, sollte eine Symphysiotomie oder eine Sektio durchgeführt werden. Es gibt Berichte über eine erfolgreiche Entbindung sowohl nach Symphysiotomie als auch nach sehr schneller Sektio, nachdem Versuche den nachfolgenden Kopf zu entwickeln gescheitert waren.[1] Dies ist in der deutschsprachigen Literatur nicht beschrieben.

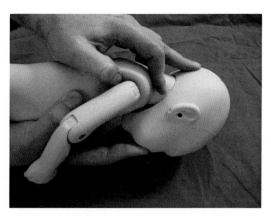

Abbildung 11.6 Flexion und Geburt des fetalen Kopfes unter Verwendung des Veit–Smellie-(Mauriceau–Smellie–Veit)-Manövers

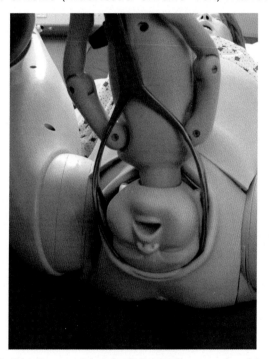

Abbildung 11.7 Die Burns–Marshall-Technik, um den kindlichen Kopf zu entwickeln

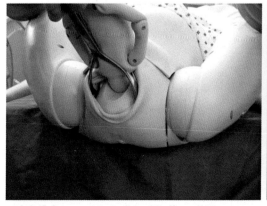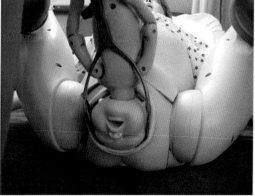

Abbildung 11.8 Die Kielland-Forceps, um der Geburt des Kopfes zu assistieren

Kopfeinklemmung während einer prämaturen Beckenendlagengeburt

Die Hauptursache der Kopfeinklemmung ist die Passage des frühgeborenen fetalen Rumpfes durch einen unvollständig erweiterten Muttermund. In dieser Situation kann die Cervix eingeschnitten werden, um den Kopf zu befreien. Die Inzisionen sollten bei 10 Uhr und 2 Uhr durchgeführt werden, um die neuromuskulären Bündel zu schonen, welche lateral in der Cervix verlaufen. Dies sollte mit Vorsicht erfolgen, da ein Weiterreissen in das untere Uterinsegment vorkommen kann.[6]

Arme im Nacken

Dies liegt dann vor, wenn einer oder beide Arme gestreckt wurden und hinter dem fetalen Kopf eingekeilt sind. Arme im Nacken verkomplizieren bis zu 5% der Beckenendlagengeburten (Abbildung 11.9) und können durch ein frühes Ziehen am Steiß verursacht werden. Wenn die Arme im Nacken liegen, ist die Morbidität hoch und es besteht ein Risiko von 25% für ein neonatales Trauma, z.B. eine Parese des Plexus brachialis, daher sollte ein früher Zug am Steiß vermieden wird.

Arme im Nacken können durch das Løvsett'sche Manöver gelöst werden bzw. dadurch, dass der Geburtshelfer den Finger entlang des fetalen Arms bis zur Ellenbeuge führt, in die Druck angewendet wird, wodurch der Arm zur Geburt gebeugt wird.

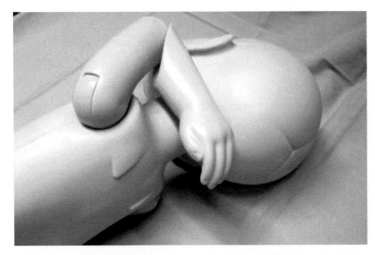

Abbildung 11.9 Arme im Nacken

Nabelschnurvorfall

Ein Nabelschnurvorfall ist bei allen Formen der Beckenendlage häufiger, insbesondere bei reiner Fußlage (10–25%). Der wichtigste Punkt des Nabelschnurvorfalls ist die Prävention. Eine Amniotomie sollte vorsichtig vorgenommen werden, möglichst erst dann, wenn der vorangehende Teil den Beckeneingang vollständig ausfüllt. Das Management des Nabelschnurvorfalls ist in **Modul 10** wiedergegeben.

Fetale Risiken bei vaginaler Beckenendlagengeburt

In Box 11.3 sind die Risiken wiedergegeben, die mit einer vaginalen Beckenendlagengeburt einhergehen. Der CESDI-Bericht hat unterstrichen, dass die Höchstrisikogruppe die undiagnostizierten Beckenendlagen ist, die erst unter der Geburt entdeckt werden.[2]

In Deutschland sollten folgende Punkte in dem Geburtsmodusgespräch vor einer spontanen BEL Erwähnung finden:[7]

- protrahierte Geburt mit dem Risiko einer sekundären Sectio caesarea von ungefähar 35%
- Hochschlagen der Arme, Armlösungsmanöver
- Plexus-brachialis-Schädigung infolge von Armlösungsmanövern (Wahrscheinlichkeit < 1%)[8]

Box 11.3 Fetale Risiken, die mit einer vaginalen Beckenendlage assoziiert sind

intrapartaler Tod

intrakranielle Hämorrhagie

Hypoxisch ischämische Enzephalopathie

Verletzung des Plexus brachialis

Ruptur von Leber, Nieren oder Milz

Dislokation von Nacken, Schulter oder Hüfte

Frakturen von Clavicula, Humerus oder Femur

Nabelschnurvorfall

Occipitale Diastase und Kleinhirnverletzungen

- schwierige Kopfentwicklung (sehr selten)
- geburtsassoziierter hypoxischer Hirnschaden (extrem selten)
- Beckenbodentrauma, z. B. durch Episiotomie oder Dammriss.

In Deutschland sollte die AWMF Leitlinie zur BEL beachtet werden.[9]

Literaturstellen

1. Royal College of Obstetricians and Gynaecologists. *The Management of Breech Presentation.* Green-top Guideline No. 20b. London: RCOG; 2006 [www.rcog.org.uk/womenshealth/clinical-guidance/management-breech-presentation-green-top-20b].

2. Maternal and Child Health Research Consortium. *Confidential Enquiry into Stillbirths and Deaths in Infancy: 7th Annual Report, 1 January–31 December 1998.* London: Maternal and Child Health Research Consortium; 2000.

3. Department of Health (2002) NHS Maternity Statistics, England: 2001–02. Bulletin 2003/09 [www.dh.gov.uk/en/Publicationsandstatistics/Statistics/StatisticalWorkAreas/Statisticalhealth car e/DH_4086520].

4. Hannah ME, Hannah WJ, Hewson SA, Hodnett ED, Saigal S, Willan AR. Planned caesarean section versus planned vaginal birth for breech presentation at term: a randomised multicentre trial. Term Breech Trial Collaborative Group. *Lancet* 2002;356:1375–83.

5. National Collaborating Centre for Women's and Children's Health. *Intrapartum Care: Care of Healthy Women and Their Babies during Childbirth.* Clinical guideline. London: RCOG Press; 2007.

6. Robertson PA, Foran CM, Croughan-Minihane MS, Kilpatrick SJ. Head entrapment and neonatal outcome by mode of delivery in breech deliveries from 28 to 36 weeks of gestation. *Am J Obstet Gynecol* 1996;174:1742–7.

7. Schneider H, Husslein P, Schneider KTM. *Die Geburtshilfe.* 5. Auflage. Heidelberg: Springer; 2016.

8. Krause M., Feige A. Schädigung des Plexus brachialis bei vaginaler Beckenendlagengeburt – Zusammenhang mit einer Armlösung? *Z Geburtshilfe Neonatol* 2000;204(6):224–228. DOI: 10.1055/s-2000 – 9582.

9. AWMF LL 015/051 (S1) Geburt bei Beckenendlage (abgelaufen).

Weiterführende Literatur

James DK, Steer PJ, Weiner CP, Gonik B. *High Risk Pregnancy: Management Options.* 4. Auflage London: Saunders; 2011.

Modul 12
Zwillingsgeburt

Wichtige Lerninhalte

- Vorbereitung des Kreißsaals und der Gerätschaften für die Zwillingsgeburt.
- Intrapartum Dauer CTG für beide Zwillinge.
- Stabilisation der Lage des zweiten Zwillings.
- Die verschiedenen Manöver zu verstehen, um die Geburt des zweiten Zwillings zu erleichtern.
- Versuche das Zwilling–Zwilling-Geburtsintervall unter 30 Minuten zu halten.
- Rechtfertige Situationen, in denen eine Sektio notwendig sein kann.
- Erkenne die Risiken der postpartalen Hämorrhagie.
- Dokumentiere alle Details der Geburt genau, klar und lesbar.

Häufige bei Übungen beobachtete Schwierigkeiten

- Nicht den Kreißsaal vor der Geburt mit der nötigen Ausrüstung auszustatten.
- Versagen, die Längslage des zweiten Zwillings solange stabil zu halten, bis der vorangehende Teil tief und fest im Becken ist.
- Zu frühe Amniotomie des zweiten Zwillings.

Einführung

'Nicht-identische' (dizygote) Zwillinge sind die häufigste Form der Zwillinge und resultieren aus der Fertilisation zweier Ovula (Eizellen). Dizygote Zwillinge sind genetisch nicht ähnlicher als Geschwister, jedoch hat jeder seine eigene Plazenta, Zirkulation und Fruchthöhle (dizygot, dichorial, diamniotisch).

'Identische' (monozygote) Zwillinge sind seltener. Sie resultieren aus der Teilung eines singulären sich entwickelnden Embryos und sind genetisch identisch. Der Grad der Teilung hängt davon ab, zu welchem Zeitpunkt der Entwicklung die Teilung stattgefunden hat, und reicht von vollkommen getrennten Zirkulationen (monozygot, monochorial, diamniotisch) bis zu siamesischen Zwillingen.[1]

Die Häufigkeit monozygoter Zwillinge ist ziemlich konstant. Die Rate dizygoter Zwillinge variiert erheblich und ist angestiegen, was auf den Einsatz assistierter reproduktiver Techniken sowie einer steigenden Zahl älterer Mütter zurückzuführen ist.[2] In England und Wales ist die Häufigkeit von Müttern mit Mehrlingsschwangerschaften im Jahre 2010 15,7 Mehrlinge pro 1000 Frauen gewesen, verglichen mit 9,6 im Jahre 1976.[3]

Alle Zwillinge haben ein erhöhtes Risiko für Frühgeburt und fetale Wachstumsrestriktion, aber monochoriale (identische) Zwillinge haben ein zusätzliches Risiko des Zwillingstransfusionssyndroms, da sie sich eine Plazenta und umbilikale Zirkulation teilen. Etwa ein Drittel aller Zwillingsschwangerschaften im Vereinigten Königreich haben eine monochoriale Plazenta.

Die perinatale Mortalität von Zwillingen ist 7-fach höher als von Einlingen und nahezu jede geburtshilfliche Komplikation ist häufiger. Ein Großteil dieser zusätzlichen perinatalen Mortalität ist antepartalen Faktoren zuzuschreiben, ein Teil der Mortalität ist jedoch auf Probleme unter der Geburt zurückzuführen. In Box 12.1 sind einige der antepartalen und subpartalen Risiken von Zwillingsschwangerschaften aufgeführt.

Als Konsequenz daraus sollten Zwillingsschwangerschaften durch einen Spezialisten während und unter der Geburt in einer durch einen entsprechenden Spezialisten geführten Abteilung betreut werden. Die Frau und ihr Partner sollten bezüglich des Geburtsmodus und des Managements ihrer Zwillingsschwangerschaft vor Beginn der Wehen beraten werden.

Box 12.1 Risiken der Zwillingsschwangerschaften

fetale Wachstumsrestriktion

Zwillingstransfusionssyndrom, Twin-to-Twin Transfusion Syndrome (TTTS) (MC)

Nabelschnurverwicklung (monochoriale, monoamniotische)

Frühgeburt (50% der Zwillinge werden in der Frühgeburt entbunden)

Lageanomalien

Nabelschnurvorfall

Neonatale Krampfanfälle

erhöhte respiratorische Morbidität

erhöhtes Risiko für infantile Zerebralparese (4-fach höher als bei Einlingen)

postpartale Hämorrhagie für die Mutter

Lage

Etwa 30% der Zwillinge liegen in Schädellage/Schädellage[4] (Abbildung 12.1), 35% der Zwillinge in Schädellage/nicht Schädellage[4] (Abbildung 12.2) und die verbleibenden 25% der Zwillinge weisen für den führenden Zwilling eine nicht-Schädellage bei Geburt auf[4] (Abbildungen 12.3 und 12.4).

Geburtsmodus

Der optimale Geburtsmodus für Zwillinge bleibt ungewiss. Die Twin Birth Study beschäftigt sich mit dieser Frage.[5] Dies ist eine internationale multizentrische randomisiert kontrollierte Studie, die die geplante Sektio mit der geplanten vaginalen Geburt bei Zwillingen zwischen 32 und 38 Schwangerschaftswochen mit dem führenden Zwilling in Schädellage vergleicht. Das primäre Outcome dieser Studie ist die perinatale oder neonatale Mortalität und/oder schwere neonatale Morbidität.[5]

Die vaginale Geburt des zweiten Zwillings gilt als Zeitpunkt eines hohen Risikos. Ein kürzlicher retrospektiver Review von Zwillingsgeburten in England, Wales und Nordirland zwischen 1994 und 2003 kam zu dem Schluss, dass der zweite Zwilling ein mindestens 2-fach erhöhtes Risiko für perinatalen Tod in Zusammenhang mit der Geburt und eine mindestens 3-fach höheres Risiko von Tod durch intrapartale Asphyxie hat.[6]

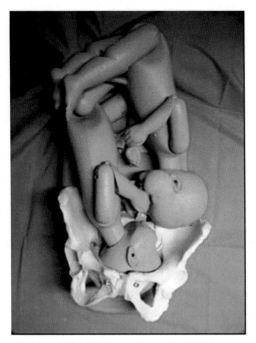

Abbildung 12.1 Schädellage/
Schädellage

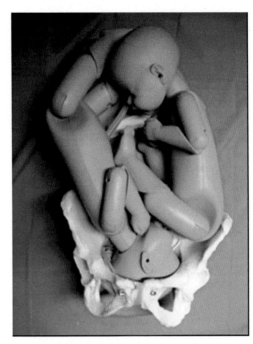

Abbildung 12.2 Schädellage/
Beckenendlage

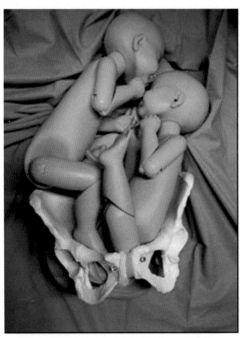

Abbildung 12.3 Beckenendlage/
Beckenendlage

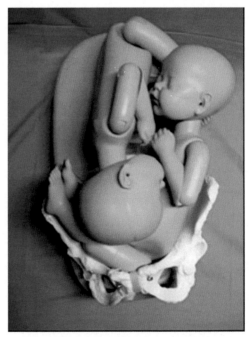

Abbildung 12.4 Beckenendlage/
Schädellage

Der geplante Geburtsmodus ist von der Lage, der Amnionizität und Chorionizität, dem geschätzten Fetalgewicht, dem Schwangerschaftsalter und fetalen und mütterlichen Wohlbefinden abhängig.[1]

Einer ansonsten unkomplizierten Zwillingsschwangerschaft am Termin, von der der erste Zwilling in Schädellage liegt, sollte eine vaginale Geburt angeboten werden, vorausgesetzt es liegen keine relativen oder absoluten Kontraindikationen für eine vaginale Geburt vor. Es ist jedoch wichtig, der Mutter gegenüber zu betonen, dass schwerwiegende akute intrapartale Probleme nach der Geburt des ersten Zwillings auftreten können, z.B. Vorkommen einer Querlage, Nabelschnurvorfall, verlängertes Intervall bis zur Geburt des zweiten Zwillings, welche zu einer Notsektio, perinatalem Tod und neonataler Morbidität führen können, selbst bei Schädellage/Schädellage.

Wenn der erste Zwilling nicht in Schädellage liegt, sollte eine elektive Sektio angeboten werden. Diese Empfehlung wird durch die Ergebnisse des Term Breech Trial noch verstärkt, welches eine erhöhte Morbidität und Mortalität für die vaginale Geburt aus Beckenendlage für Einlingsschwangerschaften gezeigt hat.[7]

Es besteht breiter Konsens darüber, dass monoamniotische und siamesische Zwillinge durch elektive Sektio entbunden werden sollten.[8]

Die Beratungen mit den Eltern sollten mit ausreichendem Abstand zur Geburt erfolgen, die Risiken benannt werden und das gewünschte Vorgehen gut dokumentiert werden.

Timing der Geburt

Die Mehrzahl der Frauen mit einer Zwillingsschwangerschaft wird spontan um 37 Schwangerschaftswochen Wehen entwickeln. Es liegt keine robuste Evidenz für den optimalen Geburtszeitpunkt weder für identische/monochoriale noch für nicht-identische/dichoriale Zwillingsschwangerschaften vor. Die Häufigkeit von Totgeburten ist bei Zwillingen jenseits von 37–38 Schwangerschaftswochen jedoch höher als bei Einlingen.[9] Das RCOG empfiehlt, dass die Entbindung zwischen 37 und 38 Schwangerschaftswochen bei ansonsten unkomplizierten dichorialen Zwillingen und um 36–37 Schwangerschaftswochen bei ansonsten unkomplizierten monochorialen Zwillingen sein sollte.[10]

Management der vaginalen Zwillingsgeburt

Alle Frauen sollten in der Antenatalperiode eine Diskussion mit einer Hebamme bzw. einem erfahrenen Geburtshelfer über die Pläne zur intrapartalen Behandlung führen. Diese Gespräche sollten an den entsprechenden Stellen der Krankengeschichte der Patientin dokumentiert werden.

Die Diskussion sollte einschließen:

- dass ein erhöhtes Risiko für Morbidität für den zweiten Zwilling besteht

- Analgesie, einschließlich der Vor- und Nachteile der Periduralanästhesie

- die Möglichkeit einer vermuteten fetalen Gefährdung des zweiten Zwillings

- Stabilisation der fetalen Lage

- Oxytocin zur Wehenaugmentation in der Periode zwischen den Zwillingen

- die Möglichkeit von Interventionen, um die Entbindung des zweiten Zwillings zu beschleunigen

- ein geringes Risiko für eine Sektio nach erfolgreicher vaginaler Geburt des ersten Zwillings

- das aktive Management der Nachgeburtsperiode und den Einsatz einer Oxytocininfusion, um das Risiko einer peripartalen Hämorrhagie zu verringern

Eröffnungsperiode

Alle Frauen mit einer Mehrlingsschwangerschaft unter der Geburt sollten eine eins-zu-eins Betreuung durch eine erfahrene Hebamme erhalten und sollten durch den erfahrensten verfügbaren Geburtshelfer visitiert werden. Anästhesisten und Neonatologen sollten über die Aufnahme der Patientin informiert werden. Hebamme und Geburtshelfer sollten die Planung der Frau für die Geburt mit der Frau und ihrem Partner besprechen. Ein eindeutiges Vorgehen sollte in der Krankengeschichte festgehalten werden. Ein Beispiel für eine Checkliste zur Kreißsaalaufnahme ist in Abbildung 12.5 dargestellt.

	hake ab wenn vollständig	Kommentare
Stelle die Eltern dem Team vor.		
Überprüfe alle vorhandene Unterlagen (Überweisungsschein, Verlegungsbrief, Kardex, Krankengeschichte), um antenatale Risikofaktoren zu identifizieren.		
Erläutere den Plan für die Geburt.		
Lege i.v. Zugänge, Blutentnahmen: BB, Gerinnung, Elektrolyte, Blutgruppe und Kreuzblut.		
Bestätige die Lage beider Zwillinge mit Ultraschall.		
Dauer CTG: • Eine Skalpelektrode kann für den führenden Zwilling verwendet werden, um zwischenden beiden Herzfrequenzen zu unterscheiden. • Ultraschall kann verwendet werden, um die optimale Lokalisierung des CTG Kopfes zu identifizieren. • Ein geeigneter Monitor sollte verwendet werden, um die Unterscheidung beider fetalen Herzfrequenzen zu ermöglichen.		
Diskutiere Analgesie. Eine PDA ist hilfreich, wird jede intrauterine Manipulation des zweiten Zwillings erleichtern und kann für eine Sektio verwendet werden wenn nötig.		
Erwäge, Ranitidin 150 mg oral alle 6 h zu geben.		
Der Geburtshelfer sollte ein Gespräch über den Geburtsmodus von Zwillingen in der Krankengeschichte dokumentiert haben.		
Datum: Name:	Unterschrift:	Position:

Abbildung 12.5 Ein Beispiel für eine Checkliste für die Aufnahme auf den Kreißsaal

Eine fetale Skalpanalyse des führenden Zwillings kann, wenn erforderlich, durchgeführt werden. Wenn Besorgnis bezüglich des Wohlbefindens des zweiten Zwillings besteht, ist eine Sektio indiziert, da keine Fetalblutanalyse zur Verfügung steht.

Eine Wehenaugmentation mit Oxytocin ist bei Wehenschwäche nicht kontraindiziert, sollte jedoch mit einem erfahrenen Geburtshelfer diskutiert werden.

Austreibungsperiode

Eine Zwillingsgeburt sollte durch einen erfahrenen Geburtshelfer überwacht werden. Weitere Angehörige von Medizinberufen sollten einschließen:

■ mindestens zwei Hebammen, möglichst erfahren

■ mindestens ein erfahrener Geburtshelfer

■ mindestens zwei Mitglieder des neonatologischen Teams

■ ein Anästhesist und OP-Schwestern im Kreißsaal.

Bereite den Kreißsaal und die nötigen Mitarbeiter im Vorfeld vor, so dass für die Entbindung Ruhe und eine nicht gehetzte Atmosphäre besteht.

Bereite den Kreißsaal und die Mitarbeiter vor

Stelle sicher, dass die Vorbedingungen für die Zwillingsgeburt vorhanden sind. Eine lokale Checkliste kann hierbei hilfreich sein. Eine solche Liste für die Ausstattung ist in Box 12.2 gezeigt.

Box 12.2 Erforderliche Ausrüstung für eine Zwillingsgeburt

Ultraschallgerät

Episiotomieschere und Lokalanästhesie, Desinfektionsmittel

Sieb für operative Entbindungen

Zange oder Vakuum/Kiwi

Zwillingssieb (zwei Paare Nabelschnurklemmen)

vier Nabelschnurblut Spritzen

zwei Reanimationseinheiten (Resuscitaires)

zwei Sets von Babyoveralls und -mützen

Oxytocininfusion 3 IE in 50 ml physiologischer Kochsalzlösung, nach der Geburt des ersten Zwillings

Oxytocin für die Nachgeburtsperiode, wenn erforderlich

Oxytocininfusion 40 IE in 500 ml physiologischer Kochsalzlösung zur Atonieprophylaxe in der Nachgeburtsperiode nach der Geburt beider Zwillinge, jedoch separat von der Oxytocininfusion für die Periode zwischen dem ersten und zweiten Zwilling

---

Eine Oxytocininfusion sollte vorbereitet werden und für die Infusion bereitstehen, sobald der erste Zwilling geboren wurde, da in diesem Stadium die Wehen häufig abnehmen oder ausbleiben.

Bereite die Mutter vor

Halte die Mutter informiert. Erkläre, wer bei der Zwillingsgeburt anwesend sein wird und was ihre Aufgaben sein werden.

Zwillingsgeburt – Vorgehen

Die Entbindung des ersten Zwillings wird wie für eine Einlingsgeburt durchgeführt. Die Hebamme, die sich um die Mutter kümmert, kann bei der Entbindung des ersten – und ggf. zweiten – Zwillings helfen, wenn keine Probleme bestehen.

Nachdem der erste Zwilling geboren wurde, sollte eine Assistenz, vorzugsweise ein erfahrener Geburtshelfer, die Lage des zweiten Zwillings stabilisieren, bis der vorangehende Teil mit dem Becken Kontakt aufgenommen hat. Dies kann erreicht werden, indem durch eine bilaterale Schienung des Uterus durch auf den Bauch seitlich aufgelegte Hände der Fetus in einer Längslage gehalten wird. Die Lage des zweiten Zwillings und die optimale Stelle, die Herzfrequenz zu monitorieren, sollte durch Ultraschall identifiziert werden.

Nach der Geburt des ersten Zwillings sollte der zweite durch Dauer CTG überwacht werden. Sollten CTG-Auffälligkeiten auftreten, muss die Geburt des zweiten beschleunigt werden.

Die Wehentätigkeit kann pausieren oder irregulär werden. Sei daher darauf vorbereitet, eine Oxytocininfusion kurz nach der Geburt des ersten Zwillings zu beginnen, z.B. Oxytocin 3 IE in 50 ml physiologischer Kochsalzlösung mit 4 ml/h, Verdoppelung alle 5 Minuten bis eine regelmäßige Wehentätigkeit zurückkehrt, bis auf eine Maximaldosis von 20 ml/h. Oxytocin sollte erst dann begonnen werden, wenn der zweite Fetus sicher in Längslage liegt.

Wenn der Fetus in Längslage liegt, warte auf das Tiefertreten des vorangehenden Teils, damit dies tief im Becken ist, bevor eine Amniotomie durchgeführt wird.

Unter regelmäßigen Wehen wird der vorangehende Teil tiefer kommen. Nachdem er fest im Becken aufsitzt, kann eine Amniotomie während einer Wehe vorgenommen werden.

Solange das CTG normal ist, kann ein zuwartendes Verhalten gewählt werden mit natürlichem Fortschreiten zu einer vaginalen Entbindung entweder aus Schädel- oder aus Beckenendlage.

Für den zweiten Zwilling ist es das Ziel, innerhalb 30 Minuten nach dem ersten geboren zu werden. Wenn es jedoch zu einer Verzögerung kommt und eine assistierte Geburt erforderlich wird, mag es günstiger sein, auf eine spontanes Tiefertreten des vorangehenden Teils zu warten, bevor eine Amniotomie und Interventionen zum Assistieren der Geburt durchgeführt werden, solange das CTG normal ist.

Wenn Verzögerungen auftreten oder der Fetus gefährdet ist, ist eine assistierte Geburt indiziert.

Wenn die Lage des zweiten Zwillings quer ist, bestehen zwei Optionen:

- äußere Kopfwendung
- innere Wendung auf den Fuß.

Äußere Kopfwendung

Wenn eine äußere Kopfwendung versucht wird (Abbildung 12.6), kann der Ultraschallkopf als 'Hand' verwendet werden, so dass die fetale Lage und Herzfrequenz kontinuierlich gemonitort werden können.

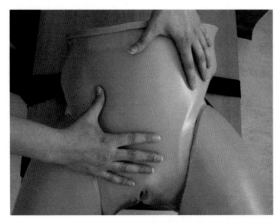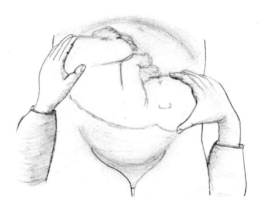

Abbildung 12.6 Äußere Kopfwendung

Innere Wendung auf den Fuß

Bei der inneren Wendung auf den Fuß sollten einer oder beide Füsse im Uterus gefasst werden, bevor zur ganzen Extraktion aus Beckenendlage übergegangen wird (Abbildung 12.7). Bevor gezogen wird, muss sich der

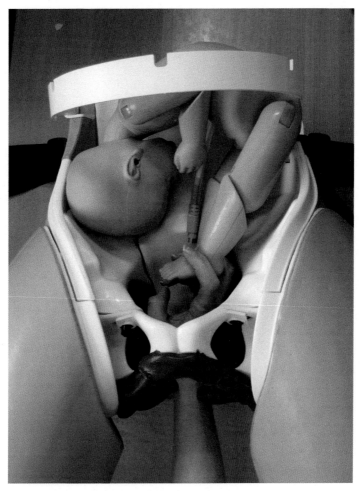

Abbildung 12.7 Innere Wendung auf den Fuß

Operateur vergewissern, dass er einen Fuss hält, in dem er die Ferse erfühlt. Hierbei ist es wichtig, nicht zu früh die Fruchtblase zu sprengen, um einen Nabelschnurvorfall zu vermeiden.

Die gleichen Manöver, die für eine assistierte Beckenendlagengeburt eingesetzt werden, können nötig werden, um der Geburt des zweiten Zwillings zu assistieren. Denke daran, dass Zwillinge wahrscheinlich kleiner als Einlinge sind. Für den Fall einer Frühgeburt kann sich die Cervix um den Kopf des in Beckenendlage liegenden Fetus legen. Achte darauf, dass der zweite Fetus gelegentlich erheblich größer als der erste sein kann, was ebenfalls Probleme unter der Geburt hervorrufen kann. Es ist daher sinnvoll, die Schätzgewichte aus der letzten Ultraschalluntersuchung zu überprüfen.

Einige Studien haben die Outcomes nach äußerer Kopfwendung mit der inneren Wendung auf den Fuß verglichen und keine Unterschiede für das neonatale oder mütterliche Outcome gefunden. Jedoch war die innere Wendung auf den Fuß gefolgt von ganzer Extraktion aus Beckenendlage mit einer höheren Rate erfolgreicher vaginaler Geburten und niedrigerer Sektiorate assoziiert.

Die Länge des zwischen-den-Zwillingen Geburtsintervalls

Die Länge des Zeitintervalls zwischen den Zwillingen ist variabel. Obgleich ein längeres Geburtsintervall mit einem anhaltenden langsamen Abfall des pHs der Nabelschnurarterien vergesellschaftet ist, sind die geringen Unterschiede im pH zwischen 15 und 30 Minuten nicht groß genug, um Auswirkungen auf das klinische Management zu haben.[11] Es ist jedoch allgemein akzeptiert, dass das Intervall idealerweise nicht länger als 30 Minuten sein sollte.

Es gibt theoretische Bedenken bezüglich des Risikos einer akuten interfetalen Transfusion bei monochorialen Zwillingen nach der Geburt des ersten Zwillings. Diese Risiken konnten jedoch nicht substantiiert werden, es ist jedoch ratsam, die Nabelschnur des ersten so früh wie möglich nach der Geburt abzuklemmen.[10]

Nachgeburtsperiode

Klemme die Nabelschnur doppelt nach jeder Geburt ab und platziere eine weitere Klemme am plazentaren Ende der Nabelschnur des zweiten Zwillings, sodass sie nach der Geburt identifiziert werden kann.

Blutgase aus der Arterie und Vene der Nabelschnur sollten aus jeder der beiden Nabelschnüre bestimmt werden.

Aufgrund des hohen Risikos einer postpartalen Hämorrhagie sollte ein Bolus Oxytocin unmittelbar nach der Geburt des zweiten Zwillings gegeben werden. Eine Oxytocininfusion sollte dann begonnen werden und nach lokalen Protokollen dosiert werden. Es ist sehr wichtig, die Mutter für Zeichen einer postpartalen Hämorrhagie anhaltend zu überwachen.

Wie bei allen komplizierten Entbindungen ist die sorgfältige und genaue Dokumentation vorrangig. In Abbildung 12.8 ist ein Beispiel eines Formulars zur Dokumentation abgebildet, welches für eine Zwillingsgeburt Verwendung finden kann.

Name:	Krankenhaus Nummer:		Datum:
Schwangerschaftsalter:			Kommentare:
Chorionizität	dichorial/diamniotisch oder monochorial/diamniotisch		
	Zwilling I	**Zwilling II**	
Lage zu Beginn der Ausreibungsperiode	Schädellage Beckenendlage andere	Schädellage Beckenendlage andere	
CTG	Normal Suspekt Pathologisch	Normal Suspekt Pathologisch	
Oxytocininfusion	Ja Nein	Ja Nein	
Analgesie	Keine Entonox Peridurale Spinale ITN	Keine Entonox Peridurale Spinale ITN	
i.v. Zugänge	Ja Nein wenn nein, Gründe f. fehl. Zugang		
Ranitidin	Ja Nein	oral	i.v.
erfahrene Hebamme anwesend	Ja Nein	Name:	
erfahrener Geburtshelfer anwesend	Ja Nein	Name:	
Oberarzt Geburtshilfe anwesend	Ja Nein	Name:	
erfahrener Neonatologe bei Geburt anwesend	Ja Nein	Name:	
Geburtsmodus Zwilling I	spontan vaginal		
Uhrzeit:	VE Forceps Sektio		
Oxytocininfusion zwischen Zwillingen	Ja	Nein	
Geburtsmodus Zwilling II	spontan vaginal		
Uhrzeit:	VE Forceps Sektio assistierte BEL BEL Extraktion		
	Zwilling I	**Zwilling II**	
Lage bei Geburt	Schädellage BEL andere	Schädellage BEL andere	
interne oder externe Manöver durchgeführt	Ja Nein	Ja Nein	
Blutgase bestimmt	Ja Nein	Ja Nein	
APGAR (1, 5, 10 Minuten)			
Datum:	Name:	Unterschrift:	Position:

Abbildung 12.8 Beispiel eines Formulars zur Dokumentation einer Zwillingsgeburt

Literaturstellen

1. Hofmeyr GJ, Barrett JF, Crowther CA. Planned caesarean section for women with a twin pregnancy. *Cochrane Database Syst Rev* 2011;(12):CD006553.

2. Australian Institute of Health and Welfare. *Australia's Mothers and Babies 2008.* Perinatal Statistics Series No. 24. Canberra: AIHW; 2010.

3. Office for National Statistics. Characteristics of Birth 2, England and Wales, 2010. London: Office for National Statistics; 2011.

4. Grisaru D, Fuchs S, Kuperminc MJ, Har-Toov J, Niv J, Lessing JB. Outcome of 306 twin deliveries according to first twin presentation and method of delivery. *Am J Perinatol* 2000;17:303–7.

5. The Twin Birth Study: planned caesarean section versus planned vaginal birth for twins at 32–38 weeks gestation.

6. Smith GC, Fleming KM, White IR. Birth order of twins and risk of perinatal death related to delivery in England, Northern Ireland, and Wales, 1994–2003: retrospective cohort study. *BMJ* 2007;334:576.

7. Hannah ME, Hannah WJ, Hewson SA, Hodnett ED, Saigal S, Willan AR. Planned caesarean section versus planned vaginal birth for breech presentation at term: a randomised multicentre trial. Term Breech Trial Collaborative Group. *Lancet* 2000;356:1375–83.

8. Tessen JA, Zlatnik FJ. Monoamniotic twins: a retrospective controlled study. *Obstet Gynecol* 1991;77:832–4.

9. Hartley RS, Emanuel I, Hitti J. Perinatal mortality and neonatal morbidity rates among twin pairs at different gestational ages: optimal delivery timing at 37 to 38 weeks' gestation. *Am J Obstet Gynecol* 2001;184:451–8.

10. Royal College of Obstetricians and Gynaecologists. *Management of monochorionic Twin Pregnancy.* Green-top Guideline No. 51. London: RCOG; 2008 [www.rcog.org.uk/womens-health/clinical-guidance/management-monochorionic-twin-pregnancy].

11. McGrail CD, Bryant DR. Intertwin time interval: how it affects the immediate neonatal outcome of the second twin. *Am J Obstet Gynecol* 2005;192:1420–2.

Modul 13
Akute Uterusinversion

Wichtige Lerninhalte

- Einen invertierten Uterus sowie den begleitenden mütterlichen Schock zu erkennen.
- Angemessene Hilfe zu rufen und ein sofortiges Management des mütterlichen Schocks sicherzustellen.
- Einen Leitfaden der mechanischen Manöver zur Rückverlagerung des Uterus zu erstellen, einschließlich des sofortigen Hochschiebens so früh wie möglich.
- Hervorzuheben, dass die Plazenta, wenn adhärent, bis zur Replazierung des Uterus nicht entfernt werden sollte.

Häufige bei Übungen beobachtete Schwierigkeiten

- Verzögerungen in der Erkennung des Problems.
- Das Problem denjenigen gegenüber nicht klar zu benennen, die als Erste nach dem Hilferuf eintreffen.
- Verzögerungen des Beginns der Reanimation.
- Verzögerungen, den Uterus manuell rückzuverlagern.
- Nicht auf eine anschließende postpartale Hämorrhagie vorbereitet zu sein.

Einführung

Eine akute Uterusinversion ist eine seltene Komplikation der Kindsgeburt. Die Inzidenz variiert von 1:500 bis 1:20.000 Geburten.[1,2] Es gibt keine randomisiert kontrollierten Studien, die die bestmöglichen

Managementoptionen untersucht haben, obgleich einige Fallberichte die unmittelbare sofortige Rückverlagerung des Uterus als die erfolgreichste Managementstrategie empfahlen.[2]

Definition

Wenn der Uterus invertiert, deszendiert der Fundus des Uterus auf abnormale Weise durch den Genitaltrakt, wobei er sich selbst ausstülpt. Es gibt drei Grade der Uterusinversion:

- Grad I: der Fundus invertiert durch den Zervikalkanal.
- Grad II: der Fundus invertiert bis in die Vagina.
- Grad III: der Fundus ist im Introitus sichtbar.

Bekannte Risikofaktoren für die akute Uterusinversion sind in Box 13.1 beschrieben.[3,4]

Diagnose

Eine Uterusinversion kann schwer zu diagnostizieren sein, insbesondere wenn der Fundus nicht außerhalb des Introitus sichtbar ist. Die Ausbildung eines plötzlichen mütterlichen Schocks ist häufig das erste Anzeichen einer Uterusinversion und tritt oft unerwartet auf, da der Blutverlust minimal ist.

Es sollte eine frühzeitige abdominale und vaginale Untersuchung durchgeführt werden. Eine drittgradige Uterusinversion kann durch

---

Box 13.1 Risikofaktoren der Uterusinversion

Exzessiver Zug an der Nabelschnur

Unangemessener Fundusdruck

Kurze Nabelschnur

Mehrgebärende

Abnormal adhärente Plazenta

Vaginale Geburt nach Sektio (VBAC)

Uterusanomalien (z.B. Uterus unicornis)

Vorausgegangene Uterusinversion

Fetale Makrosomie

Sturzgeburt

Bindegewebsstörungen (z.B. Marfan Syndrom, Ehlers–Danlos Syndrom)

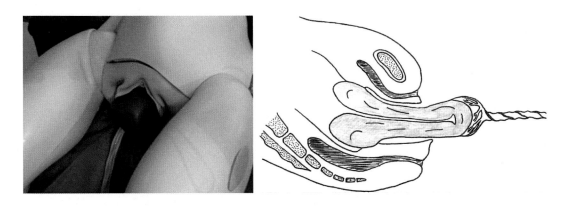

Abbildung 13.1 Eine drittgradige Uterusinversion

die Ausstülpung des Uterus durch den Introitus leicht erkannt werden
(Abbildung 13.1). Wenn der Uterusfundus bei der abdominalen
Untersuchung nicht palpierbar ist, sollte der hochgradige Verdacht auf eine
Uterusinversion geäußert werden.

Die Inversion des Uterus durch die Cervix stimuliert den N. Vagus, was
einen vaso-vagalen neurogenen Schock nach sich zieht, der sich durch
Bradykardie[3] und Hypotension[4] bemerkbar macht.

Klinisch machen die Frauen oft den Eindruck, als ob sie ohnmächtig
geworden wären, trotz geringen Blutverlustes. Ein hypovolämischer
Schock mit Tachykardie und Hypotension kann jedoch auch als Folge
einer postpartalen Hämorrhagie nach erfolgter Uterusinversion auftreten.
Alle Frauen sollten entsprechend der aktuellen Reanimationsleitlinie zur
Aufrechterhaltung des Spontankreislaufs behandelt werden, der rascheste
Weg jedoch, den neurogenen Schock zu beenden, ist den Uterus in seine
normale anatomische Position rückzuverlagern.[3]

> **Eine Uterusinversion ist bei über 90% der Fälle mit einer
> atonischen postpartalen Hämorrhagie assoziiert.[3,5] Diese tritt
> dann auf, wenn der Uterus replaziert worden ist und die
> Plazenta entfernt wurde. Ein besonderes Augenmerk sollte
> darauf gelegt werden, den Blutverlust genau zu messen, da
> dieser häufig unterschätzt wird.[6]**

Management

Sofortmaßnahmen

Die Abbildung 13.2 liefert einen Algorithmus für die Sofortmaßnahmen
einer Uterusinversion.

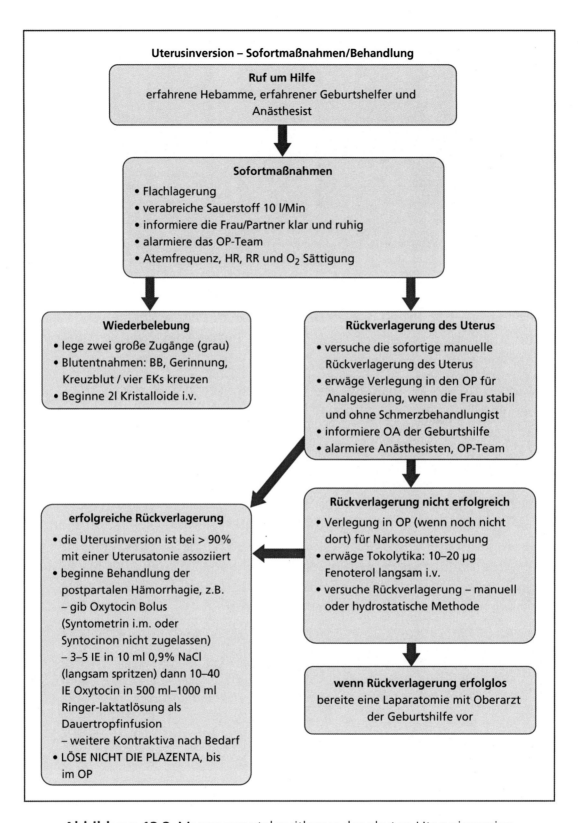

Abbildung 13.2 Managementalgorithmus der akuten Uterusinversion

Die Behandlung des mütterlichen Schocks sollte unmittelbar begonnen und erforderliche Hilfe gerufen werden.

- Ruf nach Hilfe: dies sollte eine erfahrene Hebamme, den erfahrensten verfügbaren Geburtshelfer und einen Anästhesisten einschließen.

- Verabreiche high-flow Sauerstoff (10 l/Minute) über eine Gesichtsmaske mit Reservoir.

- Informiere die Frau klar und ruhig darüber, dass der Fundus des Uterus sofort reponiert werden muss.

- Die Behandlung der Uterusinversion und die Wiederbelebung sollten gleichzeitig stattfinden.

Wiederbelebung

- Lege zwei großlumige i.v. Zugänge.

- Beginne eine i.v. Infusion von 1000–2000 ml Ringer-Laktat oder 0,9%iger NaCl-Lösung.

- Nimm Blut ab, lass vier Konserven kreuzen, bestimme Blutbild und Gerinnung. Die häufigste Komplikation der Uterusinversion ist die postpartale atonische Nachblutung.[7]

- Der schnellste Weg, den neurogenen Schock zu behandeln, ist die rasche Rückverlagerung des Uterus.

Behandlung

- Der Uterus sollte so schnell wie möglich rückverlagert werden.

- Wenn die Frau heftig blutet, hämodynamisch instabil ist oder bereits eine wirksame Analgesie hat, sollte der Geburtshelfer sowohl im Kreißsaal als auch zuhause sofort den Uterus manuell rückverlagern.

- Wenn die Frau stabil ist und keine adäquate Analgesie hat, sollte die sofortige Verlegung in den Sektio-OP zum Zwecke der Analgesie, vor der Rückverlagerung des Uterus, erwogen werden.

- Wenn die Rückverlagerung erfolgreich ist, verabreiche einen intravenösen Oxytocin-Bolus 3–5IE in 10 ml 0,9% NaCl (langsam spritzen). Dies sollte von 10–40 IE Oxytocin in 500 ml–1000 ml Ringer-laktatlösung als Dauertropfinfusion gefolgt werden.

- Wenn die Rückverlagerung nicht erfolgreich ist, sollte die Patientin in den Sektio-OP gebracht werden.

- Wenn eine Uterusinversion außerhalb eines Krankenhauses eintritt:

❏ sollte ein sofortiger Versuch der Rückverlagerung unternommen werden und notfallmäßig ein Krankenwagen gerufen werden

❏ wenn der Uterus erfolgreich rückverlagert werden konnte, sollte Oxytocin verabreicht werden und die Frau dennoch in ein Krankenhaus gebracht werden

❏ wenn der Uterus nicht rückverlagert wurde, sollte die Frau so schnell wie möglich in die nächstliegende Klinik für Geburtshilfe gebracht werden. Das Krankenhaus sollte vorab informiert werden, sodass ein OP-Team bei der Ankunft der Patientin bereit steht.

Management der Inversion

Der Uterus kann dadurch manuell rückverlagert werden, indem eine Hand in die Vagina eingeführt wird und der Nabelschnur bis in den Fundus folgt. Während der invertierte Uterus in der Handfläche gehalten wird, hebe den Uterus in die Bauchhöhle an und replaziere ihn zurück in seine anatomische Position (Abbildung 13.3). Wenn die Plazenta noch adhärent ist, sollte sie vor einer uterinen Rückverlagerung nicht entfernt werden.[2]

Je früher die Rückverlagerung des Uterus versucht wird, desto wahrscheinlicher wird sie erfolgreich sein.[5] Wenn der Uterus prolabiert bleibt, wird er ödematöser und ein Konstriktionsring kann sich entwickeln, was eine Rückverlagerung erschweren kann.[3]

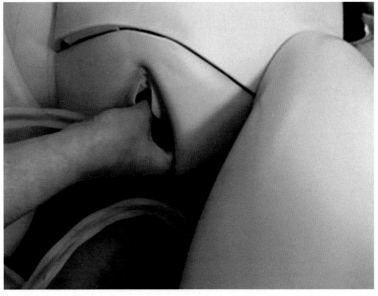

Abbildung 13.3 Manuelle Rückverlagerung des invertierten Uterus

Wehenhemmer

Eine Tokolyse kann dazu beitragen, dass eine Uterusrelaxation eintritt, was der manuellen Rückverlagerung der Inversion dienlich ist, insbesondere nach der Ausbildung eines Konstriktionsringes. Zu diesem Zweck kann 10–20 µg Fenoterol langsam i.v. oder Glyceryltrinitrat verwendet werden. Eine Vollnarkose kann auch für eine Uterusrelaxation hilfreich sein und ist besonders dann nützlich wenn wiederholte Versuche der Uterusrückverlagerung erforderlich sind.

> **Substanzen zur Uterusrelaxation sollten mit Vorsicht eingesetzt werden, da ihre Verwendung das Auftreten einer atonischen Nachblutung auslösen kann, nachdem der Uterus rückverlagert worden ist.**

Hydrostatische Methoden für das Management des Uterus inversus

Eine Uterusinversion kann dadurch korrigiert werden, dass ein hydrostatischer Druck angewendet wird, um die Vagina zu dehnen und den Fundus aufwärts in seine normale Position zu schieben. Diese Technik wurde ursprünglich durch einfaches Versiegeln des Scheideneingangs mithilfe der Hand eines Assistenten beschrieben.[8] Es kann jedoch auch eine Silastikkappe eines Vakuums verwendet werden, um ein besseres Siegel zu erzeugen, was den hydrostatischen Druck erhöht (Abbildung 13.4).[9]

Erforderliche Ausstattung:

- Silastikvakuumkappe
- Transfusionsset
- zwei Liter einer leicht angewärmten physiologischen Kochsalzlösung

Die Silastikvakuumkappe wird in der Vagina plaziert, um den Scheideneingang zu verschließen. Zwei Liter einer leicht angewärmten physiologischen Kochsalzlösung werden rasch durch ein Transfusionsset infundiert, welches direkt an das Ende der Silastikvakuumkappe angeschlossen ist. Die Kochsalzbeutel können in warmem Wasser angewärmt werden, solange es die Zeit erlaubt. Die Infusionsbeutel sollten 100–150 cm oberhalb des Levels der Vagina angebracht werden, um einen ausreichenden Insufflationsdruck zu erzielen. Eine Rückverlagerung der Inversion ist meist innerhalb von 5–10 Minuten nach Beginn der Technik zu erreichen.

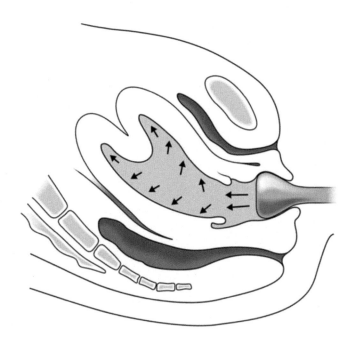

Abbildung 13.4 Hydrostatische Methode des Managements einer Uterusinversion

Anhaltendes Management

Nachdem der Uterus erfolgreich rückverlagert werden konnte, sollte er manuell für einigen Minuten in Position gehalten werden, um Uteruskontraktionen zu ermöglichen und einer Re-inversion zuvorzukommen.[3] Die Verwendung eines SOS Bakri tamponade balloon catheter (Cook® Medical Incorporated, Bloomington, IN, USA) wurde beschrieben, um nach der Rückverlagerung des Fundus den Uterus in der richtigen Position zu halten und eine Re-inversion zu vermeiden, bei gleichzeitiger Behandlung einer Uterusatonie.[10] Oxytocin sollte in diesem Stadium in Hinblick auf das Risiko einer postpartalen Hämorrhagie gegeben werden, z.B. als initialer Bolus sowie eine Infusion über 4 Stunden.

> **Eine Plazenta adhärens sollte manuell nach der Rückverlagerung des Uterus entfernt werden.**

Antibiotika sollten in Hinblick auf das Infektionsrisiko bei der manuellen Replazierung des Uterus verabreicht werden. Hierfür kann z.B. Ampicillin, Ceftriaxon oder ein vergleichbares Antibiotikum zum Zeitpunkt des Eingriffs gegeben werden und für 24 h fortgesetzt werden, entsprechend lokalen Leitlinien und dem Allergiestatus der Patientin.

Chirurgisches Management

In seltenen Fällen, wenn die oben beschriebenen Techniken nicht erfolgreich sind, kann eine Laparotomie erforderlich werden. Der Uterus wird dann in die Bauchhöhle nach oben gezogen, um ihn wieder in seine normale Position zu bringen (Huntington'sche Operation). Wenn diese Maßnahme nicht erfolgreich ist, kann die Haultain'sche Operation durchgeführt werden. Dies entspricht einer vertikalen Inzision des zervikalen Rings von posterior, um bei der Rückverlagerung des Uterus zu helfen.[3]

Dokumentation

Es ist wichtig, dass, so bald nach dem Ereignis wie möglich, alle beteiligten Personen sowie die angewendete Behandlung in der mütterlichen Krankengeschichte dokumentiert werden.

Nachbesprechung nach dem Notfall

Nachdem sich die klinische Situation der Frau stabilisiert hat und sie sich wohl fühlt, sollte sie über das plötzliche Ereignis unterrichtet werden. Dies kann am besten durch eines der Mitglieder des Teams erfolgen, das das klinische Problem gemanagt hat. Es kann notwendig sein, der Frau zu sagen, dass:

- es schwierig ist, ein Wiederauftreten vorherzusagen, da es wenig Erfahrungen mit der Uterusinversion gibt
- eine Klinikgeburt und ein aktives Management der Nachgeburtsperiode für Folgeschwangerschaften empfohlen wird
- eine Uterusinversion außerhalb einer Schwangerschaft und Kindsgeburt vorkommen kann.

Literaturstellen

1. Hussain M, Jabeen T, Liaquat N, Noorani K, Bhutta SZ. Acute puerperal uterine inversion. *J Coll Physicians Surg Pak* 2004;14:215–17.
2. Milenkovic M, Kahn J. Inversion of the uterus: a serious complication at childbirth. *Acta Obstet Gynecol Scand* 2005;84:95–6.
3. Bhalla R, Wuntakal R, Odejinmi F, Khan RU. Acute inversion of the uterus. *The Obstetrician & Gynaecologist* 2009;11:13–18.
4. Belfort M, Dildy G. Postpartum haemorrhage and other problems of the third stage. In: James DK, Steer PJ, Weiner CP, Gonik B (Hrsg.). *High Risk Pregnancy: Management Options*. 4. Auflage. London: Saunders; 2011.

5. Watson P, Besch N, Bowes WA Jr. Management of acute and subacute puerperal inversion of the uterus. *Obstet Gynecol* 1980;55:12–16.

6. Beringer RM, Patteril M. Puerperal uterine inversion and shock. *Br J Anaesth* 2004;92:439–41.

7. Baskett TF. Acute uterine inversion: a review of 40 cases. *J Obstet Gynaecol Can* 2002;24:953–6.

8. O'Sullivan JV. Acute inversion of the uterus. *Br Med J* 1945;2:282–3.

9. Ogueh O, Ayida G. Acute uterine inversion: a new technique of hydrostatic replacement. *BJOG* 1997;104:951–2.

10. Soleymani Majd S, Pilsniak A, Reginald PW. Recurrent uterine inversion: a novel treatment approach using SOS Bakri balloon. *BJOG* 2009;116:999–1001.

Modul 14
Basic Neugeborenenreanimation

Wichtige Lerninhalte

■ Entwickeln und Üben der Fähigkeiten, bei der Reanimation von Früh- und Neugeborenen strukturiert vorzugehen.

■ Verstehen der Pathophysiologie des Kreislaufstillstandes bei Neugeborenen aufgrund mütterlicher und geburtshilflicher Risikofaktoren.

■ Frühes Hinzuziehen von Hilfe.

■ Effektive Kommunikation mit den Eltern und dem neonatalen Team.

■ Genaue und vollständige Führung der Dokumentation.

Schwierigkeiten, die bei früheren neonatalen Reanimationsübungen beobachtet wurden

■ Schlechtes Wärmemanagement während der Reanimation, insbesondere bei Frühgeborenen.

■ Versagen, die kindlichen Atemwege adäquat zu öffnen, meist durch zu starkes Überstrecken im Nacken.

■ Ineffektive Belüftung der Atemwege, insbesondere wenn simultan eine Herzmassage durchgeführt wird.

■ Inadäquate Thoraxkompressionen in Frequenz und Tiefe.

Einführung

Dieses Modul liefert einen Überblick über den Prozess der Neugeborenenreanimation, stellt jedoch keine vollständige Anleitung dar. Weiterführende Informationen können durch das Resuscitation Council (UK) und die Veröffentlichung *Newborn Life Support* bezogen werden.[1]

Hintergrund

Alle Neugeborenen erfahren einen gewissen Grad an Hypoxie unter der Geburt und bei der Entwicklung, dabei ist der Atemaustausch bis zu 50–75 Sekunden bei jeder Wehe während der gesamten Geburt unterbrochen. Während die meisten Babys dies gut tolerieren, können dies einige nicht und benötigen zusätzliche Hilfe, um eine normale Atmung nach der Geburt aufzunehmen.[1,2]

Der Fetus wurde für den Stress unter der Geburt designt, das neonatale Gehirn kann längeren Perioden ohne Sauerstoff standhalten, als ein erwachsenes Gehirn. Zusätzlich kann ein neonatales Herz für 20 Minuten oder länger ohne Belüftung der Lungen schlagen, selbst wenn das Reservesystem der Schnappatmung aufgehört hat. Daher ist das primäre Ziel der Neugeborenenreanimation eine adäquate Ventilation der Lunge mit Luft oder Sauerstoff, damit die noch funktionierende Zirkulation oxygeniertes Blut zum Herzen und vom Herzen weg pumpen kann, um die Erholung einzuleiten.[1,2]

Physiologie der neonatalen Hypoxie

Im Gehirn gibt es zwei Zentren, welche für die Kontrolle der Atmung verantwortlich sind, eines davon ist ein übergeordnetes Zentrum.

Wenn der hypoxische Insult des Kindes fortgeschritten ist, werden die fetalen Atembewegungen in utero häufiger und tiefer und hören letztlich auf, da die verantwortlichen Zentren, um sie zu kontrollieren, wegen Sauerstoffmangel nicht mehr funktionieren. Dies ist auch als 'primäre Apnoe' Phase bekannt.[2]

Nachdem der Fetus die 'primäre Apnoe' erreicht hat, fällt die Herzfrequenz auf etwa die Hälfte der normalen Rate, da der Herzmuskel von aerobem zu dem weniger effizienten anaeroben Metabolismus wechselt. Milchsäure steigt als Folge des anaeroben Metabolismus, dies verursacht eine Azidose und es kommt zu einer fetalen Umverteilung der Zirkulation, weg von nicht lebenswichtigen Organen.

Nach einer variablen Zeitspanne anhaltender Hypoxie wird eine unbewusste Schnappatmung mit einer Frequenz von 12 Atemzügen/Minute initiiert.[3] Wenn die Atemzüge die fetalen Lungen nicht ausreichend belüften, hört die

Atmung komplett auf, was zu der 'sekundären' oder 'terminalen' Apnoe führt. Zu diesem Zeitpunkt, an dem der Fetus zunehmend azidotisch wird, kommt es zur Herzinsuffizienz. Wenn jetzt keine wirksame Intervention erfolgt, wird das Baby sterben (wenn ungeboren in utero, oder ex utero wenn bereits geboren) und kann sogar trotz Behandlung sterben.[1] Der gesamte Prozess dauert bei einem neugeborenen Baby etwa 20 Minuten.[4]

Während das Herz fortfährt zu schlagen, ist der wichtigste Teil der neonatalen Reanimation die Lungen zu belüften. Dies ermöglicht die Oxygenierung des Herzens und damit des Gehirns und seiner Atemzentren. Leider ist es bei Geburt unmöglich zu sagen, ob ein Baby aus primärer Apnoe nicht mehr atmet oder ob es sich in seiner terminalen Apnoephase befindet. Wenn die Lungen jedoch mit Luft gefüllt werden, wird sich das Kind rasch erholen und die normale Atmung einsetzen. Wenige Babys benötigen eine Herzmassage, meist jedoch nur für eine kurze Zeitspanne.[1]

Einige wenige Babys, die wie weiter oben beschrieben zum Zeitpunkt der terminalen Apnoe geboren werden, werden mit oder ohne Intervention versterben. Zusätzlich zu Beatmung und Herzmassage können Medikamente nötig werden, um den Kreislauf wiederherzustellen. In diesem Stadium sollte ein erfahrener Neonatologe anwesend sein und die Reanimation leiten. Wenn Medikamente benötigt werden, kann die Prognose für das Kind ungünstig sein.

Vorbereitung der Reanimationseinheit

Eine erfolgreiche Reanimation hängt von vorausschauender Planung ab. Vor der Geburt ist es die Verantwortung der Hebamme und/oder des Neonatologen, die Reanimationseinheit vorzubereiten und zu überprüfen.

Es ist wichtig, folgende Punkte vorzubereiten und zu überprüfen:

- Stoppuhr und Beleuchtung
- Sauerstoff und Vakuum (Anschlüsse/Flaschen voll und Absaugeschlauch angeschlossen)
- Heizgerät (Resuscitaire) und vorgewärmte Handtücher und Mütze
- Atemgerätschaften (passende Gesichtsmaske, Beatmungsbeutel mit Reservoir, Ventil, Beatmungschläuche)
- neonatale Laryngoskope (passende Spatel, Größen, Licht funktioniert, Magill-Zangen)
- Material zur Anlage von venösen Zugängen (PVK, ZVK, NVK)
- Formulare/Krankengeschichte zur Dokumentation.

Wenn eine Geburt vorbereitet wird, sollte die geburtshilfliche Vorgeschichte beachtet werden sowie das neonatale Team und/oder zusätzliche Hebammen im Voraus gerufen werden, wenn indiziert. Es ist wichtig, die Eltern im Rahmen der Reanimation zu begleiten.

Verzögertes Abklemmen der Nabelschnur

Die Resuscitation Council (UK) Newborn Life Support Leitlinie des Jahres 2010 empfiehlt, dass das Abklemmen der Nabelschnur bei einem gesunden Kind um mindestens 1 Minute nach der vollständigen Geburt verzögert wird.[1] Für gesunde Kinder am Termin verbessert das verzögerte Abnabeln nach mindestens 1 Minute oder dem Auspulsieren der Nabelschnur postpartal den mittleren Blutdruck und den Hämoglobingehalt und den Eisenstatus während der gesamten frühen Kindheit.[1] Die Höhe, auf der das Baby im Verhältnis zur Mutter gehalten werden soll, während das Abnabeln verzögert wird, um die optimale Geschwindigkeit und Menge an plazentarer Bluttransfusion zu erreichen, ist in der Leitlinie nicht weiter spezifiziert. In der Studie von Andersson wurde das Baby etwa 20 cm unterhalb der Mutter für etwa 30 Sekunden gehalten, bevor das Baby auf den Bauch der Mutter gelegt wurde.[5]

Aufgrund des hohen Wärmeverlustes bei Neugeborenen sollte das Baby trocken und warm gehalten werden und es sollte auf die Hautfarbe, den Muskeltonus, die Atmung und die Herzfrequenz geachtet werden, während auf die Abnabelung gewartet wird.

Derzeit liegt nur unzureichende Evidenz vor, um den richtigen Zeitpunkt des Abnabelns bei Geburt schwer beeinträchtigter Babys empfehlen zu können. Daher sollten Babys, die eine Reanimation benötigen, sofort abgenabelt werden, damit Maßnahmen der Wiederbelebung unverzüglich begonnen werden können.

Beurteilung und Wiederbelebung

Wie grundsätzlich bei Notfällen sollte früh Hilfe gerufen werden. Eine Übersicht der basic Neugeborenenreanimation ist in Abbildung 14.1 wiedergegeben, stellt jedoch keine vollständige Anleitung dar. Weiterführende Informationen können vom Resuscitation Council (UK) bezogen werden.[1,2]

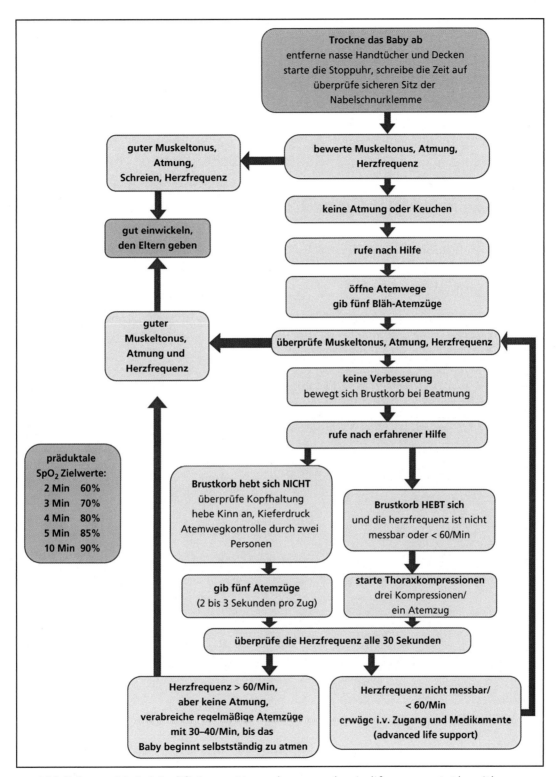

Abbildung 14.1 Modifizierter Neugeborenen basic-life-support-Algorithmus

1. Wärme und Beurteilung bei Geburt

Neugeborene Babys haben eine große Körperoberfläche und sind bei Geburt nass, weswegen sie, insbesondere wenn sie hypoxisch und/oder dystroph sind, schnell auskühlen.[6]

Bei Geburt:

- Starte die APGAR-Uhr und schreibe den Geburtszeitpunkt auf.

- Trockne das Baby ab, entferne alle nassen Handtücher und wickele es in ein warmes trockenes Handtuch und setze ihm im Verlauf eine Mütze auf. Das Abtrocknen des Babys stellt eine gute Atemstimulation dar. Währenddessen soll eine Beurteilung der Hautfarbe, des Muskeltonus, der Atembemühungen und der Herzfrequenz erfolgen (Abbildungen 14.2 und 14.3).

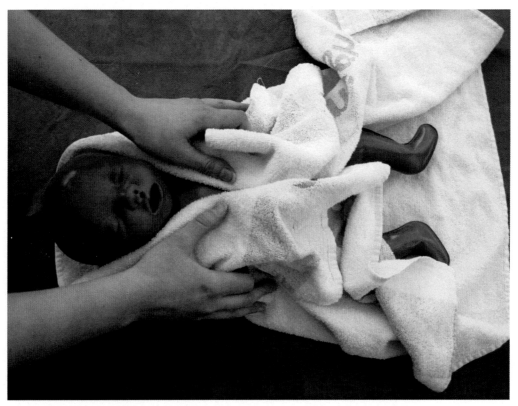

Abbildung 14.2 Trockne das Baby mit einem warmen Handtuch ab

- Warte mit der Abnabelung bei gesunden Babys für mindestens 1 Minute nach der vollständigen Geburt des Kindes.

> **Reanimationspflichtige Neugeborene sollen sofort abgenabelt werden, damit unverzüglich mit den Reanimationsmaßnahmen begonnen werden kann.**

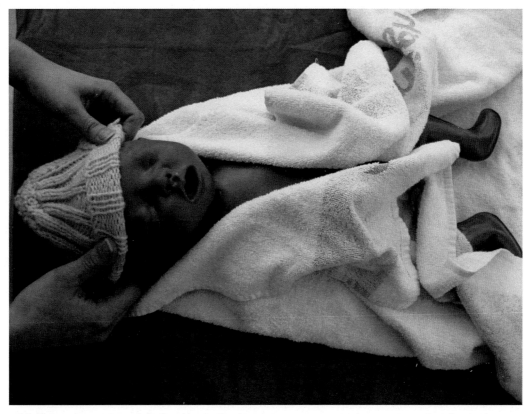

Abbildung 14.3 Wickele das Baby in ein warmes trockenes Handtuch und setze ihm im Verlauf eine Mütze auf

- Ein gesundes Baby wird zyanotisch, aber mit gutem Muskeltonus geboren. Es wird innerhalb einiger Sekunden nach der Geburt schreien und eine gute Herzfrequenz aufweisen. Die Herzfrequenz eines gesunden neugeborenen Babys ist etwa 120–150/Min.

- Ein weniger gesundes Baby wird zyanotisch, aber mit weniger gutem Tonus geboren. Es kann eine langsame Herzfrequenz haben (< 100/Min) und mag innerhalb von 90–120 Sekunden keine adäquate Atmung entwickeln.

- Ein krankes Baby wird blass und hypoton geboren, ohne Atmung und mit einer langsamen, sehr langsamen oder undetektierbaren Herzfrequenz.

Insbesondere bei Frühgeborenen unter 28 Schwangerschaftswochen sollten auf eine ausreichende Wärmezufuhr geachtet werden. Hierzu sollte das Kind zur Versorgung unter einer sterilen Plastikfolie gelagert werden (Abbildung 14.4). Sie sollten dann unter einem Heizwärmer weiterversorgt und stabilisiert werden. Dies ist eine sehr effektive Methode, Frühgeborene warm zu halten. Frühgeborene sollten unter der Folie transportiert werden, bis ihre Temperatur nach Aufnahme auf die neonatale Intensivstation überprüft wurde. Für frühgeborene Kinder sollte die Raumtemperatur mindestens 26 °C sein.

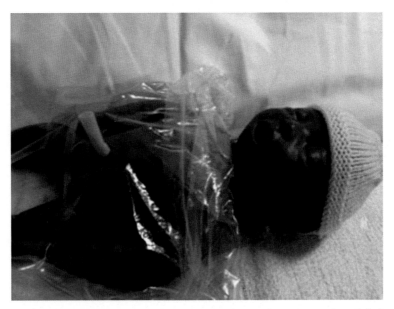

Abbildung 14.4 Frühgeborenes Baby unter einer Plastikfolie

2. Atemwege

Die meisten Babys haben bei Geburt einen sehr prominenten Hinterkopf, weswegen der Hals gebeugt ist, wenn sie flach auf den Rücken gelegt werden, was wiederum ihre Atemwege blockiert (Abbildung 14.5).

Um dies zu vermeiden, sollte in Rückenlage der Kopf in einer neutralen Position gehalten werden (Abbildung 14.6). Es kann hilfreich sein, eine Unterstützung unter die Schultern zu lagern, um diese Position beibehalten zu können.

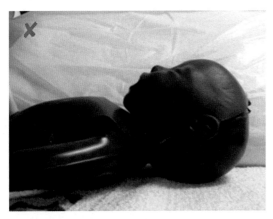

Abbildung 14.5 Atemwegsobstruktion durch prominenten Hinterkopf

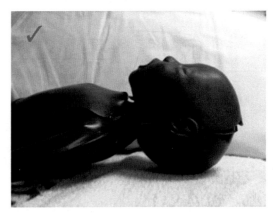

Abbildung 14.6 Kopf in neutraler Position, Öffnung der Atemwege

Wenn das Baby sehr schlapp ist, kann eine Anhebung des Kinns oder Zug am Unterkiefer notwendig werden, um die Atemwege offen zu halten (ABbildung 14.7).

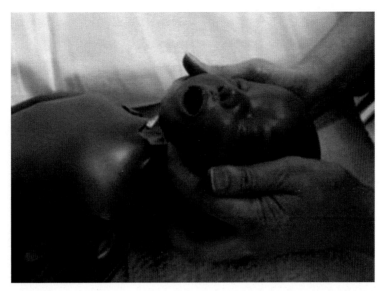

Abbildung 14.7 Kinnanhebung und Zug am Unterkiefer, um die Atemwege zu öffnen

Ein Absaugen der Atemwege nach der Geburt ist selten nötig. Es sollte nur bei Babys, die eine offensichtliche Atemwegsobstruktion haben, welche nicht durch die richtige Kopfposition, wie oben dargestellt, behoben werden kann, angewendet werden. Bei Trachealobstruktion kann eine Laryngoskopie und ggf. Intubation und Absaugung durch einen erfahrenen Neonatologen erfolgen.

3. Atmung

Wenn das Baby nach 30 Sekunden Stimulation und Eröffnung der Atemwege nicht ausreichend atmet, sollten fünf Blähhübe erfolgen. Es ist wichtig, dass die richtige Maskengröße verwendet wird: das Kinn bedeckend, jedoch nicht über die Augen reichend oder die Nase einengend (Abbildung 14.8). Die Lungen des Babys sind bei Geburt mit Flüssigkeit gefüllt, so dass die Blähhübe die Flüssigkeit aus der Lunge austreiben und die Lungen mit Luft füllen. Der Druck, um initial die Lungen zu füllen, entspricht maximal 25–30 cm Wassersäule für 3 Sekunden/Atemzug.[1]

Nachdem die Lungen effektiv eröffnet worden sind, sollte die Beatmung mit einer Frequenz von 30–40/Minute solange fortgeführt werden, bis eine ausreichende Eigenatmung des Babys vorliegt. Die suffiziente Ventilation führt in aller Regel zu einem raschen Anstieg der Herzfrequenz.

Wenn die Herzfrequenz unter Beatmung nicht steigt, kann dies daran liegen, dass das Baby zusätzlichen Sauerstoff benötigt. Die häufigste Ursache ist jedoch, dass die Lungen nicht effektiv beatmet wurden. Dies liegt zumeist an einer falschen Kopfpositionierung. Sollten auch nach Reposition des

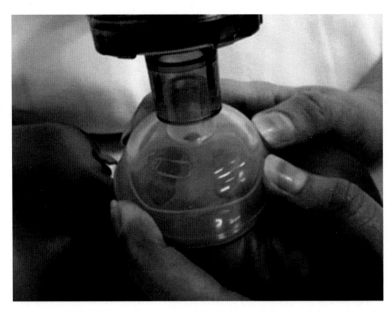

Abbildung 14.8 Beatmung mit passender Gesichtsmaske Mund und Nase bedeckend

Kopfes keine Thoraxbewegungen sichtbar sein, sollte ggf. ein Zug am Unterkiefer (Esmarch-Handgriff) durchgeführt werden und ausgeschlossen werden, dass keine Obstruktion im Oropharynx vorliegt. Wenn weiterhin keine Thoraxbewegungen vorliegen, sollte Hilfe gerufen werden und der Einsatz eines Rachentubus oder Guedel-Tubus erwogen werden.

Wenn 1 Minute postpartal trotz adäquater Ventilation die Herzfrequenz < 60/Minute bleibt, ist eine Herzdruckmassage indiziert und es sollte sofort ein erfahrener Neonatologe angefordert werden.

4. Herzdruckmassage/Kreislauf

Fast alle Babys, die bei Geburt eine Wiederbelebung benötigen, werden auf eine Belüftung der Lunge erfolgreich mit einem Anstieg der Herzfrequenz sowie rasch mit einer normalen Atmung reagieren. In seltenen Fällen ist jedoch eine Herzdruckmassage erforderlich.

Es ist wichtig, dass eine Herzdruckmassage erst dann begonnen wird, wenn zuvor über 1 Minute eine suffiziente Ventilation stattgefunden hat. Erfahrene neonatologische Unterstützung sollte sofort herbei gerufen werden, wenn nicht bereits anwesend.

Der effektivste Weg, eine Herzdruckmassage bei einem Kind durchzuführen, ist, den Brustkorb mit beiden Händen zu umfassen. Die Daumen drücken auf das untere Drittel des Sternums, breit unterhalb der Brustwarzenlinie, und die Finger liegen über der Wirbelsäule am Rücken (Abbildung 14.9).

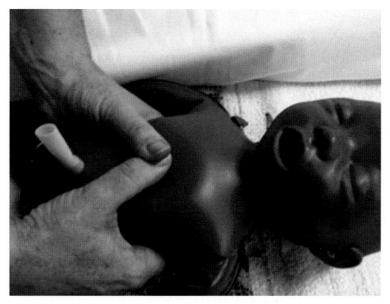

Abbildung 14.9 Positionierung für die Herzdruckmassage

Der Brustkorb wird schnell und fest auf eine Tiefe von etwa einem Drittel zwischen Sternum und Wirbelsäule komprimiert.

Das empfohlene Verhältnis von Kompressionen zu Atemzügen bei einem neugeborenen Kind ist 3:1, um 90 Kompressionen und 30 Atemzüge pro Minute zu erreichen.

Zwischen den Kompressionen muss der Brustkorb jeweils wieder in seine Ausgangsposition zurückkehren, damit oxygeniertes Blut von den Lungen zum Herzen fließen kann. Es muss ebenfalls sichergestellt werden, dass sich der Brustkorb mit jedem Atemzug hebt.

Nur bei einem sehr kleinen Anteil der Babys werden die Ventilation der Lungen und Thoraxkompressionen nicht ausreichen, um eine effektive Zirkulation zu erzielen, dann sind Medikamente indiziert.

5. Mekonium bei Geburt

Es liegt keine Evidenz dafür vor, dass das Absaugen von Mekonium aus Nase und Mund des Kindes, während der Kopf gerade durch den Damm getreten ist, eine Mekoniumaspiration verhindern kann, weshalb diese Praxis nicht mehr empfohlen wird.[7]

Außerdem haben sich die Versuche, Mekonium aus den Atemwegen eines heftig schreienden Kindes zu entfernen, als ineffektiv für die Prävention einer Mekoniumaspiration gezeigt.[8] Wenn jedoch ein Kind teilnahmslos geboren wird und dickes Mekonium vorhanden ist, sollte der Oropharynx abgesaugt werden, um das Mekonium zu entfernen. Wenn die Möglichkeit der Intubation besteht, sollten auch Larynx und Trachea abgesaugt werden. Wenn sich jedoch eine versuchte Intubation hinzieht oder nicht erfolgreich ist, sollte umgehend eine Maskenbeatmung begonnen werden, insbesondere wenn die Bradykardie anhält.

6. Notfallmedikamente

Notfallmedikamente werden nur benötigt, wenn sich trotz effektiver Ventilation und Thoraxkompressionen keine signifikante Zirkulation einstellt. Ein erfahrener Neonatologe sollte zu diesem Zeitpunkt anwesend sein und es ist seine Verantwortung, das Kind zu intubieren, einen Zugang zu legen und Medikamente zu verabreichen.

7. Therapeutische Hypothermie

Bei einem reifen Neugeborenen (> 36^{+0} SSW) kann ein erfahrener Neonatologe eine Behandlung mit therapeutischer Hypothermie erwägen, wenn eine moderate oder schwere hypoxisch-ischämische Enzephalopathie (HIE) besteht. In diesem Fall sollte die Wärmezufuhr an der Erstversorgungseinheit ausgeschaltet werden.[1]

Dokumentation

Es ist wichtig, dass alle Aktionen genau und umfassend in der Krankengeschichte dokumentiert und archiviert werden, insbesondere wenn eine Reanimation bei Geburt notwendig war, da die Aufzeichnungen genauestens noch viele Jahre später untersucht werden könnten.

Literaturstellen

1. Resuscitation Council (UK). *Newborn Life Support*. 3. Auflage. London: Resuscitation Council (UK); 2010.

2. Resuscitation Council (UK). *Newborn Life Support: Resuscitation at Birth*. 2. Auflage. London: Resuscitation Council (UK); 2006.

3. Dawes G. *Fetal and Neonatal Physiology*. Chicago: Year Book Publisher; 1968. S.141–59.

4. Hey E, Kelly J. Gaseous exchange during endotracheal ventilation for asphyxia at birth. *J Obstet Gynaecol Br Commonw* 1968;75:414–23.

5. Andersson O, Hellström-Westas L, Andersson D, Domellöf M. Effect of delayed versus early umbilical cord clamping on neonatal outcomes and iron status at 4 months: a randomised controlled trial. *BMJ* 2011;343:d7157.

6. Dahm LS, James LS. Newborn temperature and calculated heat loss in the delivery room. *Pediatrics* 1972;49:504–13.

7.   Vain NE, Szyld EG, Prudent LM, Wiswell TE, Aguilar AM, Vivas NI. Oropharyngeal and nasopharyngeal suctioning of meconium-stained neonates before delivery of their shoulders: multicentre, randomised controlled trial. *Lancet* 2004;364:597–602.

8.   Wiswell TE, Gannon CM, Jacob J, Goldsmith L, Szyld E, Weiss K, et al. Delivery room management of the apparently vigorous meconium-stained neonate: results of the multicenter, international collaborative trial. *Pediatrics* 2000;105:1–7.

Übersetzung und Eindeutschung: Konflikte und Lösungen

Bei der Erstellung des deutschsprachigen Kursmaterials von PROMPT wurde so eng wie möglich an den originalen PROMPT-Texten übersetzt.

Für einige Fragestellungen gibt es jedoch in Deutschland andere Standards der Behandlung, als sie im Quelltext beschrieben sind. Dies ist insbesondere daher forensisch relevant, da Gerichtsstand für in Deutschland ggf. anhängige Verfahren Deutschland ist. Entsprechend sind für Sachverständige dann deutschsprachige Leitlinien und Standardlehrbücher anzulegen. Daher wurde der Quelltext nach der Übersetzung gegen deutsche Standards gegengecheckt. Hierbei kamen die derzeit gültigen AWMF-Leitlinien sowie das Standardlehrbuch *Die Geburtshilfe* von Schneider, Husslein und Schneider (Heidelberg: Springer; 2016) zum Einsatz. Dabei wurde so vorgegangen, dass kein Konflikt mit den AWMF-Leitlinien und dem Standardbuch *Die Geburtshilfe* vorliegt.

Wurde nun ein Konflikt identifiziert bzw. wurde von der Übersetzung abgewichen und ein 'deutschsprachiger' Standard verwendet, dann ist dies hier weiter unten mit Verweis auf das entsprechende Kapitel und den Abschnitt detailliert wiedergegeben und somit jederzeit reproduzierbar nachvollziehbar. Gleichzeitig wird begründet, warum abgewichen wurde, was die Argumente hierfür sind und welche Quellen hierfür ausschlaggebend waren.

Keine Konflikte wurden dann gesehen, wenn publizierte wissenschaftliche Studien sowohl für die zugrundeliegenden UK guidelines als auch für die AWMF-Leitlinien als Handlungsmaxime verwendet wurden.

Teilweise gehen deutschsprachige Leithinien oder das Standardlehrbuch über den gegenwärtigen Stand von PROMPT hinaus. Für diesen Fall wurde an der PROMPT-Version festgehalten und diese übersetzt. Es wird darauf verwiesen, dass PROMPT regelmäßig selbst upgedatet wird und damit der entsprechenden Innovation Rechnung getragen wird. Letztlich sind jedoch u.a. AWMF Leithinien und Standardlehrbücher für Deutschland Standard.

Modul 1 Teamworking

Prof. Dr. Constantin von Kaisenberg

Begriffsbestimmung: senior obstetrician, experienced obstetrician, consultant

Im Vereinigten Königreich werden ein Professor für Geburtshilfe oder ein oder mehrere Consultants die Leitung einer Geburtshilfe innehaben.

In Deutschland kann dies ein Professor für Geburtshilfe (Abteilung, Sektion, Bereichsleitung), ein Chefarzt, ein Privatdozent in Leitungsfunktion oder ein Oberarzt sein.

Wenn in der deutschen Übersetzung von einem Oberarzt gesprochen wird, ist damit der erfahrendste Geburtshelfer in der höchsten verantwortlichen Position gemeint. Diese Position kann an unterschiedlichen geburtshilflichen Abteilungen unterschiedlich besetzt sein.

Vergleichbares gilt für Anästhesisten und Hebammen.

Für Notfälle gilt prinzipiell, dass umgehend die größtmögliche Expertise verfügbar gemacht werden sollte.

Es gibt eine Leitlinie auf Deutsch.

Es gibt kein Standardtext für die Geburtshilfe.

Modul 2 Basic life support und mütterlicher Kollaps

Prof. Dr. Andreas Leffler, Frau Dr. Susanne Greve, Anästhesie

Der Verdacht auf eine Lungenembolie sollte immer umgehend abgeklärt werden.

Ein ZVD soll im Vereinigten Königreich verwendet werden, in Deutschland jedoch bei perioperativen als auch bei intensivmedizinischen Patienten nicht verwendet werden.

Bei der Anaphylaxie mit führender bronchialer Obstruktion kann in Deutschland eine Adrenalininhalation erfolgen.

Chlorphenamin ist in Deutschland nicht zugelassen.

Die folgenden Leitlinien sollten in Deutschland beachtet werden:

- Resuscitation Council (UK) [www.resus.org.uk].
- AWMF-Leitlinie 065/002, S2k Diagnostik und Therapie der Venenthrombose und der Lungenembolie. Gültig bis 9.10.2020.
- AWMF-Leitlinie 001/020 S3 Leitlinie Intravasale Volumentherapie beim Erwachsenen. 31.7.2014.
- AWMF-Leitlinie 065/025 S2 'Guideline for acute therapy and management of anaphylaxis', in: Ring J, Beyer K, Biedermann T, Bircher A, Duda D, Fischer J, et al. Guideline for acute therapy und management of anaphylaxis. S2 guideline of DGAKI, AeDA, GPA, DAAU, BVKJ, ÖGAI, SGAI, DGAI, DGP, DGPM, AGATE and DAAB. *Allergo J Int* 2014;23:96–112, DOI: 10.1007/10.1007/s40629-014-0009-1.

Modul 3 Mütterlicher Herzstillstand und advanced life support

Prof. Dr. Andreas Leffler, Frau Dr. Susanne Greve, Anästhesie

Die Dosierungen für die Lipidbehandlung bei der Intoxikation mit Lokalanästhetika ist im Vereinigten Königreich und in Deutschland etwas unterschiedlich.

Hier sollte die folgende Leitlinie beachtet werden:

- DGAInfo, Aus dem Wissenschaftlichen Arbeitskreis Regionalanästhesie, Empfehlungen zur Lipidbehandlung bei der Intoxikation mit Lokalanästhetika. Recommendations for the treatment of local anaesthetic toxicity with lipids. Volk T, Graf BM, Gogarten W, Kessler P, Wulf H. *Anästh Intensivmed* 2009;50:698–702.

Modul 4 Mütterliche anästhesiologische Notfälle

Prof. Dr. Andreas Leffler, Frau Dr. Susanne Greve, Anästhesie

Die misslungenen Intubation wird in Deutschland und dem Vereinigten Königreich etwas unterschiedlich gehandhabt. In Deutschland werden die Patientinnen meist nicht aufwachen gelassen und können meist weiter operiert werden, dies wird im Text diskutiert.

Hier sollten folgende Leitlinie beachtet werden:

■ Mushambi MC, Kinsella SM, Popat M, Swales H, Ramaswamy KK, Winton AL, Quinn AC. Obstetric Anaesthetists' Association and Difficult Airway Society guidelines for the management of difficult and failed tracheal intubation in obstetrics. *Anaesthesia* 2015;70(11):1286–1306. DOI: 10.1111/anae.13260, S. 1290.

Modul 5 Fetales Monitoring unter der Geburt

Dr. Matthias Jentschke, Frauenheilkunde

■ Wenn eine intermittierende Auskultation der fetalen Herzfrequenz erfolgt, sollte sie entsprechend der NICE-guideline dokumentiert werden, schließe die Frequenz, den Zeitpunkt und die Dauer ein (entsprechend der Empfehlungen im ersten und zweiten Stadium).

■ Die subpartale Überwachung kann bei risikofreien Schwangerschaften und in der frühen Eröffnungsperiode unauffälligem CTG intermittierend alle 30 Minuten bis maximal zwei Stunden elektronisch (mindestens 30 Minuten Registrierdauer), bei fehlender Registriermöglichkeit auch durch Auskultation (mindestens 10 Minuten mit strikter Dokumentation) erfolgen (AWMF CTG LL, S. 10).

Die zu fordernde engmaschige Überwachung des Fetus kann nur bei permanenter Anwesenheit einer Hebamme pro Geburt gewährleistet werden (Schneider, Husslein und Schneider (2016), S. 693).

■ Berücksichtigt man forensische Aspekte, so kann heute auf eine den Standardempfehlungen entsprechende CTG-Überwachung nicht mehr verzichtet werden (Schneider, Husslein und Schneider (2016), S. 693).

Diese Leitlinie zum fetalen Monitoring während der Geburt wurde im Jahre 2008 upgedatet und ist nun in die NICE Intrapartum Care Guideline inkorporiert worden.

Verweis auf AWMF CTG LL.

Die Indikationen, Frauen unter der Geburt eine kontinuierliche elektronische CTG-Überwachung anzubieten, sind in der NICE Intrapartum Care Guideline wiedergegeben, die lokal umgesetzt werden sollte und in jedem Kreißsaal verfügbar sein sollte.

Verweis auf AWMF CTG LL.

Verweis auf Abbildung 6, Schneider, Husslein und Schneider (2016), S. 672:

> Für eine gesunde Mutter mit unkomplizierter Schwangerschaft sollte eine intermittierende Auskultation entweder mit Doppler-Ultraschall oder dem Pinard-Stethoskop angeboten werden, um das fetale Wohlbefinden zu monitorieren.

- Die subpartale Überwachung kann bei risikofreien Schwangerschaften und in der frühen Eröffnungsperiode unauffälligem CTG intermittierend alle 30 Minuten bis maximal zwei Stunden elektronisch (mindestens 30 Minuten Registrierdauer), bei fehlender Registriermöglichkeit auch durch Auskultation (mindestens 10 Minuten mit strikter Dokumentation) erfolgen (AWMF CTG LL, S. 10).

- Berücksichtigt man forensische Aspekte, so kann heute auf eine den Standardempfehlungen entsprechende CTG-Überwachung nicht mehr verzichtet werden (Schneider, Husslein und Schneider (2016), S. 693).

> Erstes Stadium der Geburt: eine intermittierende Auskultation sollte mindestens alle 15 Minuten, nach Kontraktionen sowie für ein Minimum von 60 Sekunden erfolgen. Zähle die Herzfrequenz während einer vollen Minute und zeichne die Frequenz auf dem Partogramm auf.

- Ein 30-minütiges Aufnahme-CTG zum primären Ausschluss einer Gefährdung des Feten und zum Nachweis von Kontraktionen wird für sinnvoll gehalten. Die subpartale Überwachung kann bei risikofreien Schwangerschaften und in der frühen Eröffnungsperiode unauffälligem CTG intermittierend alle 30 Minuten bis maximal zwei Stunden elektronisch (mindestens 30 Minuten Registrierdauer), bei fehlender Registriermöglichkeit auch durch Auskultation (mindestens 10 Minuten mit strikter Dokumentation) erfolgen (AWMF CTG LL, S. 10).

- Bei Anwendung der Auskultation sub partu geltende Empfehlungen (RCOG 2001; ACOG 2009) (Schneider, Husslein und Schneider (2016), S. 718).

- Schneider, Husslein und Schneider (2016), S. 713:

❏ Diskontinuierliche CTG-Überwachung: In der frühen Eröffnungsperiode bei noch stehender Fruchtblase und Fehlen geburtshilflicher Risiken (Mindestregistrierdauer 30 min) alle 30–120 Minuten bei fehlender elektronischer Registriermöglichkeit auch durch Auskultation über 10 min möglich (strikte Dokumentation).

❏ Kontinuierliche CTG-Überwachung: In der frühen Eröffnungsperiode bei allen Risikoschwangerschaften und Fällen mit vorausgegangenem suspektem/pathologischem CTG-Befund bzw. Abweichungen vom normalen Geburtsverlauf, inklusive frühzeitigem Blasensprung, Gabe von Wehenmitteln (Oxytocin, Prostaglandin) oder Komplikationen wie Fieber, Blutungen, grünem Fruchtwasser.

❏ In der späten Eröffnungs- und Austreibungsperiode bei allen Schwangerschaften.

❏ In Zweifelsfällen muss die Herzfrequenz der Mutter von der des Fetus unterschieden werden, ggf. sonographisch vs. Mutterpuls.

Zweites Stadium der Geburt: Eine intermittierende Auskultation sollte alle 5 Minuten erfolgen, nach Kontraktionen sowie für ein Minimum von 60 Sekunden.

■ In der späten Eröffnungs- und während der Austreibungsperiode soll das CTG kontinuierlich geschrieben werden. Bei Risikoschwangerschaften (s. antepartale Indikationen zum CTG) bzw. unter der Geburt vorgenommenen Maßnahmen wie Wehenmittelgabe oder Komplikationen wie Fieber, Blutungen, grünem Fruchtwasser) soll bei registrierbarer Kontraktionstätigkeit eine kontinuierliche CTG-Überwachung während der gesamten Eröffnungs- und Austreibungsperiode erfolgen (ACOG, SOGC, RCOG) (AWMF CTG LL, S. 10).

Die gegenwärtige Datenlage unterstützt nicht die Anwendung eines Aufnahme-CTGs in niedrig-Risikoschwangerschaften und wird daher nicht empfohlen.

■ Ein 30-minütiges Aufnahme-CTG zum primären Ausschluss einer Gefährdung des Feten und zum Nachweis von Kontraktionen wird für sinnvoll gehalten (AWMF CTG LL, S. 10).

Das CTG sollte mit dem vollständigen Namen und Geburtsdatum der Mutter und dem Datum der Untersuchung versehen sein (Abbildung 5.2).

■ Das CTG muss stets durch Hebamme oder Arzt beurteilt und identifizierbar abgezeichnet werden. Jedes CTG ist mit den wichtigsten Personalien der Schwangeren, der Schwangerschaftswoche sowie (falls nicht automatisch vorhanden) mit Datum und Uhrzeit zu beschriften (AWMF CTG LL, S. 18).

Die Baseline der fetalen Herzfrequenz ist unter Ausschluss von Akzelerationen und Dezelerationen der Level der Herzrate, wenn sie stabil ist. Sie wird über eine Zeitspanne von 5 oder 10 Minuten bestimmt und wird in Schlägen pro Minute ausgedrückt.

■ Die Baseline der fetalen Herzfrequenz ist die mittlere beibehaltene FHF über mindestens 10 Minuten in Abwesenheit von Akzelerationen bzw. Dezelerationen in Schlägen pro Minute (SpM) (AWMF CTG LL, S. 11).

Wenn es klare Beweise einer akuten fetalen Bedrohung gibt, wie z.B. eine prolongierte Dezeleration länger als 3 Minuten, sollte keine Mikroblutuntersuchung erfolgen, sondern das Baby sollte notfallmäßig entbunden werden. Im Idealfall sollte die Geburt innerhalb von 30 Minuten unter Berücksichtigung der Schwere der Situation erfolgen.

■ Die Indikation zur FBA am fetalen Skalp ergibt sich aus dem Herzfrequenzmuster: Bei pathologischem CTG-Muster sollte kurzfristig eine FBA durchgeführt werden, Ausnahme: prolongierte Dezeleration > 3 Min. hier Vorbereitung zur raschen Geburtsbeendigung (AWMF CTG LL, S. 17).

Wenn eine abnormale fetale Herzfrequenz sowie eine uterine Hyperkontraktilität besteht, die nicht Folge einer Oxytocininfusion ist, sollte eine Tokolyse erwogen werden. Die vorgeschlagene Dosierung ist Terbutalin 0.25 mg subkutan (nicht in Deutschland).

■ Als äußerst effektiv hat sich die Bolustokolyse mit dem in Deutschland am häufigsten eingesetzten β_2-Sympathomimetikum Fenoterol erwiesen. Hierbei werden 10–20 µg Fenoterol langsam i.v. appliziert. Eine höhere Dosierung (z.B. 50 µg) beschleunigt nicht den Wirkungseintritt und verlängert die Wirkungsdauer nur um 2–3 Min. Dafür nehmen aber die kardiovaskulären Nebenwirkungen sprunghaft zu (Schneider, Husslein und Schneider (2016), S. 733).

■ Eine Ampulle (1 ml) Partusisten intrapartal (= 25 µg Fenoterol) in 4 ml Glukose 5%; Bolusapplikation von 2–4 ml langsam i.v. (= 10–20 µg Fenoterol mit 10 µg/min). Die Einzeldosis kann nach 3 min noch einmal wiederholt werden (Schneider, Husslein und Schneider (2016), S. 734).

■ Auch bei nur kurzfristiger Verabreichung von β_2-Sympathomimetika sollten deren Nebenwirkungen für Mutter und Kind beachtet werden. Im Rahmen der Akuttokolyse sind häufig Übelkeit und Erbrechen, Schweißausbrüche, Tremor, Unruhezustände und eine Tachykardie zu beobachten (Schneider, Husslein und Schneider (2016), S. 734).

> Das RCOG empfiehlt, dass gepaarte Blutproben als Minimum entnommen werden sollten wenn …

■ Keine Angaben in AWMF 024-005, S2k Betreuung von gesunden reifen Neugeborenen 2012–10.pdf.

■ Keine Angaben bei Schneider, Husslein und Schneider (2016).

Es sollte die *CTG-Leitlinie* beachtet werden:

AWMF LL 015/036 Anwendung des CTG während Schwangerschaft und Geburt.

Alle modifizierenden Vorschläge sind aus:

Schneider H, Husslein P, Schneider KTM. *Die Geburtshilfe*. 5. Auflage. Heidelberg: Springer; 2016.

Modul 6 Präeklampsie und Eklampsie

Dr. Elna Kühnle, Frauenheilkunde

Definition der schwangerschaftsinduzierten Hypertension (SIH) an den Anfang des Kapitels (nach Leitlinie/Schneider, Husslein und Schneider (2016)):

Präeklampsie: Definition neu aufgetretener Hypertonus > 140/90 und Proteinurie (> 300 mg/24 h im 24 h Sammelurin oder > 30 mg/mmol Protein–Kreatinin-Ratio im Spontanurin) nach der 20. SSW, early-onset < 34. SSW, schwere Präeklampsie siehe Definition Leitlinie S. 2.

Leitlinie S. 2, Schneider, Husslein und Schneider (2016) S. 450–1.

Bei Risikofaktoren für Präeklampsie: anstatt Obesitas, BMI > 30; anstatt extremes Alter, Alter > 40; Intervall von mehr als 10 Jahren seit der letzten Schwangerschaft wird weder in der Leitlinie noch in Schneider, Husslein und Schneider (2016) erwähnt, es fehlt: Ethnizität, Z.n. Präeklampsie, bilaterales Notch in der Aa uterinae, IVF/Eizellspende, Hydrops fetalis/Trisomien/Blasenmole (Leitlinie, S. 5, Schneider, Husslein und Schneider (2016), S. 456)

Abbildung 6.1/Box zur Magnesiumsulfat-Dosierung ändern: Mg-Dosierung: initial 4–6 g Magnesiumsulfat verdünnt über 15–20 min im Perfusor/KI (nicht manuell)/bei manifestem Anfall in 5 Minuten dann 1 g/h Erhaltungsdosis, Intensivüberwachung, Indikation für high-flow Überwachung, Linksseitenlage und Blutentnahme nicht in Leitlinie/Schneider, Husslein und Schneider (2016), empfiehlt O_2 und Seitenlage, ebenso Gummikeil.

Sowohl die Leitlinie als auch Schneider, Husslein und Schneider (2016), empfehlen nach Stabilisierung die rasche Entbindung, nicht im flow chart enthalten (Leitlinie S. 14, Schneider, Husslein und Schneider (2016) S. 476–9).

Thiopentone (Thiopental)/Propofol werden nicht erwähnt in der Leitlinie/Schneider, Husslein und Schneider (2016).

Eklampsie Pro Forma Bogen: High-flow O_2 und Linksseitenlage nicht in der Leitlinie empfohlen.

Abbildung 6.3: Unterscheidung nach SSW fehlt (Leitlinie S. 15–16), Zeitpunkt der Entbindung, ab 34. SSW bei schwerer Präeklampsie Entbindung (Leitlinie S. 15), Entbindung unter 34. SSW in Abhängigkeit von RDS und maternalen Indikationen (Leitlinie S.15), Syntocinon/Ergometrin gibt es in Deutschland, nicht/keine Zulassung mehr, Oxytocin ist möglich aber in der Leitlinie/Schneider Husslein und Schneider (2016) nicht erwähnt als obligater Standard für die Postpartalperiode, laut Leitlinie sollte im Wochenbett eine intensivierte Überwachung für bis zu 48 h erfolgen, $MgSO_4$ für 48 h, RR Messung bis Normalisierung, Ziel < 150/100 mmHg, antihypertensive Therapie ausschleichen/umstellen (Leitlinie S. 16).

Kontrolle der Hypertension: Labetolol ist in der Leitlinie nicht erwähnt, wohl aber in Schneider, Husslein und Schneider (2016), als Mittel der Wahl, Medikament ist in Deutschland nicht verfügbar, nur in der Schweiz, laut Leitlinie ist in Deutschland Mittel der Wahl Nifidipin oder Urapidil, Dihydralazin aufgrund des ungünstigen Nebenwirkungsprofils nicht Mittel der Wahl (Leitlinie S. 13).

Abbildung 6.5: Es gibt in Deutschland nur Nifidipin, Urapidil oder Dihydralazin, nicht erwähnt aber verwendet für die Langzeitanwendung ist Metoprolol (Dosierungen siehe Leitlinie S.13).

Monitoring: Ein Überwachungsprotokoll für Präeklampsie/HELLP-Patienten sollte verwendet werden.

Ein- und Ausfuhrkontrollen; dazu gibt es in der Leitlinie keine genauen Angaben, auch nicht zu Blutersatz/Plasmaersatz (RS-Anästhesie zum Flüssigkeitsmanagement erwägen, dazu gibt es an der MHH eine Leitlinie).

Für den Transfer auf Intensivstation gibt es in der Leitlinie keine genauen Kriterien, lediglich eine intensivmedizinische Überwachung wird empfohlen.

Das Management des Lungenödems ist weder in der Leitlinie noch in Schneider, Husslein und Schneider (2016), erwähnt.

In der Leitlinie gibt es genaue Empfehlung für eine Nachsorge nach Präeklampsie, ggf. sollte das Kapitel ergänzt werden, mindestens jedenfalls erwähnt werden für den Entlassungsbrief aus forensischen Gesichtspunkten (Leitlinie S. 17).

Es sollte die *Leitlinie für Hypertensive Schwangerschaftserkrankungen* beachtet werden: AWMF LL 015/018 Diagnostik und Therapie hypertensiver Schwangerschaftserkrankungen.

Modul 7 Mütterliche Sepsis

Dr. Bettina Hertel, Frauenheilkunde

Sofortige frühe intravenöse Antibiotikabehandlung

> Die umgehende hochdosierte Breitspektrum intravenöse Antibiotikatherapie [...]

Hier wird in Schneider, Husslein Schneider (2016) unterschieden, ob eine Sepsis bei V. a. Endometritis (S. 1073) oder eine Sepsis bei V. a. A-Streptokokken therapiert werden soll (S. 1075).

In jedem Fall wird bei V. a. Sepsis direkt mit einer Kombination aus zwei Antibiotika begonnen.

Bei V. a. Endometritis-Sepsis

Amoxicillin/Clavulansäure (z.B. Augmentan) 3 x 2,2 g i.v. plus Gentamycin 3 x 1,5 mg/KG

ALTERNATIV: Clindamycin (4 x 300–600 mg) plus Gentamycin 3 x 1,5 mg/KG

Bei V. a. A-Streptokokken-Sepsis

Zweier-Kombi:

Amoxicillin/Clavulansäure (z.B. Augmentan) 3 x 2,2 g i.v. plus Clindamycin (4 x 300–600 mg)

ALTERNATIV: Ceftriaxon (z.B. Rocephin) 1 g/Tag plus Clindamycin (4 x 300–600 mg)

ALTERNATIV: Imipenem (4 x 500 mg) plus Clindamycin (4 x 300–600 mg)

Dreier-Kombi:

Amoxicillin/Clavulansäure (z.B. Augmentan) 3 x 2,2 g i.v. plus Clindamycin (4 x 300–600 mg) plus Gentamycin 3 x 1,5 mg/KG

ALTERNATIV: Ceftriaxon (z.B. Rocephin) 1 g/Tag plus Clindamycin (4 x 300–600 mg) plus Gentamycin 3 x 1,5 mg/KG. *Cave*: Niereninsuffizienz!

Wichtig: Gentamycin nur bei nierengesunden Frauen!

Amoxicillin/Clavulansäure (Augmentan) Hepatotoxizität beachten.

In jedem Fall soll frühzeitig die Sepsis-Leitlinie beachtet werden (Version, abgelaufen):

AWMF-Leitlinien-Register Nr. 079/001 Entwicklungsstufe: 2k, Prävention, Diagnose, Therapie und Nachsorge der Sepsis.

Leitlinien der Deutschen Sepsis-Gesellschaft und der Deutschen Interdisziplinären Vereinigung für Intensiv- und Notfallmedizin: letzte Aktualisierung 2/2010, abgelaufen, wird z.Z. überprüft.

Modul 8 Schwere geburtshilfliche Blutung

Dr. Janina Bartels, Frauenheilkunde

Syntometrin (Oxytocin und Ergometrin) ist nicht mehr zugelassen und sollte nicht mehr verwendet werden.

- First line Medikament zur Atoniebehandlung ist Oxytocin.
- Alternativ kann im Rahmen der Sektio auch einmalig Carbetocin verabreicht werden.

■ Bei nicht beherrschbarer Blutung kommt Nalador zum Einsatz.

■ Misoprostol kann rektal oder oral verwendet werden (off-label use).

Es sollte die *PPH-Leitlinie* beachtet werden:

■ AWMF-015/063 S2k, Peripartale Blutungen, Diagnostik und Therapie, März 2016.

Modul 9 Schulterdystokie

Dr. Sudip Kundu, Frauenheilkunde

In Deutschland wird bereits ab einem sonographischen Schätzgewicht von > 4500 g, auch ohne Diabetes, im allgemeinen davon ausgegangen, dass eine alternative Aufklärung zum Kaiserschnitt angemessen ist.

In Deutschland wird zwischen allgemeinen und speziellen Maßnahmen unterschieden.

Allgemeine Maßnahmen

■ McRoberts-Manöver – mehrmaliges Überstrecken und Beugen der maternalen Beine in Kombination mit suprasymphysärem Druck,

■ Abstellen eines evtl. laufenden Oxytocintropfes, Wehenhemmung mittels Tokolyse zur Vermeidung einer fortschreitenden Schulterverkeilung durch übermäßige Wehen, ggf. großzügige Erweiterung der Episiotomie.

Spezielle Maßnahmen

■ Suprasymphysärer Druck mit der Faust bei gebeugten maternalen Beinen,

■ Woods-Manöver – Eingehen der Hand zur Rotation der hinteren Schulter von der Brust (ggfs. Analgesie erforderlich),

■ Lösung des in Sakralhöhle stehenden hinteren Arms.

Vom RCOG werden die Entwicklung des posterioren Arms und innere Rotationsmanöver in ihrer Wertigkeit gleichgesetzt. In Deutschland folgt die Lösung des in der Sakralhöhle stehenden Arms nach dem Rotationsmanöver (Woods).

Vom RCOG wird die Erweiterung einer Episiotomie nur dann angestrebt, wenn nicht die ganze Hand eingeführt werden kann. In Deutschland wird die Anlage/Erweiterung einer Episiotomie favorisiert.

Wenn vorsichtige Traktion ausgeübt wird, dann nur axial in Längsachse der Wirbelsäule des Feteus, keinesfalls Senken des Kopfes mit Entwicklung lateraler Traktionskräfte auf den Plexus (RCOG).

Die früher häufig durchgeführte äußere Überdrehung des kindlichen Köpfchens ist nicht mehr empfohlen, da in der Vergangenheit falsche Anwendungen des Manövers zu kindlichen Schäden geführt haben.

Bolustokolyse z.B. mit einer Ampulle (1 ml) Partusisten intrapartal (= 25 µg Fenoterol) in 4 ml Glukose 5%; Bolusapplikation von 2–4 ml langsam i.v. (=10–20 µg Fenoterol mit 10 µg/min). Die Einzeldosis kann nach 3 Minuten noch einmal wiederholt werden oder sublinguales Glyceryltrinitrat.

Es sollte die *Leitlinie zur Schulterdystokie* beachtet werden:

AWMF LL 015/024 (S1) Empfehlungen zur Schulterdystokie: Erkennung, Prävention und Management (abgelaufen).

Modul 10 Nabelschnurvorfall

Dr. Jan Lanowski, Geburtshelfer

Von Repositionsversuchen der Nabelschnur wird, anders als im Vereinigten Königreich, abgeraten, da das Wiederholungsrisiko hoch ist und es zur Nabelschnurkompression kommen kann.

Als Bolustokolyse sollte in Deutschland Fenoterol 10–20 µg langsam i.v. appliziert werden.

Bei Beckenendlage sind jedoch die Risiken eines vaginalen Entbindungsversuchs nur schwer abschätzbar, sodass die Schnittentbindung das Verfahren der Wahl darstellt.

Es gibt in Deutschland keine Leitlinie zum Nabelschnurvorfall.

Alle modifizierenden Vorschläge sind aus:

Schneider H, Husslein P, Schneider KTM. *Die Geburtshilfe*. 5. Auflage. Heidelberg: Springer; 2016.

Modul 11 Vaginale Beckenendlagengeburt

Dr. Gabriele Lanowski, Frauenheilkunde

Eine Episiotomie sollte vor einer spontanen Beckenendlagengeburt angelegt werden, dies kann jedoch von erfahrenen Geburtshelfern restriktiv gehandhabt werden.

Für die Lösung der Arme kann das Løvsett'sche Manöver verwendet werden. Einfacher noch und leichter zu erlernen ist das Manöver nach Bickenbach, bei dem zunächst der hinten in der Sacralhöhle stehende Arm und anschließend der vorne unter der Symphyse stehende gelöst wird.

Die Burns–Marshall-Technik, die Zange am nachfolgenden Kopf und die Symphysiotomie sind in Deutschland kaum beschrieben, können jedoch verwendet werden. Gleiches gilt für die Zervikotomie zur Entwicklung des nachfolgenen Kopfes.

In Deutschland sollten folgende Punkte in dem Geburtsmodusgespräch vor einer spontanen BEL Erwähnung finden:

- protrahierte Geburt mit dem Risiko einer sekundären Sektio von ungefähr 35%
- Hochschlagen der Arme, Armlösungsmanöver,
- Plexus-brachialis-Schädigung infolge von Armlösungsmanövern (Wahrscheinlichkeit < 1%)
- schwierige Kopfentwicklung (sehr selten)
- geburtsassoziierter hypoxischer Hirnschaden (extrem selten)
- Beckenbodentrauma, z.B. durch Episiotomie oder Dammriss.

Es sollte die *Leitlinie zur Beckenendlage* beachtet werden:

AWMF LL 015/051 (S1) Geburt bei Beckenendlage (abgelaufen).

Alle modifizierenden Vorschläge sind aus:

Schneider H, Husslein P, Schneider KTM. *Die Geburtshilfe*. 5. Auflage. Heidelberg: Springer; 2016.

Modul 12 Zwillingsgeburt

Prof. Dr. Ismini Staboulidou, Frauenheilkunde

Checklist: Gerinnung und Elektrolyte wurden hinzugefügt.

Die Beratungen mit den Eltern sollten mit ausreichendem Abstand zur Geburt erfolgen, die Risiken benannt werden und das gewünschte Vorgehen gut dokumentiert werden.

Zwillingsgeburt-Proforma: Syntocinon wurde durch Oxytocin ersetzt.

In Schneider H, Husslein P, Schneider KTM. *Die Geburtshilfe*. 5. Auflage. 2016, wird vorgeschlagen, unkomplizierte DC Gemini ab 38^{+0}–39^{+0} SSW zu entbinden.

Dies steht jedoch im Widerspruch zu den RCOG-Empfehlungen (> 37^{+0}–38^{+0} SSW für DC, > 36^{+0}–37^{+0} SSW für MC), weshalb der Vorschlag nicht übernommen wurde.

Es gibt in Deutschland keine Leitlinie für das Management von Zwillingsschwangerschaften oder die Zwillingsgeburt.

Modul 13 Akute Uterusinversion

Dr. Lars Brodowski, Frauenheilkunde

> Beginne eine i.v. Infusion von Infusion von 1000–2000 ml Ringer-Laktat oder 0,9%iger NaCl-Lösung.
>
> *Die Geburtshilfe*, Kapitel 41, Pathologie der Plazentarperiode, S. 957

> Wenn die Rückverlagerung erfolgreich ist, verabreiche einen intravenösen Oxytocin-Bolus 3–5 IE in 10 ml 0.9% NaCl (langsam spritzen). Dies sollte von 10–40 IE, Oxytocin in 500–1000 ml Ringer-laktatlösung als Dauertropfinfusion gefolgt werden.
>
> AWMF LL 015/063: Peripatale Blutung, Diagnostik, Therapie. Stand 03/2016
> Zu diesem Zweck kann 10–20 µg Fenoterol langsam i.v. verwendet werden.
> *Die Geburtshilfe*, Kapitel 31 Geburtsüberwachung, 7.1.3. Notfalltokolyse, S. 733

Hierfür kann z.B. Ampicillin, Ceftriaxon oder ein vergleichbares Antibiotikum zum Zeitpunkt des Eingriffs gegeben werden und für 24 h fortgesetzt werden, entsprechend lokaler Leitlinien und dem Allergiestatus der Patientin.

Die Geburtshilfe, Kapitel 37 Sectio caesarea, S. 868; in der Leitlinie keine Empfehlung!

Es gibt in Deutschland keine Leitlinie für die akute Uterusinversion.

Modul 14 Basic Neugeborenenreanimation

Prof. Dr. Corinna Peter, Dr. Carolin Böhne, Neonatologie

Für Deutschland ist im Wesentlichen ebenfalls das European Resuscitation Council bindend.

Während einer Reanimation würde einem frühgeborenen Kind keine Mütze aufgesetzt, dies jedoch ggf. im Verlauf wenn keine Kühltherapie erwogen wird.

Frühgeborene würden auch nicht in eine Tüte verbracht (wohl nur bei Omphalozele, Gastroschisis oder Spina bifida), sie würden jedoch mit einer dickeren Folie bedeckt.

In der Abbildung 14.1 wurden Grenzwerte für die neonatale O_2 Sättigung in Abhängigkeit von der Lebensminute eingefügt.

Notfallboxen

- *Notfalltokolyse*-Box (Medikamente und Dosierungsanleitung)
  - ❏ Partusisten
- *PPH*-Box (Medikamente und Dosierungsanleitung)
  - ❏ Oxytocin
  - ❏ Carbetocin
  - ❏ Nalador
  - ❏ Misoprostol
  - ❏ DACH-Algorithmus

■ *Anaphylaxie*-Box (Medikamente und Dosierungsanleitung)
  ❏ Adrenalin (Epinephrin)
  ❏ Dimetinden
  ❏ Prednisolon
  ❏ Salbutamol
  ❏ Kristalloide
  ❏ Amiodaron
  ❏ Naloxon
  ❏ Calcium Glukonat
■ *Lokalanästhetika*-Intoxikation-Box (Medikamente und Dosierungsanleitung)
  ❏ Lipidemulsion (Intralipid)

Notfallwägen

Schwierige-Intubations-Wagen (z.B. im Sektio-OP)

■ Ausrüstung für schwierige Atemwege

Herzstillstandwagen

■ aufgezogene Medikamente (Anaphylaxie/Lokalanästhetika-Intoxikation)
■ Defibrillator

Verzeichnis

A. iliaca interna 157

A. uterina 157

ABC-Ansatz 18
  Eklampsie 18
  Kollaps 18
  Neugeborenenreanimation 18
  Sepsis 18

Abtrocknen des Babys 240

Adipositas 49, 50, 97, 121, 163, 164
  Beatmungsprophylaxis 49
  Schulterdystokie 49
  tracheale Intubation 49

Adrenalin
  Anaphylaxie 23

Adrenalin 25, 34, 37, 40, 42, 44, 70
  Herzstillstand 29, 32, 35, 36, 38

Adrenalin (Epinephrin) 25, 34, 37, 40, 42, 44

advanced life support xi, 19, 29, 30, 32, 34, 57, 58, 61

AED xi, 36, 41

aktives Management der Nachgeburtsperiode 143

aktivierte partielle Thromboplastinzeit xi, 134

akute Fettleber 24

Akzelerationen 78, 79, 89

Algorithmus 16, 17, 29, 32, 33, 34, 50, 52, 53, 57, 61, 66, 123, 140, 147, 165, 166, 227, 239

Amiodaron 34, 40

Amniotomie 186, 187, 202, 209, 211, 219, 220
  Beckenenlagengeburt 186

Risiko eines Nabelschnurvorfalls 186
  Zwillingsgeburt 186

Analgesie 71, 89, 150, 152, 165, 201, 216, 229
  Rückverlagerung eines invertierten Uterus 89
  vaginale Beckenendlagengeburt 89

Anämie 71, 135, 136, 142
  mütterliche 135
  neonatale 135

Anaphylaxie 15, 23, 25, 30

Anästhesist 48
  misslungene Intubation 52

Aneurysmaruptur 23

antepartale Hämorrhagie
  Definition 130
  Intensivpflichtigkeit 130
  Klinik 130
  Management 130
  Ursachen 130

Antibiotikabehandlung, intravenöse 122, 232

anti-D, Prophylaxe mit 134

Antisepsis 117

Aortenkompression 152, 153

aorto-cavale Kompression 15, 29, 31

APGAR-Score 68

Apnoe 236, 237
  primäre 236
  sekundäre 237
  terminale 237

Arm 67, 173, 174, 204, 205, 208
  Schulterdystokie 172

arterielle Blutgase 21

Asphyxie 70, 71, 89, 187
Aspiration von Mageninhalt 25, 32, 48,
    50
ASS 24
assistierende Manöver 203
assistierte Beckenendlagengeburt
    zweiter Zwilling 221
Association of Anaesthetists of Great
    Britain and Ireland 62
A-Streptokokkeninfektion 116
Asystolie 38, 42, 60
Atemwege eines Neugeborenen,
    Management der 242
auf allen Vieren 176
Auskultation 24, 26, 65, 66, 67, 68,
    69, 73, 74, 141
Ausschlag 119, 120
A-Streptokokkeninfektion 118
äußere Kopfwendung 220
Austreibungsperiode 74, 79, 144, 145,
    163, 202, 218
automatisierter externer Defibrillator xi
Azidose 70, 71, 86, 89, 117, 127, 177,
    181, 236

Ballontamponade 157
Baseline 73, 78, 79, 80, 81, 83
basic life support 16, 19, 29, 98, 102,
    239
    Algorithmus 16
    mütterlicher Herzstillstand 16
    mütterlicher Kollaps 16
Bauchschmerzen 118, 120, 141
Beatmung 42, 45, 52, 237, 243, 244
Beckenendlage
    Extraktion bei 191, 200, 220
    Nabelschnurvorfall 202
    optimaler Geburtsmodus 199
Beckenendlagengeburt 197, 199, 200,
    201, 202, 209, 221
    Eröffnungsperiode 201

Nabelschnurvorfall 209
nachfolgender Kopf 206
prädisponierende Faktoren 199
Typen 200
Zwilling 213
Beckenendlagengeburt, vaginale
    assistierende Manöver 203
    fetale Risiken 209
    häufige Komplikationen 197
    Komplikationen und Lösungen 206
    Management 200
Bewusstsein für die Situation 1, 8, 10
Bildgebung 21, 102, 127
bimanuelle Kompression 149, 151,
    152, 156
Blasenauffüllung 190
Blasenkatheter 108, 124, 150, 190
Blasensprung 74, 90, 117, 121, 138,
    185, 187, 188, 202
    Nabelschnurvorfall 202
Blut
    Transfusion 141
Blutdruck xi, 16, 23, 55, 88, 95, 96, 97,
    98, 105, 108, 112, 119, 124, 126,
    131, 133, 143, 149, 158, 238
    Kontrolle 107
    Messung 107
Blutkulturen 21, 122, 125
Blutprodukte 24, 130, 133, 134, 135,
    141, 158
    Frauen, die Blutprodukte
        ablehnen 135
    Transfusion 43, 133
Blutverlust 130, 131, 132, 134, 135,
    136, 138, 139, 141, 145, 149,
    154, 226, 227
    klinische Zeichen 131
    normaler 131
    Schätzung 132
Blutvolumen 31, 130, 133
B-Lynch Naht 155, 156

B-Lynch-Naht 156
Bradykardie 56, 58, 60, 61, 66, 78, 83,
    188, 190, 227, 246
Brustschmerzen 22, 24, 26
Burns–Marshall Technik 205, 207

Calciumglukonat 34, 43, 102
Carbetocin 145, 154, 158
cardiotocograph xii
Cefuroxim 122
CEMACH 16
Centre for Maternal and Child
    Enquiries xi, 1
CESDI xi, 67, 68, 202, 209
Chorioamnionitis 117, 121, 127
Claviculafrakturen 182
Clinical Negligence Scheme for
    Trusts xi, 2, 69
CMACE xi, 1, 105, 107, 136
CNST xi, 2, 69
Confidential Enquiries into Maternal
    Deaths 2, 159
Confidential Enquiry into Stillbirths and
    Deaths in Infancy xi, 67
CPR xii, 29, 31, 32, 34, 36, 37, 40, 60,
    61
    Lokalanästhetika-Toxizität 61, 62
    mütterlicher Kollaps 19
CTG xii, 65, 66, 67, 68, 69, 71, 73, 74,
    75, 76, 77, 78, 79, 80, 81, 84, 85,
    86, 87, 88, 89, 90, 91, 112, 138,
    141, 168, 178, 188, 191, 197,
    202, 211, 219, 220
    antenatales 90
    Formular 84
    Interpretation 84
    Merkmale und Terminologie 65
    normales 65, 76, 77
    pathologisches 76, 86
    Prä-Kurs-CTG-Arbeitsbuch 91
    Probleme, die identifiziert
        wurden 66, 67

Standards 68
suspektes 74
CVAs 23

Defibrillation 37, 38, 40, 42
Defibrillator 15, 36, 38, 40, 41, 44
    Elektrodenplatzierung 39
Defibrillatoren 40, 41
Delegation 7
Dezelerationen 78, 79, 80, 81, 82, 83,
    90, 91, 188
    atypische variable 80
    frühe 79
    prolongierte 83
    späte 80
    variable 80
Diabetes mellitus 24
DIC xii, 23, 24, 26, 132
    mütterliche Sepsis 126
    schwere Präeklampsie 111
digitales Hochschieben des
    vorangehenden Teils 189
Dihydralazin 107
disseminierte intravaskuläre Gerinnung
    schwere geburtshilfliche
        Gerinnung 132
disseminierte intravaskuläre
        Koagulation 111, 126
Doppler-Ultraschall 73
Dublin Trial 67

EFM xii, 65, 66, 67, 68, 69, 73, 74, 75,
    86, 88, 89
    antenatales 89
Eklampsie 19, 30, 95, 96, 97, 98, 99,
    100, 101, 103, 104, 112, 113
    Definition 98
    Dokumentation 103
    häufige beobachtete Schwierigkeiten/
        Fehler 95
    Krampfanfälle 23
    Management 104

Eklampsie (cont.)
mütterlicher Kollaps 23
Notfallbox 100
elektronische fetale Monitoring
Standards 75
technische Überlegungen 75
Elektronisches fetale Monitoring
(EFM)
Beckenendlagengeburt 202
Indikationen 71
Nabelschnurvorfall 188
Präeklampsie 111
Prä-Kurs CTG-Arbeitsbuch 91
Eltern 179, 192, 194, 201, 215, 235,
238
Entbindung 20, 31, 36, 48, 52, 57,
58, 66, 86, 89, 95, 101, 102, 107,
112, 121, 127, 141, 142, 143,
144, 163, 164, 175, 177, 179,
186, 189, 191, 192, 194, 200,
202, 203, 206, 215, 216, 218,
219, 220
antepartale Hämorrhagie 142
mütterliche Sepsis 127
mütterlicher Herzstillstand 32
Nabelschnurvorfall 191
posterior Arm 172
schwere Präeklampsie 113
Epiduralanästhesie 76, 112, 176
hoher Block 54
Lokalanästhetika-Toxizität 58
schwere Präeklampsie 113
sichere Ausrüstung 59
Episiotomie 165, 167, 171, 203, 210
Erb's Palsy Group 179
Erb'sche Lähmung 181, 182
Ergometrin 112, 143
Erkennung des Herzrhythmus 34
ERM
Oxytocininfusion 88
Extraktion 200, 222

Faktor VIIa xiii, 155
rekombinanter 155
fast time 10
fetale Herzfrequenz 66, 73, 74, 76, 86, 88
Akzelerationen 79
Baseline 79
Baseline-Variabilität 79
Dezelerationen 79
sinusoidales Muster 83
Wehenmuster 84
fetaler Distress 66
fetaler Tod, intrapartaler 68, 74
Fetales Monitoring 65
fetales Monitoring, intrapartales
Nabelschnurvorfall 191
NICE-Leitlinie 68
Physiologie und Pathophysiologie 69
Probleme, die identifiziert wurden 66
Risikomanagement und Training 68
Standards und Qualität 71
fetales Wohlbefinden
intrapartales Nabelschnurvorfall 191
Untersuchung antepartale
Hämorrhagie 141
Fibrinogen 24, 111, 126, 131, 134,
141, 148, 155
Flüssigkeitsbalance 109, 110, 111
Forceps 205, 207
fresh frozen plasma (FFP) 111, 126, 134
Fruchtwasserembolie 23, 25, 26, 30, 43
frühgeborene Babys, Wärme 241
Fundusdruck 161, 179, 187, 226

Gasaustausch 51, 70, 110
Geburtskanal 150
Geburtsmodus 76, 180, 199, 201, 212,
213, 215
Gehirnschädigung, fetale 68
Genitaltrakt 118, 125, 130, 152, 226
Verletzung 145, 150, 152
Gerinnungsstörung 26, 43, 132

Glukosekontrolle, nach
    Wiederbelebung 45
Glyceryltrinitrat, sublinguales 177, 231
Glykogenolyse 70
Group A Streptococcal infection 116

Halsschmerzen 118, 120
Hämoglobinmessung 133
Hämophilie 86, 135, 155
Hämorrhagie xi, 19, 30, 71, 96, 97,
    105, 107, 113, 130, 136, 143,
    144, 145, 146, 181, 209, 211,
    213, 216, 222, 227, 232
  Definition 130
  versteckt 136
Hämorrhagischer Schock 22
  antepartale Hämorrhagie 136
  klinische Zeichen 131
  postpartale Hämorrhagie 146
Händewaschen 117
Haultain'sche Operation 233
HELLP xii, 97, 104, 113, 135
HemoCue® 133
Heparin 22, 113, 127
Herzdruckmassage 244, 245
Herzerkrankung 24, 30
Herzfrequenz xii, 16, 20, 21, 65, 66,
    68, 73, 74, 75, 78, 79, 80, 81, 83,
    88, 90, 118, 119, 120, 158, 219,
    220, 236, 238, 240, 241, 243, 244
  des Neugeborenen 244
Herzrhythmus 34, 38, 41
  Erkennung 34
  nicht schockfahiger 38, 41
Herzstillstand 15, 16, 19, 26, 29, 30,
    32, 34, 35, 38, 42, 43, 44, 55, 57,
    58, 59, 60, 61, 102
Herzstillstand, mütterlicher
  Medikamente 34
  advanced life support 32
  Erkennung des Herzrhythmus 34
  hohe regionale Blockade 56

Lokalanästhetika-Toxizität 61
Magnesium-Toxizität 102
Management 32
Managementalgorithmus 33
Medikamente 44
  potentiell reversible Gründe 42
  Rolle des Teamleaders 32
  Ursachen 30
  Versorgung nach Wiederbelebung 44
Herzversagen 24
Hohe regionale Blockade 54
Horner-Syndrom 182
Humerusfraktur 175, 182
Huntington'sche Operation 233
hydrostatische Methoden für
    das Managements einer
    Uterusinversion 231, 232
Hyperglykämie 24
Hyperkaliämie 43, 113
Hypermagnesiämie 43
Hypertension 23, 26, 48, 71, 95, 96,
    98, 104, 106, 107, 110, 112, 113,
    138, 143, 153
  Behandlungskriterien 106
  Kontrolle 104
  schwere Präeklampsie 104
Hypocalziämie 43
Hypotension 22, 25, 26, 56, 58, 61, 71,
    120, 124, 131, 150, 227
Hypothermie 43, 45, 158, 246
  bei mütterlichem Herzstillstand 43
  bei schwerer geburtshilflicher
    Blutung 158
  Risiko für das Neugeborene 238
  therapeutische Hypothermie 45
Hypovolämie 22, 23, 42
Hypoxie 22, 42, 58, 67, 70, 71, 76, 79,
    80, 89, 97, 112, 127, 177, 178,
    181, 202, 236
  fetale 71, 76
  mütterliche 42
  neonatale 236

hypoxisch-ischämische Enzephalopathie (HIE) 181
Hysterektomie 127, 135, 145, 155, 158
   peripartale 145, 155, 158
   Sektiohysterektomie 135

infantile Zerebralparese 67
informierte Wahl 72
innere Rotationsmanöver 167
innere Wendung auf den Fuß 186
instrumentelle Entbindung 29, 31
   bei mutterlichem Herzstillstand 31
   bei Nabelschnurvorfall 192
   Risiko bei Schulterdystokie 164
Intensivbehandlung 20
   mütterlicher Kollaps 20
   nach Herzstillstand 44
   schwere Präeklampsie 113
Intensivpflichtigkeit 158, 159
   postpartale Hämorrhagie 159
   schwere geburtshilfliche Blutung 159
intermittierende Auskultation
   intrapartale 73
   Standards 73
   vs. elektronisches fetales Monitoring 66
interventionelle Radiologie 157
intraabdominale Blutung 136
intrakranielle 96, 107, 209
Intralipid 34, 60
intravenöser (i.v.) Zugang 19, 36
   Nabelschnurvorfall 191
   schwere geburtshilfliche Blutung 132

Kaiserschnitt 11, 26, 32, 35, 37, 48, 52, 107, 112, 116, 121, 135, 136, 154, 165, 181, 199, 201
   antepartale Hämorrhagie 142
   Beckenendlagengeburt 199, 201, 202, 206
   misslungene Intubation 52

Nabelschnurvorfall 191
   perimortaler 29, 31, 32
   Schulterdystokie 165
   Vollnarkose 48
   vorangehender 145
   Zwillingsschwangerschaft 213, 215
kardiopulmonale Wiederbelebung xii
kardiopulmonale Wiederbelebung (CPR) 31
Katecholamin 70
Kindsbewegungen, verringerte 90
Kinnanhebung, fürneugeborene Babys 242
Kinnanhebung, für neugebornes Baby 243
Klumpke'sche Lähmung 181, 182
Knie–Ellenbogen-Lagerung 189
Koagulopathie 43, 48, 146
   mütterliche Sepsis 126
   Präeklampsie 135
   schwere geburtshilfliche Blutung 132, 145, 146
   schwere Präeklampsie 111
Kollaps 15, 16, 18, 22, 25, 26, 40, 43, 44, 55, 56, 102, 131
Kollaps, mütterlicher 15
   Definition 16
   Entscheidung über Behandlung 19
   hohe regionale Blockade 54, 56
   initiales Management 18
   primäre geburtshilfliche Untersuchung 19
   Prinzipien des Managements 18
   sekundäre geburtshilfliche Untersuchung 20
   Ursachen 17, 21
Kommunikation 1, 4, 7, 10, 11, 15, 52, 78, 182, 191, 192, 235
   non-verbale 7
Kopf xii, 19, 20, 21, 50, 167, 168, 169, 170, 173, 177, 178, 181, 189,

199, 205, 206, 207, 208, 221, 242, 245
  Kopfeinklemmung während einer prämaturen Beckenendlagengeburt 208
Kopfeinklemmung 208
Krampfanfälle 16, 20, 23, 67, 98, 100, 101, 102, 213
Kristalloidlösung 124, 132
Kryopräzipitat 126, 134

Labetalol 107
Lagerung, mütterliche
  Herzstillstand 31, 35
  Kollaps 18
  Nabelschnurvorfall 189
  tracheale Intubation 50
  vaginale Beckenendlagengeburt 203
Laktat 21, 70, 86, 108, 115, 116, 124, 126, 127, 150, 179, 229
Laktat, Serum-
  fetaler Skalp 86
  mütterliche Sepsis 126
Laparotomie 20, 23, 155, 157, 233
  invertierter Uterus 233
  mütterlicher Kollaps 20, 23
  postpartale Hämorrhagie 155
Leberfunktion 125
Leukozyten xiii, 125
Linksseitenlage 18, 29, 58
Lokalanästhetika-Intoxikation 47, 58
Lokalanästhetika-Toxizität 47, 59
  Follow-up 63
  Management 59
  Zeichen und Symptome 59
Løvsett'sche Manöver 204
Luftembolie 26
Lungenembolie 21, 22, 30
Lungenödem 20, 25, 97, 108, 110, 153

Magnesium 4, 30, 36, 43, 102, 108
  Magnesiumspiegel 102

im Serum 43, 102, 108
Magnesiumsulfat 95, 100, 101, 102, 107, 108
  eklamptische Krampfanfälle 100
  Notfalldosierung 101
  schwere Präeklampsie 107
Magnesium-Toxizität 34, 43, 102
magnetic resonance imaging (MRI) xiii, 21, 23, 145
Magnetresonanzimaging xiii, 21, 23, 145
Makrosomie 144, 163, 164, 226
manuelle Rückverlagerung des invertierten Uterus 230
manuelle Verlagerung des Uterus 18, 31
McRoberts-Manöver 165
Medikamente 25, 34, 44, 58, 100, 103, 108, 112, 148, 237, 245, 246
  anaphylaktische oder toxische Reaktionen auf 25
  mütterlicher Herzstillstand 34, 44
  Wiederbelebung des Neugeborenen 246
Mekonium 245
metabolische Azidose 71, 126
  fetale 71
  mütterliche Sepsis 127
Metronidazol 122
Mikrobiologische Untersuchungen 124
Mikroblutuntersuchung 86, 89
  Zwillingsgeburt 217
Milchsäure 236
Misoprostol 130, 154, 158
misslungene Intubation 49, 52
misslungene tracheale Intubation 48, 49
  Praxis 53
  Risikofaktoren 49
MOEWS xiii, 4, 115, 130, 136, 137
  geburtshilfliche Hämorrhagie 136
  mütterliche Sepsis 119, 124

Monitoring des zentralen
    Venendrucks 159
MRI xiii, 21, 23, 145
mütterliche Todesfälle 104
    Anästhesie 47
    Fruchtwasserembolie 26
    Herzerkrankung 24
    Präeklampsie und Eklampsie 96,
        104
    pulmonale Thromboembolie 22
    schwere geburtshilfliche
        Blutung 130
    Sepsis 23, 116, 118
    Teamworking 1
mütterlicher Herzstillstand 29

Nabelschnurarterie 89, 192
Nabelschnurvorfall 71, 185, 186, 187,
        188, 189, 190, 191, 192, 194,
        202, 209, 213, 215, 221
    Abklemmen der Nabelschnur,
        verzögertes 238
    Beckenendlagengeburt 202, 209
    Beurteilung vor Geburt 191
    Dokumentation 192, 193
    Eltern 192
    häufige Schwierigkeiten 185
    Management 187
    perinatale Komplikationen 187
    Prävention 186
    Risikofaktoren 186
nachfolgender Kopf
    Eintreten in das Becken 204, 205
    Entbindungsmethoden 206
    Versagen zu entbinden 206
Nachgeburtsperiode 112, 135, 144,
        150, 154, 216, 218, 222, 233
    aktives Management 112, 143
    Zwillingsgeburt 222
Nalador 150, 153, 154, 158
Naloxon 34, 44

National Institute for Health and
    Clinical Excellence (NICE) 68
intrapartales fetales Monitoring 68,
        71, 72, 84
Präeklampsie und Eklampsie 106, 113
National Patient Safety Agency
    (NPSA) 59
Neonatologe 30, 34, 35, 37, 139, 161,
        167, 179, 182, 202, 203, 216,
        237, 244, 246
Neugeborene xv, 89, 240
    Abtrocknen 240
    Physiologie der neonatalen
        Hypoxie 236
    verzögertes Abklemmen der
        Nabelschnur 238
Neugeborenenuntersuchung 89
neurogener Schock
    Uterusinversion 227, 229
nichtsteroidale entzündungshemmende
    medikamente 112
Niereninsuffizienz 20, 43, 97, 112, 125
Niereninsuffizienz/Nierenversagen
    Magnesium-Toxizität 102
    mütterliche Sepsis 125
Nierenversagen 108
Nifedipin 43, 107
Notfallbox 100

Oligurie 102, 108, 113, 120, 131
    Magnesium-Toxizität 102
    schwere Präeklampsie 108, 109
Opiatüberdosis 44
Outcome 2, 3, 11, 67, 86, 186, 194
    Verbesserungen von 3
Oxford HELP Kissen 51, 52
Oxygenierung 32, 45, 52, 54, 71, 77,
        158, 237
Oxytocin 6, 74, 88, 112, 143, 144,
        145, 150, 152, 154, 158, 202,
        216, 218, 219, 222, 229, 230, 232

kontinuierliches EFM 88
postpartale Hämorrhagie 150
Uterusinversion 229, 232
Zwillingsgeburt 218, 219, 222

perinatale Morbidität ix, 67, 181
perinatale Mortalität 67, 187
  Zwillinge 212, 213
perineale Risse 152
pH 36, 70, 71, 89, 126, 179, 185, 222
  mütterliches Blut 126
Pinard-Stethoskop 66, 73, 74
Plazenta 6, 26, 70, 71, 96, 120, 127,
    134, 135, 136, 138, 141, 142,
    144, 145, 146, 149, 150, 157,
    199, 212, 225, 226, 227, 230, 232
Plazenta accreta 145
Plazenta adhärens 145, 230, 232
Plazenta praevia 135, 136, 138, 142,
    144, 199
  antepartale Hämorrhagie 136, 138
  Management von Blutung 142
Plazenta percreta 134, 144, 145
Plazentalösung 23, 84, 97, 112, 117,
    118, 136
Plazentaretention 144, 146, 152
Plexus brachialis 178, 179, 181, 208, 209
Plexus-brachialis-Parese 179, 181
postpartale Hämorrhagie (PPH) xiii, 8,
    42, 109, 130, 225
  anhaltendes Management 152
  Definitionen 130
  Dokumentation 158
  führende Merkmale 146
  initiales Management 146
  Notfallbox 148
  Prävention 143
  primäre 130
  Risikofaktoren 144
  sekundäre 130
  Ursachen 145
  Uterusinversion 146, 227, 229

Zwillingsgeburt 222
Präeklampsie 8, 20, 23, 30, 43, 49,
    71, 95, 96, 97, 98, 104, 105, 107,
    108, 109, 110, 111, 112, 113,
    135, 138, 144, 159
  fetale Komplikationen 97
  Gerinnungstörungen 111, 135
  häufige Schwiereigkeiten 95
  Management der schweren
    Präeklampsie 104
  mütterliche Komplikationen 97
  Risikofaktoren 97
  schwere, definiert 104
  Versorgung nach der Geburt 112
Prostaglandin 74
Proteinurie 23, 96, 98, 104
puerperale Sepsis 125, 128
pulmonale Thromboembolie 21
pulslose elektrische Aktivität (PEA) 38, 41

ramped-position 51
Reaktion 25, 55, 86, 178
Reanimation 225, 235, 236, 237, 238,
    246
Reanimation des Neugeborenen
  ABCD-Ansatz 242
  Algorithmus 239
  beobachtete Schwierigkeiten 235
  Dokumentation 246
  Reanimationseinheit 237
  Wärme und Beurteilung bei Geburt 240
Reanimationswagen 44
Regionalanästhesie 48, 54, 192
  hohe Blockade 54
  Lokalanästhetika-Toxizität 58
  Nabelschnurvorfall 192
  sichere Instrumente 59
Reste von
    Schwangerschaftsprodukten 121,
    127
  manuelle Entfernung 152
  mütterliche Sepsis 121, 127

Risikomanagement und Training 68
Riskomanagement, fetale intrapartale
    Betreuung 68
Rolle des Teamleaders und Training 32
Rückverlagerung 225, 226, 229, 230,
    231, 232, 233

Salbutamol 25
Sauerstoffversorgung 70
    fetale Effekte der mütterlichen
        Sauerstofftherapie 88
    mütterlicher Herzstillstigkeit 42, 45
    mütterlicher Kollaps 19
    vor trachealer Intubation 51
Schnappatmung 236
    mütterliche 19
    neonatale 236
Schock 22, 34, 36, 37, 38, 39, 40, 41,
    127, 129, 138, 146, 225, 227
    akute Uterusinversion 226
    antepartale Hämorrhagie 136
    klinische Zeichen 131
    postpartale Hämorrhagie 146, 149
Schulterdystokie 89, 161, 162, 163,
    164, 165, 166, 167, 168, 169,
    170, 171, 173, 175, 177, 178,
    179, 180, 181, 182
    Algorithmus 166
    Betreuung der Eltern 179
    Definition 162
    Dokumentation 179
    Erkennung 167
    häufige Schwierigkeiten 161
    internale vaginale Manöver 171
    Inzidenz 162
    Konsequenzen 181
    Management 165
    Pathophysiologie 162
    Prävention 164
    Risikofaktoren 163
    vorausgegangene
        Schulterdystokie 163, 180

Schwangerschaft xv, 21, 24, 25, 30, 32,
    43, 49, 73, 96, 97, 116, 118, 121,
    131, 135, 197, 233
    kardiorespiratorische
        Veränderungen 31
    schwierige tracheale Intubation 48
schwere geburtshilfliche Blutung 132,
    159
    antenatales Risikoassessment 135
    Dokumentation 158
    häufige Schwierigkeiten 129
    Intensivpflichtigkeit 159
    Pathophysiologie 130
    Protokoll 132
Sektiopacket 36
sekundäre geburtshilfliche
    Untersuchung 20, 21
Semmelweis 117
Sepsis 4, 20, 23, 30, 48, 115, 116, 117,
    118, 119, 120, 121, 122, 123,
    124, 125, 126, 127, 128
    Erkennung 118
    häufige Schwierigkeiten 115
    Management 120
    Merkmale 117, 120
    potentielle Gründe 121
    Prävention 117
    Risikofaktoren 120
Septikämie 117, 119
septischer Schock 23, 126
Silastikvakuumkappe, beim
    Management einer
    Uterusinversion 231
Sim's Position, übersteigerte 189, 190
sinusoidales Muster 83
Spannungspneumothorax 44
Spinalanästhesie 50
    hohe Blockade 54, 56
    Lokalanästhetika-Toxizität 58
    sichere Instrumente 59
suprasymphysärer Druck 162, 165,
    170, 171

Surviving Sepsis Campaign 120
Symphysiotomie 177, 206
Syntocinon® 143
    Nachgeburtsperiode 143, 145
    postpartale Hämorrhagie 150
Syntometrin 143
    Nachgeburtsperiode 143, 144
    postpartale Hämorrhagie 150
    Präeklampsie oder Eklampsie 112

Tachykardie xiii, 22, 25, 26, 37, 38, 39,
    40, 66, 78, 88, 111, 120, 131, 227
    fetale 78
    mütterliche 131, 149
Tamponade 156
    kardiale 44
    Uterusballontamponade 157
Teamleader 7, 32, 34, 36, 201
    mütterlicher Herzstillstand 32
    nicht teilnehmender 10
Teammitglieder 7
Teamworking 1, 3
    Bewusstsein fur die Situation 8
    definiert 2
    Training 2
    unter Druck 11
Temperatur 118, 119, 124, 158, 241
Temperaturkontrolle
    Frühgeborene 240
    nach mütterlichem Herzstillstand 45
Terbutalin 88
Term Breech Trial 199, 215
Thoraxschmerzen bei mütterlichem
    Kollaps 24
Thromboelastographie 134
Thromboembolie 22, 43, 113, 127
Thromboseprophylaxe 113
Thrombozyten 104, 111, 113, 125,
    126, 155
Tokolyse 86, 165
    Nabelschnurvorfall 190
    uterine Hyperkontraktilität 86

Uterusinversion 231
tracheale Intubation 54
    beste Praxispunkte 54
    misslungene Intubation 48, 52,
        53
    mütterlicher Herzstillstand 32
    Reduktion von Komplikationen 51
    Risikofaktoren für die schwierige
        Intubation 49
Training xv, 1, 2, 3, 4, 11, 16, 30, 68,
    69, 121, 194
    elektronisches fetales
        Management 68
    Nabelschnurvorfall 194
    Teamworking 2
Traktion 161, 167, 169, 170, 171, 173,
    174, 175, 177, 178, 181
Tranexamsäure 154
Transfusion 134, 141, 222
Trauma 30, 44, 138, 142, 146, 198,
    208
    Genitaltrakt 145, 150, 152
    mütterlicher Herzstillstand 44
turtle-neck Zeichen 167
Twin Birth Study 213

Ultraschall 21, 74, 91, 127, 141, 191,
    219
United Kingdom Obstetric Surveillance
    System (UKOSS) 145
Untersuchung in Vollnarkose,
    postpartale Hämorrhagie 152
Uterus 6, 15, 18, 20, 21, 23, 29, 31,
    32, 35, 43, 54, 61, 71, 88, 131,
    135, 138, 141, 144, 146, 148,
    149, 150, 151, 152, 156, 158,
    177, 219, 220, 225, 226, 227,
    229, 230, 231, 232, 233
    bimanuelle Kompression 151
    Hyperkontraktilität 86
    Kompressionsnähte 155
    manuelle Verlagerung 18, 31

Uterus (cont.)
  Massage 149
  Packung 156
  Ruptur 136, 138, 142
  Uterusballontamponade 157, 232
Uterusatonie 145, 146, 232
  Management 149, 152, 153
  Prävention 145
Uterusinversion 225, 226, 227, 228,
    229, 231, 233
  Definition 226
  Diagnose 226
  Dokumentation 233
  häufige Schwierigkeiten 225
  Management 227
  Nachbesprechung nach dem
    Notfall 233
  postpartale Hämorrhagie 146, 227,
    229
  Risikofaktoren 226

vaginale Beckenendlagengeburt 197,
    203
vaginale Blutung 138, 146
  antepartale Hämorrhagie 136, 138
  postpartaler Hämorrhagie 146
vaginale Risse, Versorgung 150, 152
vaginale Untersuchung 76, 142, 202,
    226
  antepartale Hämorrhagie 142
  mütterliche Sepsis 124
  Nabelschnurvorfall 188
vaginaler Zugang, Schulterdystokie 171
Veit–Smellie-(Mauriceau–Smellie–Veit)-
    Manöver 204
Venenthrombose, Prophylaxe 22, 127
Ventilation xii, 22, 42, 51, 236, 244,
    245, 246
  mütterliche 32, 42, 45
  Wiederbelebung des
    Neugeborenen 243
ventrikuläre Fibrillation (VF) 37, 38, 39

Versorgung nach der Geburt, schwere
    Präeklampsie 112
versteckte Blutung 129
vier Hs und vier Ts 30
Vollnarkose 8, 25, 48, 50, 52, 54, 151,
    152
  Indikationen 48
  Komplikationen 48
  schwere Präeklampsie 107
  Uterusinversion 231
von Willebrand-Syndrom 135

Wärme der Neugeborenen 240
Wärmeversorgung bei Geburt 240
Wehenhemmer 231
Wehenmuster 78, 84
Wiederbelebung durch Flüssigikeit
  schwere geburtshilfliche Blutung 148
Wiederbelebung durch Flüssigkeit 132
  mütterliche Sepsis 124
  mütterlicher Herzstillstand 43
  schwere geburtshilfliche Blutung 132
  Uterusinversion 229
Wiederbelebung durch Flüssigkeiten
  mütterlicher Kollaps 20

Zavanelli-Manöver 177
Zeitintervall zwischen den beiden
    Zwillingen 222
Zellrettung 134
zentraler Venendruck, Monitoring 109,
    159
zerebrovaskulärer Unfall (CVAs) xii, 23
Zug am Unterkiefer 242, 243, 244
zweiter Zwilling 186
  Entbindung 213
  Extraktion aus Beckenendlage 200,
    220
  Risiko vaginaler Geburt 213
  Stabilisation der fetalen Lage 219
Zwillinge 211, 212, 213, 218, 221
  dizygote 212

Lage 213
monochoriale 212, 222
monozygote 212
siamesische 212, 215
Zwillingsgeburt 211, 218, 219, 222, 223
Ausrüstung 218
Checkliste für Aufnahme 217
Dokumentation 222
elektronisches fetales Monitoring 219

häufige Schwierigkeiten 211
Management der vaginalen
Zwillingsgeburt 216
optimaler Geburtsmodus 213
Timing der Geburt 215
Zwillingsschwangerschaft 212, 213,
215
zwischen-den-Zwillingen-
Geburtsintervall 222

Printed in the United States
by Baker & Taylor Publisher Services